临床常见疾病护理策略

王林霞　赛晓丽　柳素云　主编

中国纺织出版社有限公司

图书在版编目（CIP）数据

临床常见疾病护理策略 / 王林霞，赛晓丽，柳素云
主编.-- 北京：中国纺织出版社有限公司, 2024.4
ISBN 978-7-5229-1513-5

Ⅰ.①临…　Ⅱ.①王…②赛…③柳…　Ⅲ.①常见病
－护理　Ⅳ.①R47

中国国家版本馆CIP数据核字（2024）第056262号

责任编辑：范红梅　　　责任校对：王蕙莹　　　责任印制：王艳丽

中国纺织出版社有限公司出版发行
地址：北京市朝阳区百子湾东里 A407 号楼　邮政编码：100124
销售电话：010—67004422　传真：010—87155801
http://www.c-textilep.com
中国纺织出版社天猫旗舰店
官方微博 http://weibo.com/2119887771
三河市宏盛印务有限公司印刷　各地新华书店经销
2024年4月第1版第1次印刷
开本：710×1000　1/16　印张：16.75
字数：300千字　定价：98.00元

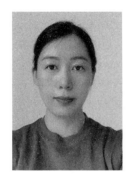

王林霞，女，1983年出生，副主任护师，毕业于滨州医学院护理学专业。

现任威海市立第三医院神经内科病区护士长，兼任威海市护理学会疼痛护理专业委员会首届委员会委员，山东省护理学会首届介入护理专业委员会委员。从事神经内科、疼痛科、急诊科等临床护理、教学及管理工作20余年，对急危重症的抢救及护理有着丰富经验。参与三级康复训练改善脑卒中偏瘫患者的临床研究科研项目1项，并获潍坊市科学技术进步奖二等奖。先后在国内学术刊物发表专业论文7篇，主编著作3部，获得国家实用新型专利1项。

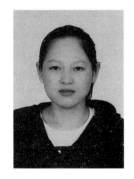

赛晓丽，女，1980年出生，副主任护师，毕业于济宁医学院护理学专业。

现就职于威海市立第三医院质量管理办公室。从事护理、教学、科研及管理工作20余年，有丰富的临床经验。参与完成课题1项，先后在国内学术刊物发表专业论文6篇，参编著作3部，获得国家发明专利1项、实用新型专利3项。

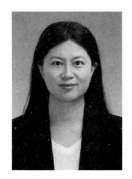

柳素云，女，1984年出生，副主任护师，毕业于南昌大学护理学专业，获医学学士学位。

现任威海市立第三医院骨科、眼科、呼吸内分泌科病区护士长，兼任山东省护理学会首届血栓栓塞防护专业委员会委员。从事临床护理工作10余年，一直扎根于临床一线，有丰富的临床护理工作经验，技术操作娴熟。曾获得国家实用新型专利1项。

编 委 会

主　编

　　王林霞　威海市立第三医院
　　赛晓丽　威海市立第三医院
　　柳素云　威海市立第三医院

副 主 编

　　王美玉　威海市立第三医院
　　孙　晓　威海市立第三医院
　　邹玲艳　威海市立第三医院
　　姚苗苗　威海市立第三医院
　　付　静　威海市立第三医院
　　丛亮波　威海市立第三医院
　　梁丽芳　威海市立第三医院
　　袁　爽　威海市立第三医院

编　　委

　　王安娜　威海市立第三医院
　　丛婉君　威海市立第三医院
　　李苗苗　威海市立第三医院
　　李明珍　威海市立第三医院
　　张文静　威海市立第三医院
　　张海宁　威海市立第三医院
　　张彩丽　威海市立第三医院
　　林秀云　威海市立第三医院
　　勇　磊　威海市立第三医院
　　蔡洋洋　威海市立第三医院
　　毛志方　威海市立第三医院
　　徐成华　威海市立第三医院
　　王　佳　威海市立第三医院

前　言

　　随着现代医学技术的飞速发展以及医院信息化建设的不断深入,护理模式也在不断发生转变。人们的健康观念不断提升,健康需求不断增加,"以人为中心"的整体护理理念深入人心。为了提高现有护理工作人员的业务水平,为患者提供优质的护理服务,我们特组织各科具有丰富临床经验的一线人员编写了本书。

　　本书从临床实用的角度出发,内容包括多学科常见病和多发病的临床护理,突出对内科、外科、妇科、产科以及精神心理科等常见疾病的护理技能。本书在介绍相关疾病的症状、特点、检查、诊断、治疗等知识的基础上,有针对性地介绍了护理措施和患者自我健康管理的方法,侧重对患者的健康指导,兼具科学性与实用性,能有效提高护理人员的专业水平、病情观察能力及风险意识,使护理人员在工作中更有预见性,从而进一步保障患者的安全,是一本较有参考价值的专业护理书籍。

　　由于编写时间仓促,疏漏之处在所难免,希望诸位同道不吝批评指正,以期再版时改进、提高,使之逐步完善。

编　者

2023 年 5 月

目　录

第一章　内科护理

第一节　短暂性脑缺血发作的护理

短暂性脑缺血发作(TIA)指历时短暂并经常发作的脑局部供血障碍,导致供血区局限性神经功能缺失症状。每次发作持续数分钟至数小时,不超过24小时即完全恢复。

一、病因与发病机制

TIA是由动脉粥样硬化、动脉狭窄、心脏疾病、血液成分异常和血流动力学变化等因素所致的临床综合征。TIA发病原理有多种学说。

(一)微栓子

主动脉—颅脑动脉粥样硬化斑块的内容物及其发生溃疡时的附壁血栓凝块的碎屑,可散落在血流中成为微栓子。微栓子随血流进入视网膜或脑动脉可造成微栓塞,引起局部缺血症状。微栓子经酶的作用分解或因栓塞远端血管缺血扩张,使栓子移向末梢,则血供恢复,症状消失。动物实验表明,由于血管内血流呈分层流动,故可将同一来源的微栓子一次又一次地送入同一脑小动脉。这也可能是有些患者的症状反复出现的原因。

(二)脑血管(小动脉)痉挛

脑小动脉的痉挛与高血压视网膜小动脉的痉挛相似。这种小动脉痉挛如果程度严重且持续较久,则可引起神经组织的局限性缺氧。常为严重的高血压病和微栓子对附近小动脉的刺激所致。

(三)心功能障碍

引起短暂性神经功能缺失的心脏病:①心瓣膜病;②心律失常;③心肌梗死;④心肌炎或感染性心内膜炎;⑤心血管手术操作所致的空气、脂肪、去沫剂等栓子;⑥心脏内肿瘤,如黏液瘤发生的瘤栓;⑦心力衰竭导致肺静脉淤血,血栓形成栓子等。心功能障碍或其他原因所致的急性血压过低患者有脑动脉粥样硬化时,也可能触发短暂脑缺血发作。

(四)脑血流动力学改变

急剧的头部转动和颈部屈伸,可能改变脑血流量而发生头晕和不平衡感,甚至触发短暂脑缺血发作,特别是有动脉粥样硬化、颈部动脉扭曲、颈椎病、枕骨大孔畸形、颈动脉窦过敏等情况时更易发生。主动脉弓、锁骨下动脉的病变有时可影响脑部血流的正常压力梯度和流向,使部分血液背离头向流动而逆流进入上肢,影响脑部血供,称为"盗血现象"。

(五)血液成分的改变

各种影响血氧、血糖、血脂、血蛋白质、血液黏度和凝血的因素,如严重贫血、红细胞增多症、白血病、血小板增多症、异常蛋白质血症、高脂蛋白质血症等,均可能成为短暂脑缺血发作的触发因素。

二、临床表现和诊断

(一)临床表现

短暂性脑缺血发作的好发年龄为 40～70 岁,男性多于女性。患者突然起病,表现为脑或视网膜的缺血症状,局灶性神经功能的缺失,持续时间短暂,一般为10～30 分钟,最长不超过 1 小时,多在 24 小时以内完全恢复,症状恢复相对完全,基本不留任何神经系统体征,但可有反复发作。临床上分颈内动脉系统和椎—基底动脉系统两类。

1.颈内动脉系统

常见症状为突然偏身运动感觉障碍、单眼一过性黑矇、一过性语言障碍。其中,以偏侧肢体或单肢的发作性轻瘫为最常见。瘫痪通常以上肢和面部较重。短暂的单眼失明是颈内动脉分支眼动脉缺血的特征性症状,但不常见。如果发作性偏瘫伴有瘫痪对侧的短暂单眼失明或视觉障碍,则临床上可诊断为失明侧颈动脉短暂性脑缺血发作。主侧颈动脉缺血可表现失语,伴或不伴对侧轻偏瘫。

2.椎—基底动脉系统

常见症状为眩晕发作、平衡障碍、复视、吞咽困难、构音障碍、交叉性运动或感觉障碍。有时仅表现为头晕、目眩、走路不稳等症状而难以诊断。局灶性症状以眩晕最常见,一般不伴有明显的耳鸣。若有脑干、小脑受累的症状,如复视、构音障碍、吞咽困难、交叉性或双侧肢体瘫痪和感觉障碍、共济失调等,则诊断较明确。大脑后动脉供血不足可表现为皮质性盲和视野缺损、枕后部头痛、猝倒,特别是在急剧转动头部或上肢运动后发生上述症状,均提示椎—基底动脉系统供血不足并有颈动脉窦过敏、颈椎病、锁骨下动脉盗血症等存在的可能。

3.辅助检查

CT 或 MRI 检查大多正常,部分病例弥散加权 MRI(DWI)可以在发病早期显示一过性缺血灶,缺血灶多呈小片状,一般体积为 1～2mL。CTA、MRA 及 DSA 检查有时可见血管狭窄、动脉粥样硬化改变。TCD 检测可探查颅内动脉狭窄,并可进行血流状况评估和微栓子监测。血常规和生化检查也是必要的,神经心理学检查可能发现轻微的脑功能损害。

(二)诊断

(1)突然的、短暂的局灶性神经功能缺失发作,在 24 小时内完全恢复。

(2)常有反复发作史。

(3)发作间歇期无神经系统体征。

(4)起病年龄大多在 50 岁以上,有动脉粥样硬化症。

(5)无颅内压增高。

(6)TCD、DSA 检查可确定病因和促发因素。

三、治疗原则

TIA 发病后 2～7 天为脑卒中的高风险期,其发生率为 4%～10%,TIA 发生后 90 天内脑卒中发生率为 10%～20%(平均 11%),前 48 小时内高达 50%,因此 TIA 的预防和积极治疗尤为重要。TIA 治疗目的是消除病因、减少发作而预防复发、保护脑功能,对短时间内反复发作的病例应采取有效治疗,防止脑梗死的发生。

(一)危险因素的干预

年龄、性别和遗传属于不可干预的危险因素,对可干预因素如高血压、糖尿病、高脂血症、心脏病、肥胖、吸烟等应进行治疗或干预,控制这些危险因素可降低患者脑卒中的危险程度。

(二)抗血小板药物

阿司匹林可阻断环氧化酶而抑制血小板的功能,阿司匹林联合双嘧达莫所产生的效果是单用阿司匹林或双嘧达莫的 2 倍。氯吡格雷也是通过抑制环氧化酶诱导血小板聚集而发挥作用,在预防血管性发作方面的作用略强于阿司匹林,但不良反应少。

(三)抗凝治疗

美国脑卒中委员会推荐治疗 TIA 的抗凝药物包括肝素、低分子量肝素、华法林、双香豆素等。一些专家建议,对口服抗血小板药仍发生 TIA 或逐渐加重的患者可用抗凝治疗。但除低分子量肝素外,其他抗凝药应用过程中应监测凝血功能。

(四)血管扩张药物

生理盐水 100mL 中加入 10%川芎嗪注射液 30mL 静脉滴注,每天 1 次。右旋糖酐 40 500mL 静脉滴注,生理盐水 100mL 加丹参注射液 16mL 静脉滴注。

（五）脑保护治疗

缺血再灌注使钙离子大量内流引起细胞内钙超载,可加重脑组织损伤,可用钙通道阻滞药(如尼莫地平、氟桂利嗪等)治疗。

（六）外科治疗

当病因主要是位于颅外的主动脉—颈部动脉系统之中,结合患者脑血管造影证实为中至重度(50%～99%)狭窄病变可考虑外科治疗,如血管内支架置入术、血管成形术、颈动脉内膜切除术。

四、护理要点

（一）常规护理

1.一般护理

发作时卧床休息,注意枕头不宜太高,以枕高 15～25cm 为宜,以免影响头部的血液供应;转动头部时动作宜轻柔、缓慢,防止颈部活动过度诱发 TIA;平时应适当运动或体育锻炼,注意劳逸结合,保证充足睡眠。

2.饮食护理

指导患者进食低盐低脂、清淡、易消化、富含蛋白质和维生素的饮食,多吃蔬菜、水果,戒烟酒,忌辛辣油炸食物和暴饮暴食,避免过分饥饿。合并糖尿病的患者还应限制糖的摄入,严格执行糖尿病饮食。

3.心理护理

帮助患者了解本病治疗与预后的关系,消除患者的紧张、恐惧心理,保持乐观心态,积极配合治疗,并自觉改变不良生活方式,建立良好的生活习惯。

（二）专科护理

1.症状护理

(1)对肢体乏力或轻偏瘫等步态不稳的患者,应注意保持周围环境的安全,移开障碍物,以防跌倒;教会患者使用扶手等辅助设施;对一过性失明或跌倒发作的患者,如厕、沐浴或外出活动时应有防护措施。

(2)对有吞咽障碍的患者,进食时宜取坐位或半坐位,喂食速度宜缓慢,药物宜压碎,以利吞咽,并积极做好吞咽功能的康复训练。

(3)对有构音不清或失语症的患者,护士在实施治疗和护理活动过程中,注意言行不要有损患者自尊,鼓励患者用有效的表达方式进行沟通,表达自己的需要,并指导患者积极进行语言康复训练。

2.用药护理

详细告知药物的作用机制、不良反应及用药注意事项,并注意观察药物疗效情况。血液病有出血倾向,严重的高血压和肝、肾疾病,消化性溃疡等均为抗凝治疗禁忌证。肝素 50mg 加入生理盐水 500mL 静脉滴注时,速度宜缓慢,10～20 滴/分,维持 24～48 小时。

3.安全护理

(1)使用警示牌提示患者,贴于床头呼吸带处,如小心跌倒、防止坠床。

(2)楼道内行走、如厕、沐浴有人陪伴,穿防滑鞋,卫生员清洁地面后及时提示患者。

(3)呼叫器置于床头,告知患者出现头晕、肢体无力等表现及时通知医护人员。

(三)健康指导

(1)保持心情愉快、情绪稳定,避免精神紧张和过度疲劳。

(2)指导患者了解肥胖、吸烟酗酒及饮食因素与脑血管病的关系,改变不合理饮食习惯,选择低盐、低脂、高蛋白质和高维生素饮食,少食甜食,限制钠盐,戒烟酒。

(3)生活起居有规律,养成良好的生活习惯,坚持适度运动和锻炼,注意劳逸结合,对经常发作的患者应避免重体力劳动,尽量不要单独外出。

(4)按医嘱正确服药,积极治疗高血压、动脉硬化、心脏病、糖尿病、高脂血症和肥胖症,定期监测凝血功能。

(5)定期门诊复查,尤其出现肢体麻木乏力、眩晕、复视或突然跌倒时应随时就医。

(王林霞)

第二节　蛛网膜下隙出血的护理

蛛网膜下隙出血(SAH)一般分为原发性蛛网膜下隙出血和继发性蛛网膜下隙出血,其中原发性蛛网膜下隙出血是指由多种病因引起脑底部或脑表面的软脑膜血管非外伤性破裂出血,血液直接流入蛛网膜下隙的急性出血性脑血管病;继发性蛛网膜下隙出血是指脑实质内出血、脑室出血或硬膜下血管破裂,血液穿破脑组织和蛛网膜,流入蛛网膜下隙。

一、病因及发病机制

引起自发性蛛网膜下隙出血的原因很多,现将较常见者列出如下。

(1)颅内动脉瘤及动静脉畸形的破裂,两者合计占全数病例的 57% 左右。

(2)高血压、动脉硬化引起的动脉破裂。

(3)血液病,如白血病、血友病、恶性贫血、再生障碍性贫血、血小板减少性紫癜、红细胞增多症、镰状细胞贫血等。

(4)颅内肿瘤,原发者有胶质瘤、脑膜瘤、脉络膜乳突状瘤、脊索瘤、垂体瘤、血管瘤、血管源性肉瘤、骨软骨瘤等。转移者有支气管肺癌、绒毛膜上皮癌、恶性黑色素瘤等。

(5)血管性过敏反应,如多发性结节性动脉炎、系统性红斑狼疮、过敏性紫癜、出血性肾炎、急性风湿热等。

(6)脑与脑膜炎症,包括急性化脓性、细菌性、病毒性、结核性、梅毒性、钩端螺旋体性、布鲁杆菌性、炭疽杆菌性、真菌性脑膜炎等。

(7)抗凝治疗的并发症。

(8)脑血管闭塞性疾病引起出血性脑梗死。脑底异常血管网病常以蛛网膜下隙出血为主要表现。

(9)颅内静脉的血栓形成。

(10)妊娠并发症。

(11)脊髓病变。

(12)其他如中暑、维生素 C 缺乏、气脑造影后,药物如戊四氮、肾上腺素、激素等注射后也可引起蛛网膜下隙出血。

(13)另有少数病例虽经全身各系统检查,甚至做病理解剖也未能找到原因。

二、临床表现

本病各年龄组均可发病,由于先天性动脉瘤为主要病因,故以青壮年患者居多。性别差异不大。起病突然,部分患者可有激动、活动、咳嗽、排便等诱因。最常见的症状为突发剧烈难忍的头痛,呈胀痛或炸裂样痛,位于前额、枕部或全头痛,可向项背部放射,常伴有恶心、呕吐。半数患者有短暂意识障碍,少数有局限性或全身性抽搐。也有以头昏或眩晕、呕吐起病。个别患者有烦躁不安、谵妄、定向障碍、幻觉、近事遗忘等精神症状。大多数患者在患病数小时后即可查见脑膜刺激征(颈项强直、克尼格征阳性),如出血量少,病情较轻可不出现脑膜刺激征,病情极轻者可能仅出现颈枕部疼痛、腰部疼痛或眩晕等。少数可伴有一侧动眼神经麻痹,提示该侧后交通动脉瘤破裂。眼底检查可发现玻璃体膜下片状出血,虽然仅见于少数患者,但对 SAH 诊断价值极大,10%患者可见视神经盘水肿。60 岁以上老年人及儿童 SAH 患者症状不典型,头痛不明显,意识障碍及脑实质损害症状多见且较重。

若出血停止,通常 2~3 周后头痛和脑膜刺激征也逐渐减轻或消失。但在 SAH 后的不同时期,又可因下列常见的颅内外并发症,而使病情复杂并影响预后。①再出血:绝大部分发生在 1 个月内,以 5~11 日为高峰。颅内动脉瘤初次出血后的 24 小时内再出血率最高,至第 14 日时累计为 20%,使病死率明显增加。主要临床表现为:在经治疗病情稳定好转的情况下,突然再次发生剧烈头痛、呕吐,癫痫发作,可有意识障碍加重、神经定位体征、原有局灶症状和体征重新出现,再次出现血性脑脊液等。②血管痉挛(CVS):因脑血管痉挛所致缺血性脑梗死引起,通常发生在出血后第10~14日,一般以迟发性单根动脉痉挛导致的局灶性脑缺血梗死最为多见,是致死、致残的主要原因。常见症状为病情稳定后再出现意识障碍、局灶神经体征,如行腰椎穿刺或头颅CT检查无再出血表现。③脑积水:指SAH后1周内发生的急性或亚急性脑室扩大所致的脑积水,是由于脑室流出道阻塞,蛛网膜下隙脑脊液吸收障碍,引起颅内压增高、脑室扩张导致。发生率约为20%。主要表现为嗜睡、上视受限、意识障碍、外展神经麻痹等,发生与出血量成正相关,多次出血者更易发生,头颅CT可以诊断。④心脏疾患:SAH发生后,脑和自主神经对心脏的控制和调节发生障碍,同时应激状态的存在导致儿茶酚胺分泌大量增加,造成冠状动脉收缩,引起心肌缺血和心肌细胞损害、心功能紊乱。多见于老年或出血量较大患者,此类患者一般均有明显意识障碍,主诉不清,急诊检查心电图时可发现心肌缺血或心肌梗死表现。⑤消化道出血:见于大量出血患者,表现为呕血、黑便,严重者呈休克状态,表现为烦躁不安或神志不清、面色苍白、四肢湿冷、口唇发绀、呼吸急促等,血压下降、脉压变小、心率加快。

三、辅助检查

(一)CT检查

CT检查是目前诊断SAH的首选方法,安全、敏感,可早期诊断。CT显示脑沟、脑裂及脑池内具有高密度出血征,有时脑室内也可见积血,可以确诊SAH。

(二)脑脊液(CSF)检查

不作为临床常规检查,如果出血量少或者距起病时间较长,CT检查无阳性发现,而临床可疑SAH者需要行腰椎穿刺检查CSF。

(三)数字减影血管造影(DSA)

对确定SAH的病因,如动脉瘤、脑血管畸形、烟雾病等诊断,有极为重要的价值;也可提供血管痉挛、供血动脉与引流静脉、侧支循环状况等资料以指导手术治疗。DSA是诊断颅内动脉瘤最有价值的方法,阳性率达95%,条件具备、病情允许时应争取尽早行全脑DSA检查以免遗漏多发动脉瘤或伴发的动静脉畸形,绝大多数脑血管异常可被DSA发现,而且可同时明确病变部位、形态、大小、与正常血管的关系等。但由于血管造影可能加重神经功能损害,如脑缺血、动脉瘤再次破裂出血等,因此造影宜避开脑血管痉挛和再出血的高峰期(SAH后7~10日),即出血3日内或3周后进行为宜。为避免因血管瘤蒂部痉挛或动脉瘤破裂后发生腔内血栓,造成病变血管不显影而漏诊,首次脑血管造影阴性者,2周后(血管痉挛消退)应重复脑血管造影。

（四）经颅多普勒超声（TCD）

它可动态地观察脑血管痉挛的状况，以指导临床治疗。经颅超声多普勒（TCD）动态检测颅内主要动脉流速的优点在于无创、可随时在床旁进行，是能够及时发现脑血管痉挛（CVS）倾向和痉挛程度的方法，可以作为监测SAH后血管痉挛的常规手段，但此方法不能直接测定末梢血管血流速度，一般需根据大脑中动脉流速判断，因此此法特异度高，敏感度较低，仍具有一定局限性；局部脑血流测定用以检测局部脑组织血流量的变化，可用于继发脑缺血的检测。

（五）脑 MRI 和 MRA

由于脑磁共振可能诱发再出血，而且 SAH 患者急性期多有烦躁，不能配合MRI 检查，MRI 一般不用于 SAH 的急性诊断，但有学者认为 SAH 发病经过急性期后，MRI 可比 CT 更明确地检测到外渗血液，因此可用于判断确定 CT 阴性而腰椎穿刺阳性患者的出血部位。MRA 可用于对 SAH 恢复期后仍怀疑有颅内血管异常患者的筛查，但一旦发现，还需行 DSA 确诊。随着 DSA 的逐渐广泛应用，临床考虑 SAH 患者基本不采用 MRI 和 MRA 检查。

四、治疗

防治继续出血、迟发性脑血管痉挛，去除病因和防止复发。

五、护理措施

（一）基础护理

协助生活护理，保持床单位清洁、整齐、干燥，肢体瘫痪者给予功能位，每2小时更换体位1次；保留鼻饲者按时鼻饲流食；保持口腔、会阴部清洁；每日擦浴1～2次。

步态不稳者活动时有专人陪伴，体位改变时嘱患者动作缓慢，防止跌倒；感觉障碍者注意防烫伤。

（二）疾病护理

持续低流量给氧，当患者血氧饱和度下降时应加大氧流量。

给予患者半卧位，鼓励其深呼吸和有效咳嗽，协助翻身、叩背或体位引流，及时清除口、鼻腔和呼吸道分泌物，必要时吸痰。

心电监护，监测血压、脉搏、呼吸、血氧饱和度变化，询问患者有无胸闷、气短、呼吸困难等症状，观察呼吸困难的程度和血气分析的变化以及患者情绪；当患者出现烦躁不安、呼吸困难、出汗、口唇发绀等缺氧症状，血氧饱和度降低，血气分析血氧分压低于 70mmHg，应立即报告医师，遵医嘱及早使用人工呼吸机。一般先用气管内插管,如1天以上无好转,则行气管切开,外接呼吸机。

给予高热量、高蛋白、高维生素、易消化的软食,多食新鲜蔬菜、水果,补充足够的水分;延髓麻痹不能进食者以及气管切开、呼吸机辅助呼吸者给予鼻饲流食,维持水、电解质平衡。

预防肺部感染、压疮、营养不良、深静脉血栓、失用性萎缩、便秘、尿潴留等并发症,帮助患者活动肢体,按摩腹部,必要时穿弹力袜、灌肠、导尿等。

注意观察药物的作用和不良反应。

加强心理护理,患者常因呼吸困难而紧张、恐惧,害怕呼吸停止,害怕气管切开,护理人员应主动关心患者,尽可能陪伴在患者身边,耐心倾听患者感受,并给予安慰和鼓励,告知本病经过积极治疗和康复锻炼后大多预后良好,增强患者战胜疾病的信心。

(三)健康指导

(1)指导患者及其家属掌握本病相关知识及自我护理方法,鼓励患者保持心情愉快和情绪稳定,树立战胜疾病的信心。

(2)避免诱因:加强营养,增强体质和机体抵抗力,避免淋雨、受凉、疲劳和创伤。

(3)运动指导:加强肢体功能锻炼和日常生活活动训练,肢体被动和主动运动均应保持关节的最大活动度;运动过程中有专人陪护,防止跌倒、受伤;家属应关心患者,督促其坚持运动锻炼。

(4)病情观察:告知消化道出血、营养失调、压疮及深静脉血栓形成的表现以及预防窒息的方法。当患者出现胃部不适、腹痛、柏油样大便、肢体肿胀疼痛以及咳嗽、咳痰、发热、外伤等情况时立即就诊。

(孙　晓)

第三节　帕金森病的护理

帕金森病(PD)主要有静止性震颤、肌强直、运动迟缓、姿势反射消失、姿势屈曲等临床表现。主要是黑质多巴胺神经元丧失,导致纹状体内乙酰胆碱、多巴胺等神经递质失去平衡而发病。

帕金森病的主要病理变化是黑质和蓝斑含色素的神经细胞变性凋亡,同时在上述区域以及纹状体、苍白球以及脑干的迷走神经背核等处也发现有嗜酸性的包涵体(路易体),从而使多巴胺在黑质的合成减少以及黑质纹状体通路中,尾状核和壳核中的多巴胺含量减少。

一、病因和发病机制

帕金森病的病因不明,有环境、遗传、细胞氧化应激、自嗜异常等学说。目前认为与多因素相关,包括环境因素、α-突触核蛋白、氧化应激、遗传易感性。

目前大家较为接受的帕金森病发病是因为环境—遗传应激等因素导致 α-突触核蛋白异常聚集并逐渐从低位脑干以及嗅器开始,向脑桥、中脑扩散。当 α-突触核蛋白累及黑质、蓝斑等部位后,患者黑质中的神经元大量老化丧失,当其数量减少到 50%左右,纹状体中多巴胺递质减少 80%,就会逐渐出现帕金森病的临床症状。但很多正常老人尸检也发现路易体,却终生未发病。而 LRRK2 突变的 PD 患者也有相当部分不存在路易体病理变化。

二、诊断与鉴别诊断

(一)临床表现

帕金森病多发病于 50～60 岁,随着年龄的增加发病率增高,也有少数患者在年轻时发病。男性多于女性。帕金森病患者具有临床症状以及自然病程的显著异质性,可将帕金森病划分为以下临床亚型:①早发缓慢进展型;②迟发快速进展型;③震颤型;④以运动迟缓和肌强直为主的姿势不稳步态障碍型。临床表现主要为两大类症状,即运动症状和非运动症状。

1.运动症状

(1)运动迟缓:运动迟缓是 PD 最特征性的临床表现,开始表现为日常活动缓慢、运动减慢及反应时间的延长。运动迟缓主要表现为运动幅度以及运动速度的损害,包括吞咽唾液困难导致的流涎、构音障碍、面具脸、行走时的摆臂动作减少等。除全身运动缓慢外,还表现为精细动作受损。但帕金森病患者在情绪激动或应激状态下可完成快速的非常规运动,表明帕金森患者的运动程序是完整的,但无外界刺激下,患者无法完成该程序。

(2)震颤:70%～80%的 PD 患者存在震颤。典型的帕金森震颤多为静止性震颤,频率为4～6Hz,多在肢体的远端,静止状态下出现,随意活动时消失或减轻,情绪紧张激动时加重,睡眠时完全消失。少数患者除肢体震颤外,也有头部及下颌、口唇的震颤。同时,有相当一部分患者存在姿势性震颤,部分患者起始可以表现为单纯的姿势性震颤,随着疾病进展逐渐出现典型帕金森病的表现。帕金森病的姿势性震颤多在维持姿势数秒后出现,而原发性震颤在维持姿势立即出现。如果患者以震颤为首发症状,往往预示病程进展缓慢,预后良好。

(3)肌强直及屈曲姿势:PD 患者的肌强直表现为运动过程中的阻力增高,通过被动屈曲、伸直、旋转肢体容易发现。在关节活动时,增高的肌张力始终保持一致而均匀的阻力,称为"铅管样强直"。如果合并有震颤或潜在不可见的震颤时,可在均匀阻力上出现断续停顿,称为"齿轮样肌强直"。值得注意的是,齿轮样肌强直是在铅管样肌强直的基础上合并震颤出现,如果无铅管样肌强直而仅因为震颤出现的阻力停顿改变称为"齿轮样现象"。严重的肌强直可导致颈、躯干、关节的屈曲而出现姿势性畸形。在疾病晚期,肌强直可导致屈曲姿势,一些患者可出现"爪型手""爪型脚"畸形,还有过度的颈部前屈、躯干前屈、脊柱侧弯和躯干倾斜。

（4）姿势反射消失:姿势反射消失是姿势不稳步态障碍性 PD 患者的一个特征,通常发生在疾病的后期,伴随有冻结步态和跌倒症状。患者和对照者的一个鉴别就是在功能性前伸测试中通常高估自己的平衡能力,患者更愿意为完成任务而不顾其运动表现,从而在复杂性运动和认知任务中出现运动失误。

（5）冻结:是 PD 患者最严重的运动障碍之一,也称为运动阻滞,是运动不能的一种形式。典型表现为开始行走的启动障碍和突然不能移动双脚;转弯、狭窄路面、过街或到达终点时突然不能移步。冻结是 PD 患者跌倒的最常见原因,常导致患者骨折。关期的步态冻结与多巴反应性的异常识别有关,冻结也可能是 PD 患者在开期波动的一种关的现象,而与运动迟缓以及震颤无关。

2.非运动症状

传统观点认为帕金森病是一种运动障碍疾病,但越来越多的研究表明大部分患者存在非运动症状。近 88%的患者存在非运动症状,甚至非运动症状比运动症状更影响患者的生活。

（1）自主神经功能障碍:消化系统可以出现顽固性便秘、流涎、腹胀易饱、厌食等症状。心血管系统可以出现心悸不适,更为深远的影响是直立性低血压。还有 PD 患者常有泌尿系统症状,包括尿急、尿频、尿失禁、排尿困难。另外,自主神经系统损伤方面,PD 患者可以出现性功能障碍,包括性欲减退以及勃起障碍,而在服用多巴胺药物后,又可以出现性欲的亢进。皮肤方面,PD 患者的汗液分泌存在异常,多表现为多汗及脂溢性皮炎。

（2）感觉障碍:90%的 PD 患者可以出现嗅觉减退,有研究发现嗅觉减退可发生于 PD 的超早期阶段,至少比其他临床症状早出现 4 年。因此新的诊断标准将嗅觉减退列为支持条件之一。同时 PD 患者还有其他感觉异常,包括痛觉过敏、视觉障碍等。

（3）认知及精神行为异常:对 PD 患者的日常生活质量影响巨大。有研究发现84%的 PD 患者存在认知功能衰退,48%达到痴呆诊断标准。50%～60%的 PD 患者有抑郁、淡漠、焦虑的症状,44%的患者病程中出现过幻觉。原来作为排除标准之一的早期痴呆已在新诊断标准中剔除。抑郁是 PD 的一个常见症状,但与原发抑郁不同,PD 抑郁主观体现自责、罪恶感、自杀等症状不及抑郁症患者明显,而主要表现为快感缺失、兴趣减退、精神运动迟滞、注意力集中困难、疲乏、烦躁不安等。与 5-HT 系统的相关性少,更多与多巴胺和去甲肾上腺素系统相关。精神症状多表现为视幻觉、错觉、妄想和错误感觉,这与听幻觉和思维混乱为主的精神分裂症明显不同。幻觉与精神症状与 PD 的进程、药物的使用以及睡眠障碍相关。

(4)睡眠障碍:睡眠障碍是 PD 的公认特征之一。主要表现有日间过度嗜睡、睡眠发作、不宁腿、快动眼期睡眠障碍(RBD)。有研究发现这些睡眠障碍是 PD 的一部分,与年龄相关,用增加夜间睡眠的药物并不能减少日间嗜睡症状的发生。PD 患者不宁腿的发生率为 10%～22%,可能与间脑脊髓多巴胺通路的退变有关。而 RBD 则被认为是包括 PD 在内多种神经退行性疾病的前驱症状。

(二)辅助检查

(1)常规的血液、脑脊液检查对帕金森病的诊断并无价值。但腰椎穿刺压力释放试验对脑积水导致的帕金森综合征有重要鉴别意义。血清以及脑脊液的自身免疫抗体可鉴别炎症继发的帕金森综合征。

(2)早期帕金森患者可通过嗅棒检查发现早期的嗅觉减退。脑内超声可以在 PD 患者的中脑发现黑质的高回声区。睡眠脑电图可以发现 PD 患者存在的睡眠障碍。肛周肌电图以及视频眼震电图也可用于帕金森病与帕金森综合征的鉴别诊断。

(3)常规磁共振主要用于帕金森病的鉴别诊断,但也有很多研究提示 DTI、MRS 等功能磁共振在 PD 的诊断中可以发挥更多的作用。

(4)应用 ^{18}F-DOPA PET 或 DAT PET 显像可以发现纹状体的不对称损害。也有使用 SPECT 进行多巴胺转运体显像或纹状体多巴胺再摄取和突触前囊泡显像来鉴别 PD 与其他帕金森综合征。

(三)诊断要点

(1)中老年发病,病程进展缓慢。

(2)运动迟缓,并同时至少伴有静止性震颤、肌强直中的一项。

(3)偏侧起病。

(4)左旋多巴治疗有效。

(四)诊断标准

根据 2020 年 MDS 发布的国际帕金森病临床诊断标准进行诊断。按此标准临床确诊帕金森病的特异度超过 90%;临床诊断很可能帕金森病的特异度和敏感度都达到 80% 以上。

1.临床确诊帕金森病

需要有以运动迟缓为主及肌强直和(或)静止性震颤的核心症状。有两条或以上支持标准,无绝对排除标准和警示征象。

2.很可能帕金森病

需要有以运动迟缓为主及肌强直和（或）静止性震颤的核心症状。无绝对排除标准，不超过两条警示征象，另外需要对应数量以上的支持标准抵消。

3.核心症状

运动迟缓和肌强直和（或）静止性震颤之一。

4.支持标准

（1）患者对多巴胺能药物的治疗明确且显著有效。在初始治疗期间，患者的功能可恢复或接近至正常水平。在没有明确记录的情况下，初始治疗的显著应答可定义为以下两种情况：药物剂量增加时症状显著改善，剂量减少时症状显著加重。以上改变可通过客观评分（治疗后 UPDRS-Ⅲ 评分改善超过 30%）或主观描述（由患者或看护者提供的可靠而显著的病情改变）来确定；存在明确且显著的开、关期症状波动，并在某种程度上包括可预测的剂末现象。

（2）出现左旋多巴诱导的异动症。

（3）临床体检观察到单个肢体的静止性震颤（既往或本次检查）。

（4）以下辅助检测阳性有助于鉴别帕金森病与非典型性帕金森综合征：存在嗅觉减退或丧失或头颅超声显示黑质异常高回声（>20mm²）或心脏间碘苄胍闪烁显像法显示心脏去交感神经支配。

5.绝对排除标准

（1）存在明确的小脑性共济失调或者小脑性眼动异常（持续的凝视诱发的眼震、巨大方波跳动、超节律扫视）。

（2）出现向下的垂直性核上性凝视麻痹或者向下的垂直性扫视选择性减慢。

（3）在发病后 5 年内，患者被诊断为高度怀疑的行为变异型额颞叶痴呆或原发性进行性失语。

（4）发病 3 年后仍局限于下肢的帕金森样症状。

（5）多巴胺受体阻滞药或多巴胺耗竭剂治疗诱导的帕金森综合征，其剂量和时程与药物性帕金森综合征相一致。

（6）尽管病情为中等严重程度（即根据 MDS-UPDRS，评定肌强直或运动迟缓的计分大于 2 分），但患者对高剂量（不少于每天 600mg）左旋多巴治疗缺乏显著的治疗应答。

（7）存在明确的皮质复合感觉丧失（如在主要感觉器官完整的情况下出现皮肤书写觉和实体辨别觉损害）以及存在明确的肢体观念运动性失用或进行性失语。

（8）分子神经影像学检查突触前多巴胺能系统功能正常。

（9）存在明确可导致帕金森综合征或疑似与患者症状相关的其他疾病或者基于全面诊断评估，由专业医师判断其可能为其他综合征，而非帕金森病。

6.警示征象

(1)发病后5年内出现快速进展的步态障碍,以至于需要经常使用轮椅。

(2)运动症状或体征在发病后5年内或5年以上完全不进展,除非这种病情的稳定与治疗相关。

(3)发病后5年内出现延髓性麻痹症状,表现为严重的发音困难、构音障碍或吞咽困难(需进食较软的食物或通过鼻胃管、胃造瘘进食)。

(4)发病后5年内出现吸气性呼吸功能障碍,即在白天或夜间出现吸气性喘鸣或者频繁的吸气性叹息。

(5)发病后5年内出现严重的自主神经功能障碍,包括:体位性低血压,即在站起后3分钟内,收缩压至少下降30mmHg或舒张压至少下降20mmHg,并排除脱水、药物或其他可能解释自主神经功能障碍的疾病;发病后5年内出现严重的尿潴留或尿失禁(不包括女性长期存在的低容量压力性尿失禁),且不是简单的功能性尿失禁(如不能及时如厕)。对于男性患者,尿潴留必须排除前列腺疾病,且伴发勃起障碍。

(6)发病后3年内由于平衡障碍导致反复(>1次/年)跌倒。

(7)发病后10年内出现不成比例的颈部前倾或手足挛缩。

(8)发病后5年内不出现任何一种常见的非运动症状,包括嗅觉减退、睡眠障碍(睡眠维持性失眠、日间过度嗜睡、快动眼期睡眠行为障碍)、自主神经功能障碍(便秘、日间尿急、症状性体位性低血压)、精神障碍(抑郁、焦虑、幻觉)。

(9)出现其他原因不能解释的锥体束征。

(10)起病或病程中表现为双侧对称性的帕金森综合征症状,没有任何侧别优势,且客观体检也未观察到明显的侧别性。

(五)鉴别诊断

帕金森综合征是一组以运动迟缓、强直和(或)震颤为主要表现的综合征的统称,它的鉴别诊断范围宽泛,这也反映了基底节不同部位的受累情况。基底节由一组皮质下核团构成,包括纹状体(壳核和尾状核)、丘脑底核(STN)、苍白球外侧部和内侧部、黑质致密部。基底节在控制运动功能方面具有重要的作用,此外,现在也认为其在调节情感和认知方面同样具有重要意义。在帕金森综合征的一系列病因中最常见的是帕金森病(约占75%)。既往PD的诊断主要是根据出现帕金森综合征"三主征"(震颤、强直、运动迟缓)的其中两个,但是尸检结果发现这种标准下的诊断错误率达到24%。后来的临床病理研究发现,有不对称静止性震颤且对多巴反应良好的帕金森综合征更能预测最终正确的病理诊断。根据修订后的标准(也就是英国脑库标准),99%临床诊断的PD得到了病理证实。帕金森综合征的鉴别诊断如表1-1所示。

表 1-1 帕金森综合征的鉴别诊断

帕金森病	非典型帕金森综合征	继发性帕金森综合征	其他神经退行性疾病
遗传性	多系统萎缩	药物诱导性	肝豆状核变性
散发性	橄榄—脑桥—小脑萎缩型（MSA-C）	肿瘤	亨廷顿病
路易体痴呆	帕金森型（MSA-C）	感染	脑内铁沉积性变性病 SCA3（脊髓小脑共济失调）
	进行性核上性麻痹	血管性	脆性 X 相关震颤—共济失调帕金森综合征
	皮质基底节变性	正常颅压性脑积水	朊蛋白病
	额颞叶痴呆	外伤	肌张力障碍—帕金森综合征（DYT3）
		肝衰竭	伴有帕金森综合征的阿尔茨海默病
		毒物（如一氧化碳、锰、MPTP、氰化物、己烷、甲醇、二硫化碳）	

PD 脑多巴胺系统 PET 或 SPECT 影像提示纹状体多巴胺能标志物的摄取减少，特别是在壳核后部。影像学检查有助于疑难病例的诊断和进行科研工作，但是在实际临床实践中却不太需要，因为一般仅通过临床诊断标准就可以做出 PD 的诊断。在未来，疾病修饰疗法的出现可能改变目前这种情况，尽可能地在疾病的早期就做出诊断就显得极为重要。基因检测并未常规使用，但是在科研工作中有助于确定 PD 的高危人群。LRRK2 基因突变受到了人们特别的关注，因为它不仅是家族性 PD 最常见的原因，而且约 1% 的散发性 PD 也与之有关。在犹太人和北非阿拉伯人中，LRRK2 基因的突变尤其常见。根据年龄的不同，其外显率为 28%～74%。发病年龄早于 40 岁的患者要考虑是否存在 Parkin 基因突变。

1.非典型帕金森综合征

非典型帕金森综合征是一组神经退行性变疾病，通常比 PD 病变累及的范围更广，包括黑质、纹状体和（或）苍白球。总的来讲，虽然它可以表现为帕金森综合征的表现（强直和运动迟缓），但是临床表现与 PD 还是略有不同，这也反映了其潜在病理基础的不同。帕金森综合征常见的特点是早期出现语言和步态损害，而没有静止性震颤，症状的不对称性，对左旋多巴反应差，临床进展快。在疾病早期可能对左旋多巴有一定反应以至于难以与 PD 区分开来。多巴胺系统的影像学检查通常没有辅助诊断价值,因为有些非典型帕金森综合征也存在多巴胺神经元的变性。从病理角度讲,帕金森综合征的神经元出现退行性变但是没有路易体的形成。基底节/丘脑网络的代谢影像学有助于鉴别诊断,它反映的模式是苍白球内侧核(GPi)活性降低、丘脑活性增加,但是 PD 却有相反的表现。

多系统萎缩(MSA)可以有帕金森综合征、小脑及自主神经系统受累的综合表现,从而可以分为帕金森综合征为主型(MSA-p)和小脑为主型(MSA-c)。在临床上,当患者出现非典型帕金森综合征的表现且有小脑的体征和(或)早期典型的自主神经功能障碍(常见的是直立性低血压)时应当疑诊 MSA。MSA 的病理特点是黑质、纹状体、小脑下橄榄核神经元变性并胞内路易体形成,后者的主要成分是 α-突触核蛋白。MRI 的 T_2 序列可以显示 MSA-p 型的病理性铁沉积,即在其壳核外表面(壳核边缘)出现高信号或是显示 MSA-c 型的小脑及脑干的萎缩。

进行性核上性麻痹(PSP)是非典型帕金森综合征的另一种形式,它的主要特点是眼球慢扫视、眼睑失用、眼动受限,可表现为向下凝视。患者常感觉颈部僵硬感,早期出现步态异常和跌倒。在晚期将会出现明显的语言和吞咽困难及痴呆。MRI 检查提示特征性表现,即中脑萎缩明显而脑桥相对保留(矢状位可见"蜂鸟征")。从病理上来讲,PSP 的特点是黑质和苍白球神经元变性并胞内神经纤维缠结、路易体形成,后者的主要成分是 tau 蛋白。

皮质基底节变性并不常见,常表现为不对称的肌张力障碍,单手笨拙及皮质感觉功能异常,包括失用、失认、局灶性肌阵挛或是异己肢体现象(患者难以感知肢体在空间的位置)。痴呆可能出现在疾病进程的任何一个阶段。MRI 通常可以显示皮质的不对称性萎缩。病理发现包括无色神经元变性并 tau 蛋白聚集,这和 PSP 的表现类似。

2.继发性帕金森综合征

可能与药物、脑卒中、肿瘤、感染或一氧化碳、锰等毒物暴露有关。精神安定药等多巴胺拮抗剂的使用是继发性帕金森最常见的原因。虽然这些药物在精神科广泛应用,但是医生应该意识到这些药物也是精神安定药并且能引起继发性帕金森综合征和迟发性运动障碍,如主要被用来处理胃肠道不适的甲氧氯普胺、氯丙嗪。其他能够引起继发性帕金森综合征的药物还包括丁苯那嗪、胺碘酮、锂制剂等。

最后,帕金森综合征也有其他很多变性病的特点,如肝豆状核变性、亨廷顿病(特别是青少年型,也就是 Westphal 变异型)、多巴反应性肌张力障碍,还有脑内铁沉积性变性病,如泛酸激酶(PANK)相关神经变性病(既往称为哈勒沃登—施帕茨病)。

提示非 PD 性帕金森综合征的相关病因,见表 1-2。

表 1-2 不支持 PD 诊断的特征

症状	需考虑的其他替代诊断
病史	
早期出现语言和步态异常	非典型帕金森综合征
抗精神病药物使用史	药物诱导性帕金森综合征
40 岁之前发病	遗传性 PD
肝脏病变	肝豆状核变性、非威尔逊病肝豆状核变性
早期出现幻觉	路易体痴呆
复视	PSP
左旋多巴充分试验性治疗反应差或无反应	非典型或继发性帕金森综合征
查体	
首发症状为痴呆	路易体痴呆
突出的直立性低血压	MSA-p
突出的小脑体征	MSA-e
下视障碍	PSP
高频(8～10Hz)对称性姿势性震颤(有明显的意向性震颤的成分)	特发性震颤

三、治疗

(一)常用药物及用法

1.复方左旋多巴制剂

内含左旋多巴及脱羧酶抑制药,是改善帕金森震颤、强直、运动迟缓等运动症状最有效的药物,但长期使用容易出现症状波动以及肌张力障碍等运动并发症。

(1)美多巴:每片 0.25mg,含 0.2mg 左旋多巴及 0.05mg 苄丝肼;一般从 0.0625mg 每日 3 次开始增加,逐渐滴定至运动症状得到满意改善,单次服药后有效改善时间一般在 3～4 小时,故需 3～4 次给药,年轻患者一般早期不应超过每日 0.5mg。

(2)息宁:每片 0.25mg,含 0.2mg 左旋多巴及 0.05mg 卡比多巴;国内目前仅有控释片,因其释放方式与美多巴不同,一般其生物利用度是美多巴的 2/3,替换时注意调整剂量。一般从 0.125mg 每日 2 次开始使用,由于其为控释片,一般药效可维持 5～6 小时,每次可仅服用 2 次,但注意其药物起效相对缓慢。

2.多巴胺受体激动药

由于麦角类多巴胺激动药的心脏瓣膜及肺纤维化的不良反应,目前已不用于帕金森病的治疗。临床使用的均为非麦角类多巴胺激动药,主要作用于纹状体神经元的突触后的 D_2、D_3 受体,作用较左旋多巴弱。由于其不依赖多巴胺的作用,同时多为长效制剂,有利于持续多巴胺能刺激,可以预防和减少运动并发症的发生。多巴胺受体激动药共同的不良反应主要是日间嗜睡、精神症状、冲动控制障碍以及心脏的不良事件,因此高龄患者慎用。

(1)吡贝地尔:每片 50mg,100mg 吡贝地尔等于左旋多巴 100mg 作用强度。对突触后多巴胺 D_2、D_3 激动以及突触前的去甲肾上腺素 α_2 受体拮抗作用,因此除了改善震颤、强直、运动迟缓外,对步态障碍也有一定作用,有研究认为其可以改善患者的抑郁和认知功能障碍。一般从 50mg,每日 1 次开始服用,逐渐至每日 3 次,单药治疗时最大剂量为每日 250mg,联合左旋多巴治疗最大剂量为每日 150mg,其胃肠道反应相对较明显,开始服用前可予以多潘立酮等胃肠动力药对症处理。

(2)普拉克索:常规制剂每片 0.25mg 和每片 1mg,控释片每片 0.75mg,1mg 普拉克索等于左旋多巴 100mg 的作用强度。对突触后多巴胺 D_2、D_3、D_4 受体有激动作用,因此除了改善震颤、强直、运动迟缓外,是目前对帕金森病合并抑郁最推荐的药物,一般从每日 0.125mg,每日 3 次开始服用,按周逐渐增加剂量,起效剂量为 0.25mg 每日 3 次,一般日均推荐治疗剂量为每日 1.5～2.25mg,最大剂量为每日 4.5mg。

(3)罗匹尼罗:常规规格为 0.25mg、0.5mg、1mg;缓释片每片 4mg,5mg 罗匹尼罗等于 100mg 左旋多巴作用强度。对突触后多巴胺 D_2、D_3 受体有激动作用。常规制剂从 0.25mg,每日 3 次开始逐周滴定,最大剂量为每日 24mg,缓释片可每日服用 1 次。

3.单胺氧化酶 β 抑制药

主要抑制突触前和突触旁的单胺氧化酶 β 受体,减少突触间多巴胺的代谢,同时也提高了突触间包括去甲肾上腺素以及五羟色胺的浓度。可改善帕金森患者较轻的肌强直和运动迟缓,对冻结步态较为有效,有研究认为其有一定神经修饰作用。但其不能与 5-羟色胺再摄取抑制药等药物合用,同时注意其对血压、睡眠以及认知的影响。超剂量时可抑制单胺氧化酶 A 受体造成更为严重的不良反应。

(1)司来吉兰:每片 5mg,10mg 司来吉兰等于 100mg 左旋多巴作用强度。一般从 2.5mg 早午或 5mg 早上服用开始,最大剂量为 5mg 早午或 10mg 早上服用。

(2)雷沙吉兰:片剂规格为 0.5mg、1.0mg,2mg 雷沙吉兰等于 100mg 左旋多巴作用强度。一般 1mg 每日 1 次服用。

4.儿茶酚胺—氧位—甲基转移酶抑制剂

由于托卡朋的肝损害作用,其已退出市场,目前仅有恩他卡朋。

恩他卡朋:每片 0.2mg,由于该药不能透过血—脑屏障,因此必须与左旋多巴合用,减少左旋多巴在肠道的代谢,左旋多巴合用恩他卡朋等于增加 30% 的剂量作用强度。同时可以增加曲线下的多巴胺浓度,改善晚期帕金森患者的症状波动。但研究表明,恩他卡朋可能增加异动症,尤其是剂峰异动的风险。

5.促多巴释放剂

金刚烷胺:作用机制来源于 NMDA 受体拮抗和对 GABA 能神经元的作用。有弱的促多巴胺分泌作用。每片 0.1 剂量(0.1 剂量=100mg)左旋多巴作用强度。其对运动症状有较弱而全面的改善作用,同时对异动症有较好的改善,但应注意其对睡眠、认知、精神症状的加重作用。一般每次 0.1 剂量每日 2 次,最多不超过每日 0.4 剂量,建议最后服药时间在下午 4 点前,以减少对睡眠的影响。

6.抗胆碱药

苯海索每片 2mg,主要对震颤有改善作用,但对强直以及运动迟缓无明显改善作用,由于其对老年人的认知、精神症状、睡眠、情绪以及青光眼、排尿障碍等不良作用,目前已较少用于一线治疗。

(二)早期帕金森病的治疗

1.神经修饰治疗

一旦诊断帕金森病,就应该开始神经修饰治疗,具体药物主要有:MAO-B 抑制药,其中雷沙吉兰 1mg 有较充足的阳性实验支持。包括多巴胺激动药、抗炎药物、抗氧化药物、清除自由基药物等可能也有一定神经修饰作用。

2.早发型且不伴智能减退的患者的治疗

①非麦角类 DR 激动药。②MAO-B 抑制药司来吉兰或加用维生素 E。③复方左旋多巴+COMT 抑制药。④复方左旋多巴:一般在①、②方案治疗效果不佳时加用。

3.晚发型和伴智能减退的患者的治疗

首选复方左旋多巴,必要时可加用 DR 激动药、MAO-B 抑制药或 COMT 抑制药。

(三)中晚期帕金森病的治疗

1.症状波动的治疗

症状波动包含了剂末恶化、开—关现象。

(1)剂末现象和突发关期的处理:可以选择左旋多巴与 DA 受体激动药合用;加用 COMT 抑制药或 MAO-B 抑制药;增加服用左旋多巴的次数,减少每次服药剂量;改用控释片(注意服药剂量需要增加 20%～30%);减少全天蛋白摄入量或重新分配蛋白饮食;在严重"关期"——皮下注射阿扑吗啡;也可以手术治疗。

(2)延迟"开"或无"开"反应的处理:加用COMT抑制药;增加左旋多巴剂量(易诱导运动障碍);空腹服用,减少蛋白摄入;提前半小时服用多潘立酮或西沙必利。

(3)冻结:冻结步态是帕金森患者运动不能的一个重要表现。部分患者对MAO-B抑制药或去甲肾上腺素能药物屈昔多巴有一定改善作用,吡贝地尔由于也有去甲肾上腺素 α_2 受体的拮抗作用,文献中对部分患者也有改善。同时给予非药物(包括视觉引导、步态训练等方法)和抗焦虑药物可以有一定改善。

2.异动症的治疗

异动症包括剂峰异动、双相异动等。

(1)剂峰异动的处理:首先考虑减少左旋多巴剂量,同时增加服用多巴胺的次数;可以合用DA受体激动药;有文献提示,加用COMT抑制药的同时减少左旋多巴的剂量可以减少异动症的发现,但早期帕金森患者的研究却发现COMT抑制药有可能增加异动症发生的风险。停用控释片,避免累积效应。氯氮平由于其对多巴胺受体 D_1 受体的拮抗作用,也可用于异动症的治疗,但需要注意其对粒细胞的影响。

(2)双相异动的处理:部分患者可以采取增加左旋多巴的服药次数或剂量(发病之初可能有效);最好停用控释片;左旋多巴水溶性制剂(剂初异动症);手术治疗包括DBS的治疗可以改善患者的双相异动症状。

(四)非运动症状的治疗

帕金森病的非运动症状主要包括感觉障碍、精神障碍、自主神经功能障碍和睡眠障碍等。

1.抑郁与焦虑的治疗

目前帕金森病伴发抑郁的患者首选多巴胺激动药,如普拉克索。常有的抗抑郁药物中,三环类药物起效迅速,对睡眠改善明显,但有认知功能下降、体位性低血压以及心律失常等不良反应。SSRI类药物中的西酞普兰、舍曲林、帕罗西汀有一定的证据可改善帕金森抑郁,但仍缺乏足够的证据。SNRI药物中,文拉法辛可以改善帕金森病抑郁症状,同时不加重帕金森的运动症状。司来吉兰可以改善帕金森病抑郁症状,但注意该药带来的精神病性症状,同时司来吉兰不能与SSRI类药物合用。焦虑症状目前缺乏足够的循证医学证据,但一般伴随抑郁出现,因此抗抑郁药物治疗可以改善焦虑症状。对于中度焦虑,可以使用苯二氮䓬类药物,但要注意对认知功能的影响和平衡障碍增加跌倒的风险。

2.精神障碍的治疗

首先需要甄别精神障碍是由抗帕金森药物诱发还是疾病本身导致。因此出现精神障碍后,首先进行药物的调整,根据诱发精神障碍的概率而调整的顺序如下:抗胆碱能药物＞金刚烷胺＞MAO-I(司来吉兰、雷沙吉兰)＞多巴胺受体激动药(普拉克索、罗匹尼罗)＞左旋多巴。如果采取上述方法后,效果不理想,则需要考虑疾病本身导致。针对幻觉与妄想,推荐使用氯氮平和喹硫平,前者作用较后者强,而且锥体外系不良反应出现概率更低,但需要注意粒细胞缺乏的出现,因此需要监测血常规。帕金森病伴发精神障碍,不推荐使用奥氮平以及经典的抗精神病药物。

3.痴呆与认知减退的治疗

出现PDD的患者应停用抗胆碱能药物和金刚烷胺。调整药物方案可以参照精神障碍的药物调整顺序。药物治疗方面,抗胆碱酯酶抑制药的疗效较该类药物治疗AD的效果更佳,目前卡巴拉汀在多个临床研究中均有明显疗效,多奈哌齐也有研究认为可以用于PDD的治疗。胆碱酯酶抑制药可能会轻至中等程度增加震颤症状,但其他锥体外系症状无明显加重。另外一类改善认知的药物美金刚,目前也认为可以用于PDD的治疗。

4.便秘的治疗

摄入足够的液体、纤维素以及适当的运动可改善便秘。同时使用乳果糖和大便软化剂有一定的作用。也可以使用番泻叶等中药制剂与多潘立酮、莫沙必利等胃肠蠕动药物。

5.排尿障碍的治疗

治疗前要完善尿动力学检查,老年男性患者注意常被误诊为前列腺增生而行手术治疗。对于排尿障碍,首先应让患者形成定期排尿的习惯,同时尿频、尿急和急迫性尿失禁可以选用:外周抗胆碱能药奥昔布宁、托特罗定、溴丙胺太林和莨菪碱等,其中前两个药物较少出现中枢抗胆碱作用;而逼尿肌无反射者可以选用胆碱能制剂,但需要注意其会加重PD运动症状。另外有报道称,米拉贝隆-β_3肾上腺素受体激动药也可以使用。尿潴留可以选择间歇性清洁导尿。夜尿的增多主要和体位性低血压有关,因此改善PD患者睡眠以及睡前予以去氨升压素可以有效缓解PD患者夜尿,后者需要监测血钠。

6.体位性低血压

首先确定和去除可能引起低血压的药物。同时增加盐和水的摄入,睡眠时采用头高足低位、弹力袜等。注意左旋多巴以及多巴胺激动药增加剂量的速度应足够缓慢。不增加卧位血压的药物:多潘立酮、嗅吡斯的明。增加卧位高血压的药物:盐酸米多君、氟氢可的松、屈昔多巴。

7.睡眠障碍

帕金森病的睡眠障碍类型非常多,患病率也非常高,需要根据不同类型进行针对性治疗。

（1）与夜间 PD 运动症状相关，加用左旋多巴控释片、长效 DA 受体激动药、COMT 抑制药。若由异动症引起，睡前服用抗 PD 药减量；影响睡眠的药物，如司来吉兰或金刚烷胺、胆碱能药物应注意用药时间、减量或停用。

（2）不宁腿的患者可以首选普拉克索、罗匹尼罗或普瑞巴林、加巴喷丁。另外复方左旋多巴、文拉法辛等抗抑郁药物均有一定疗效，但长期的复方左旋多巴可能会使不宁腿的症状恶化。

（3）客观性失眠的 PD 患者，夜间复方左旋多巴可以有一定的改善，同时认知行为疗法是目前针对失眠的标准疗法；褪黑素和艾司佐匹克隆可以有一定程度的改善；低剂量的多塞平可以利用其抗组胺能的作用，在小型研究中有效，同时无抗胆碱能作用，对认知影响小。

（4）日间嗜睡与睡眠发作，要排除多巴胺能尤其是多巴胺激动药引起的，但部分是疾病本身所致，而且与夜间睡眠质量无关；光线疗法、哌甲酯等药物并无明显作用；组胺 H_3 拮抗药替罗利特可以降低 Epworth 嗜睡量表评分；莫达非尼可以明显改善患者日间嗜睡，但其药物成本限制了进一步的使用；目前最安全和有效的方法是日间服用咖啡因。

（5）梦魇往往需要减少或停用睡前的抗 PD 药物，也可以小剂量予以氯氮平。

（6）快速动眼期睡眠障碍目前最有效的药物是小剂量氯硝西泮，改善率可以达到 90%，但需要注意嗜睡、摔倒和认知功能影响等不良反应；一些有关褪黑素的小规模研究也提示其可以改善 PD 患者的 RBD 症状。

（五）康复治疗

PD 的康复治疗是重要的辅助治疗手段，包括特殊的训练和指导（语言、进食、行走等）、辅助工具的运用。根据患者不同的功能障碍进行健身操、太极拳、慢跑等运动；步态、平衡训练等长期坚持，可以改善运动功能，提高患者生活能力，延长药物的有效性。

（王美玉）

第四节　癫痫持续状态的护理

癫痫持续状态又称为癫痫状态，是癫痫连续发作之间意识未完全恢复又频繁再发或发作持续 30 分钟以上不自行停止。长时间（>30 分钟）癫痫发作若不及时治疗，可因高热、循环衰竭或神经元兴奋毒性损伤导致不可逆的脑损伤，致残率和病死率很高，因而癫痫状态是内科常见的急症。

癫痫持续状态多发生于癫痫患者，最常见原因是不适当地停用抗癫痫药，不规范的抗癫痫药治疗、感染、精神因素、过度疲劳、孕产和饮酒等也可诱发,个别患者发病原因不明。癫痫持续状态还可由急性脑病、脑卒中、脑炎、外伤、肿瘤和药物中毒等导致。

一、诊断

(一)临床类型及表现

癫痫持续状态主要分为全面性发作持续状态和部分性发作持续状态两种类型,其中全面性强直—阵挛发作持续状态和单纯部分性运动发作持续状态最多见。

1.全面性发作持续状态

(1)全面性强直—阵挛发作持续状态:是临床常见的危险的癫痫状态,强直—阵挛发作反复发生,意识障碍(昏迷)伴高热、代谢性酸中毒、低血糖、休克、电解质紊乱(低钾血症及低钙血症等)和肌红蛋白尿等,可发生脑、心、肝、肺等多脏器功能衰竭,自主神经和生命体征改变。脑炎、脑卒中等可出现继发性 GTCS,先出现部分性发作,再泛化为 GTCS。

(2)强直性发作持续状态:多见于伦诺克斯—加斯托综合征患儿,表现不同程度意识障碍(昏迷较少),间有强直性发作或非典型失神、失张力发作等,EEG 出现持续性较慢的棘慢波或尖—慢波放电。

(3)阵挛性发作持续状态:表现阵挛性发作持续时间较长,伴意识模糊甚至昏迷。

(4)肌阵挛发作持续状态:肌阵挛多为局灶或多灶性,表现节律性反复肌阵挛发作,肌肉呈跳动样抽动,连续数小时或数天,多无意识障碍。特发性肌阵挛发作(良性)患者很少出现癫痫状态,严重器质性脑病晚期如亚急性硬化性全脑炎、家族性进行性肌阵挛癫痫等较常见。

(5)失神发作持续状态:表现意识水平降低,甚至只表现反应性、学习成绩下降,EEG 出现持续性棘—慢波放电,频率较慢($<3Hz$)。多由治疗不当或停药等诱发。

2.部分性发作持续状态

(1)单纯部分性运动发作持续状态(Kojevnikov 癫痫):表现身体某部分如颜面或口角抽动、个别手指或单侧肢体持续不停抽动达数小时或数天,无意识障碍,发作终止后可遗留发作部位的瘫痪(托德瘫痪),也可扩展为继发性全面性发作。单纯部分性感觉发作持续状态临床较少见。

(2)边缘叶性癫痫持续状态:又称精神运动性癫痫状态,常表现意识障碍(模糊)和精神症状,如活动减少、反应迟钝、呆滞、注意力丧失、定向力差、缄默或只能发单音调以及紧张、焦虑不安、恐惧、急躁、冲动行为、幻觉、妄想和神游等,持续数天至数月,事后全无记忆;边缘叶性癫痫持续状态常见于颞叶癫痫。

（3）偏侧抽搐状态伴偏侧轻瘫:多发生于幼儿,表现一侧抽搐,患者通常意识清醒,伴发作后一过性或永久性同侧肢体瘫痪。婴幼儿偏侧抽动偏瘫综合征(HHS)也表现半侧阵挛性抽动,常伴同侧偏瘫,也可发生癫痫持续状态。

（4）自动症持续状态:少数患者表现自动症,意识障碍可由轻度嗜睡至木僵、昏迷和大小便失禁,如不及时治疗常发生全身性发作,可持续数小时至数天,甚至半年,患者对发作不能回忆,发作后近事或远事记忆受损。EEG 可见颞叶及额叶局灶性痫性放电。

3.新生儿期癫痫持续状态

表现多样,不典型,多为轻微抽动,肢体奇异的强直动作,常由一个肢体转至另一肢体或半身抽动,发作时呼吸暂停,意识不清。EEG 可见特征性异常,$1\sim4Hz$ 慢波夹杂棘波或 $2\sim6Hz$ 节律性棘慢波综合,强直发作呈 δ 波,阵挛性发作有棘波、尖波发放。

（二）并发症

癫痫状态是临床急症,不及时处理可导致严重的不可逆脑损害甚至死亡,应立即治疗。癫痫状态时间越长,脑损害越重,发作持续 10 小时以上常继发严重脑损伤。持续时间较短或频繁发作的持续状态可导致以下并发症。

（1）痫性发作肌肉剧烈运动可引起乳酸中毒、血 pH 显著下降等代谢紊乱,患者呼吸停止导致严重缺氧,全身肌肉剧烈运动时大量耗氧,造成脑、心及全身重要脏器缺氧性损害,脑缺氧可引起脑水肿甚至脑疝。

（2）肺血管压明显增高可发生严重肺水肿引起猝死,血儿茶酚胺水平急骤升高可继发心律失常,也是重要的死因。体内乳酸堆积可引起肌球蛋白尿,血清肌酶明显增高可引起下肾单位肾病。

（三）辅助检查

（1）血常规检查、血液生化检查,常规 EEG、视频 EEG 和动态 EEG 监测可显示尖波、棘波、尖慢波、棘—慢波等痫性波型,有助于癫痫发作和癫痫状态的确诊。

（2）其他检查,如心电图检查可排除大面积心肌梗死、各种类型心律失常导致的广泛脑缺血、缺氧后发作和意识障碍;胸部 X 线检查可排除严重肺部感染导致的低氧血症或呼吸衰竭;必要时可行头部 CT 和 MRI 检查。

（四）鉴别诊断

部分性癫痫状态需与短暂性脑缺血发作(TIA)鉴别,TIA 可出现发作性半身麻木、无力等,不伴意识障碍,持续数分钟至数十分钟,易与单纯部分性运动发作持续状态混淆,TIA 多见于中老年,常伴高血压病、脑动脉硬化症等脑卒中危险因素;癫痫状态须注意与癔症、偏头痛、低血糖和器质性脑病等鉴别,病史和 EEG 是重要的鉴别依据。

二、急救与治疗

(一)药物治疗

癫痫持续发作状态一定要尽快送往医院神经内科救治,首选药物是地西泮,其主要不良反应是呼吸抑制。如果使用巴比妥类、水合氯醛、副醛等药物之后加重地西泮不良反应,一定要格外注意。其他还可以选择使用的药物有劳拉西泮、苯妥英钠。

(二)预防

癫痫的预防非常重要。预防癫痫不仅涉及医学领域,而且与全社会有关。预防癫痫应着眼于三个层次:一是着眼于病因,预防癫痫的发生;二是控制发作;三是减少癫痫对患者躯体、心理和社会的不良影响。

三、评估要点

(一)病因评估

癫痫持续状态有原发性和继发性之分,临床以继发性多见,包括颅脑外伤、中枢神经系统紊乱、脑血管疾病、颅内肿瘤、代谢性脑病、药物中毒、变性等。原发因素主要是遗传因素。继发因素常见的有突然停药、减药、漏服药物,其次为感染、发热、劳累、熬夜、妊娠及分娩等。

(二)症状体征评估

以瞬间麻木、疲乏、恐惧或无意识的动作为先兆,随后出现意识丧失,发出叫声倒地,所有骨骼肌强直收缩,头后仰,眼球上翻,上肢屈肘,下肢伸直,喉部痉挛,牙关紧闭,呼吸暂停,口唇发紫,瞳孔散大,对光反射消失,持续 15～20 秒,随即全身肌肉痉挛,约 1 分钟抽搐突然停止,伴有大小便失禁,在发作间歇期仍有意识障碍或发作持续 30 分钟以上未自行缓解。常见并发症有颅内压升高,脑水肿,高热,酸中毒,水、电解质紊乱等。

四、急救护理

(一)发作期护理

1.控制发作

迅速建立静脉通路,遵医嘱应用镇静类药物。用药过程中密切观察患者呼吸、心律、血压的变化,如出现呼吸变浅、昏迷加深、血压下降,应暂停应用。值得注意的是,建立静脉通路应静脉注射生理盐水维持,而葡萄糖注射液能使某些抗癫痫药沉淀,尤其是苯妥英钠。

2.保持气道通畅

迅速协助患者取仰卧位,松开衣领、腰带,有义齿者取出,去枕平卧,头偏向一侧,及时清除口腔和鼻腔分泌物,防止误入气道引起吸入性肺炎。将缠有纱布的压舌板(急救时用手帕、毛巾等)垫在上下牙之间,以防损伤牙齿和咬伤舌头。将患者下颌托起,防止因舌后坠堵塞气道,有舌后坠者及时用舌钳牵出,以免影响通气功能。患者昏迷,喉头痉挛,分泌物增多,应随时吸痰,防止窒息,每次吸痰不超过15秒,以免引起反射性呼吸、心搏停止。不可强行喂水、喂药,以防误吸。

3.给氧

发作期加大氧流量和氧浓度,以保证脑部供氧,随时检查用氧的效果,必要时可行气管插管、气管切开或呼吸机辅助呼吸。

4.安排专人护理,做好安全防护,防止患者受伤

必要时使用保护性约束用具或加床栏,防止患者坠床。对易摩擦的关节,用软垫加以保护。四肢抽动者,不能强力按压其肢体,以防脱臼和骨折。

5.病情观察

密切观察患者生命体征、意识及瞳孔的变化,注意发作过程和有无心率增快、血压升高、呼吸减慢或暂停、瞳孔散大、牙关紧闭、大小便失禁等,观察并记录发作的类型、发作频率与发作时间;观察发作停止后患者意识完全恢复的时间以及有无头痛、乏力及行为异常。

6.防治并发症

频繁抽搐可引起脑水肿,因此在控制抽搐的同时可静脉滴注甘露醇或静脉注射呋塞米,4～6小时可重复使用。癫痫持续状态常有中枢性高热和继发性高热,使脑组织的基础代谢率增高,脑细胞需氧量增加,脑水肿加重,因此降温是减轻脑水肿、保护脑组织的必要措施,应严密观察高热类型及持续时间,遵医嘱予以降温措施,观察降温效果。有条件时可使用冰毯降温。

(二)间歇期护理

1.减少刺激

病室光线易暗,各种护理操作和治疗应尽可能集中进行,动作要轻柔,避免由于外界刺激而引起抽搐。

2.保持口腔清洁

24小时不能经口进食者,应给予鼻饲流质饮食,每日口腔护理2～3次,口腔糜烂时涂以冰硼散,口唇干裂者涂以液状石蜡。

3.预防压疮

加强皮肤护理,保持床单位整洁干燥,有大小便污染时及时更换,协助患者每2小时翻身一次,骨隆突处垫软枕,也可使用气垫床。

（三）心理护理

长期用药加之疾病反复发作,患者易产生紧张、焦虑、易怒等不良心理问题。护士应仔细观察患者的心理反应,关心、理解患者,采取积极的应对措施,配合长期药物治疗。

（四）其他

对于昏迷患者执行昏迷急救护理。

五、健康教育

（1）指导患者养成良好的生活习惯,充分休息,注意劳逸结合,避免过劳、便秘、睡眠不足和情感冲突。

（2）合理饮食,饮食宜清淡无刺激、富含营养,避免饥饿或过饱,多吃蔬菜、水果,戒烟酒。

（3）告知患者避免劳累、睡眠不足、饥饿、便秘、强烈的声或光刺激、惊吓等诱发因素。

（4）遵医嘱坚持长期规律服药,切忌突然停药、减药、漏服药及擅自换药,尤其禁止在服药控制发作后不久自行停药。定期复查,首次服药后 5～7 天检测抗癫痫药物的血药浓度,每 3 个月至半年复查 1 次,每月做血常规检查,每季度做肝肾功能检查。

（5）禁止从事高风险活动,如攀登、游泳、驾驶;禁止在炉火旁、高压电机旁作业,以免发作时危及生命。

（6）随身携带写有姓名、住址、联系电话及病史的个人资料,以备发作时他人及时帮助联系和处理。

（毛志方）

第五节　支气管哮喘的护理

支气管哮喘,简称哮喘,是由嗜酸性粒细胞、肥大细胞和 T 淋巴细胞等多种炎性细胞及细胞组分参与的气道慢性炎症性疾患。

这种慢性炎症导致气道反应性增加,通常出现广泛多变的可逆性气流受限,并引起反复发作的喘息、气急、胸闷或咳嗽等症状,常在夜间或清晨发作、加剧,可经治疗缓解或自行缓解。

一、病因

目前病因还不十分清楚,多数认为哮喘是与多基因遗传有关的疾病,同时受遗传因素和环境因素的双重影响。

资料显示,哮喘的亲属患病率高于群体患病率,并且亲缘关系越近,患病率越高。哮喘患儿双亲大多存在不同程度的气道高反应性。而研究显示与气道高反应性、IgE调节和特异性反应相关的基因,在哮喘的发病中起着重要的作用。

环境因素中引起哮喘的激发因素,包括吸入物,如尘螨、花粉、动物毛屑等各种特异和非特异吸入物;感染,如细菌、病毒、原虫、寄生虫等;食物,如鱼、虾蟹、蛋类、牛奶等;药物,如阿司匹林等;气候变化、运动、妊娠等。

二、发病机制

发病机制尚不完全清楚,大多认为哮喘与变态反应、气道炎症、气道高反应性及神经机制等因素相互作用有关。

(一)变态反应

当变应原进入具有特应性体质的机体后,可刺激机体通过 T 淋巴细胞的传递,由 B 淋巴细胞合成特异性 IgE,并结合于肥大细胞和嗜碱性粒细胞表面的高亲和性的 IgE 受体。当变应原再次进入机体内,可与结合在这些受体上的 IgE 交联,使该细胞合成并释放多种活性递质导致平滑肌收缩、黏液分泌增加、血管通透性增高和炎症细胞浸润等,产生哮喘的临床症状。

根据变应原吸入后哮喘发生的时间,可分为速发型哮喘反应(IAR)、迟发型哮喘反应(LAR)和双相型哮喘反应(OAR)。IAR 几乎在吸入变应原的同时立即发生反应,15～30分钟达到高峰,2 小时后逐渐恢复正常。LAR 6 小时左右发病,持续时间长,可达数天,而且临床症状重,常呈持续性哮喘发作状态。

(二)气道炎症

气道慢性炎症被认为是哮喘的本质。表现为多种炎症细胞特别是肥大细胞、嗜酸性粒细胞等在气道聚集和浸润,这些细胞相互作用可以分泌出多种炎症递质和细胞因子,使气道反应性增高,气道收缩,黏液分泌增加,血管渗出增多。

(三)气道高反应性

表现为气道对各种刺激因子出现过强或过早的收缩反应,是哮喘发生和发展的重要因素。普遍认为气道炎症是导致气道高反应性的重要机制之一。

(四)神经机制

支气管受复杂的自主神经支配,与某些神经功能低下和亢进有关。

三、临床表现

(一)症状

典型的支气管哮喘,发作前有先兆症状如打喷嚏、流涕、咳嗽、胸闷等,如不及时处理,可因支气管阻塞加重而出现呼吸困难,严重者被迫采取坐位或呈端坐呼吸;干咳或咳大量白色泡沫痰,甚至出现发绀等。一般可自行缓解或用平喘药物等治疗后缓解。某些患者在缓解数小时后可再次发作,甚至导致重度急性发作。

此外,在临床上还存在非典型表现的哮喘。如咳嗽变异性哮喘,患者在无明显诱因咳嗽 2 个月以上,常于夜间及凌晨发作,运动、冷空气等诱发加重,气道反应性测定存在高反应性,抗生素或镇咳药、祛痰药治疗无效,使用支气管解痉剂或糖皮质激素有效,但需排除引起咳嗽的其他疾病。

（二）体征

发作时,体检可见患者取坐位,双手前撑,双肩耸起,鼻翼扇动,辅助呼吸肌参与活动,颈静脉压力呼气相升高(由于呼气相用力,使胸腔内压升高),胸部呈过度充气状态,两肺可闻及哮鸣音,呼气延长。

重度或危重型哮喘时,患者在静息时气促,取前倾坐位,讲话断续或不能讲话,常有焦虑或烦躁。危重时嗜睡或意识模糊,大汗淋漓,呼吸增快,多大于 30 次/分,心率增快达 120 次/分,胸廓下部凹陷或出现胸腹矛盾运动,喘鸣危重时哮鸣音反而减轻或消失。也可出现心动过缓,有奇脉。

四、实验室检查

（一）血常规

嗜酸性粒细胞在发作期可增高。呼吸道感染时,白细胞总数及中性粒细胞可增加。重症哮喘时可有血液浓缩。

（二）痰液检查

哮喘患者痰液可多可少,在没有并发呼吸道感染时,痰液多呈白色泡沫样,晨起的痰液较为黏稠,可含有半透明且质地呈弹性的胶冻样颗粒,称为"哮喘珠"。白天的痰液多较稀薄。并发感染时痰呈黄色或绿色,较浓厚而黏稠。显微镜检查可发现库什曼螺旋体及夏克—雷登晶体。痰涂片可见较多嗜酸性粒细胞,有助于哮喘的诊断。嗜酸性粒细胞阳离子蛋白(ECP)是嗜酸性粒细胞脱颗粒活化物标志,也是引起气道炎症及气道高反应性的一种毒性蛋白,在过敏性哮喘患者中水平升高。临床上可用于判断气道的炎症程度。除并发感染外,哮喘患者的痰细菌培养通常无致病菌生长。

（三）血气分析

血气分析对判断哮喘病情轻重及治疗具有重要意义。哮喘发作轻者仅见低氧血症(PaO_2 降低)或伴有低碳酸血症($PaCO_2$ 降低);重症哮喘或哮喘持续状态时可见严重低氧血症(PaO_2 明显降低,可 $<60mmHg$)及高碳酸血症($PaCO_2$ 升高,可 $>50mmHg$),$PaCO_2$ 升高提示气道阻塞非常严重或呼吸肌疲劳衰竭,出现呼吸性酸中毒和代谢性酸中毒,甚至出现Ⅱ型呼吸衰竭、肺性脑病。

(四)细胞因子及其受体的检测

哮喘是一种慢性的气管炎症,其中各种细胞的功能、细胞间的相互作用及细胞的生长和分化分别受到各种细胞因子的调节。与哮喘发病关系密切的细胞因子有IL-3、IL-4、IL-5、GMCSF、MCP-1、MCP-3、ICAM-1、VCAM-1等。检测支气管哮喘患者血清中、肺泡灌液中,特别是后者的细胞因子浓度,能够反映支气管哮喘患者局部气管炎症的程度,为抗感染治疗提供依据。

(五)特异性 IgE 抗体检测

支气管哮喘的发病机制是过敏原与血清中特异的 IgE 抗体结合,导致哮喘,因此检测特异性 IgE 抗体是支气管哮喘病因学诊断和免疫治疗疗效观察的可靠指标,此方法敏感性好、特异性高。血清中总 IgE 水平的升高提示患者为特异性体质,但对确定过敏原无特异性。

(六)通气功能检测

在哮喘发作时呈阻塞性通气功能障碍,呼气流速指标显著下降,第1秒用力呼气容积(FEV_1)、第1秒用力呼气容积占用力肺活量比值($FEV_1/FVC\%$)、最大呼气中期流速(MMEF)以及呼气峰值流速(PEF)均减少。肺容量指标见用力肺活量减少、残气量增加、功能残气量和肺总量增加,残气占肺总量百分比增高。缓解期上述通气功能指标可逐渐恢复。

(七)支气管激发试验(BPT)

用以测定气道反应性。常用吸入激发剂为醋甲胆碱、组胺。吸入激发剂后其通气功能下降,气道阻力增加。运动也可诱发气道痉挛,使通气功能下降。激发试验只适用于 FEV_1 在正常预计值的70%以上的患者。在设定的激发剂量范围内,如 FEV_1 下降>20%,可诊断为激发试验阳性。通过剂量反应曲线计算使 FEV_1 下降20%的吸入药物累积剂量(PD_{20}-FEV_1)或累积浓度(PC_{20}-FEV_1),可对气道反应性增高的程度做出定量判断。

(八)支气管扩张试验(BDT)

用以测定气道气流受限的可逆性。常用的吸入型支气管扩张剂有沙丁胺醇、特布他林等,如 FEV_1 较用药前增加>15%,且其绝对值增加>200mL,可诊断为扩张试验阳性。

(九)PEF 及其变异率测定

PEF 可反映气道通气功能的变化。哮喘发作时 PEF 下降。此外,由于哮喘有通气功能时间节律变化的特点,常于夜间或凌晨发作或加重,使其通气功能下降。若昼夜(或凌晨与下午)PEF 变异率≥20%,则符合气道气流受限可逆性改变的特点。

（十）胸部 X 线检查

在哮喘发作早期可见两肺透亮度增加，呈过度充气状态；在缓解期多无明显异常。如并发呼吸道感染，可见肺纹理增加及炎性浸润阴影。同时要注意肺不张、气胸或纵隔气肿等并发症的存在。

五、治疗

（一）发作期治疗

解痉、抗炎、保持呼吸道通畅是治疗关键。以下药物可提供临床选择。

1.β₂ 受体激动剂

β_2 受体激动剂为肾上腺素受体激动剂中对 β_2 受体具有高度选择性的药物。另外一些较老的肾上腺素受体激动剂如肾上腺素、异丙肾上腺素、麻黄碱等，因兼有 α_1 受体及 β_2 受体激动作用易引起心血管不良反应而逐渐被 β_2 受体激动剂代替。β_2 受体激动剂可扩张支气管平滑肌，增加黏液纤毛清除功能，降低血管通透性，调节肥大细胞及嗜碱性粒细胞递质释放。常用药品如下。①短效 β_2 受体激动剂，如沙丁胺醇、特布他林，气雾剂吸入 $200\sim400\mu g$ 后，$5\sim10$ 分钟见效，维持 $4\sim6$ 小时，全身不良反应（心悸、骨骼肌震颤、低钾血症等）较轻；以上两药口服制剂一般用量每次 $2\sim4mg$，每日 3 次，但心悸、震颤等不良反应较多。克伦特罗平喘作用为沙丁胺醇的 100 倍，口服每次 $30\mu g$，疗效 $4\sim6$ 小时，也有气雾剂。②长效 β_2 受体激动剂，如丙卡特罗，口服每次 $25\mu g$，早、晚各 1 次；施立稳，作用长达 $12\sim24$ 小时。β_2 受体激动剂久用可引起 β_2 受体功能下调和气道不良反应性更高，应引起注意。使用 β_2 受体激动剂若无疗效，不宜盲目增大剂量，以免严重不良反应发生。

2.茶碱

茶碱有扩张支气管平滑肌的作用，并具强心、利尿、扩张冠状动脉作用，尚可兴奋呼吸中枢和呼吸肌。研究表明茶碱有抗炎和免疫调节功能。①氨茶碱，为茶碱与乙二胺的合成物，口服一般剂量为每次 $0.1g$，每日 3 次。为减轻对胃肠刺激，可在餐后服用，也可用肠溶片。注射用氨茶碱 $0.125\sim0.25g$ 加入葡萄糖注射液 $20\sim40mL$，缓慢静脉注射（注射时间不得少于 15 分钟），此后可以 $0.4\sim0.6mg/(kg \cdot h)$ 静脉滴注以维持平喘。②茶碱控释片，平喘作用同氨茶碱，但血浆茶碱半衰期长达 12 小时，且昼夜血液浓度稳定，作用持久，尤其适用于控制夜间哮喘发作。由于茶碱的有效血浓度与中毒血浓度十分接近，且个体差异较大，因此用药前需询问近期是否用过茶碱，有条件时最好做茶碱血药浓度监测，静脉用药时务必注意浓度不能过高，速度不能过快，以免引起心律失常、血压下降甚至突然死亡。某些药物如喹诺酮类、大环内酯类、西咪替丁等能延长茶碱半衰期，可造成茶碱毒性增加，应引起注意。茶碱慎与 β_2 受体激动剂联用，否则易致心律失常，如需两药合用则应适当减少剂量。

3.抗胆碱能药物

包括阿托品、东莨菪碱、山莨菪碱、异丙托溴铵等。作平喘应用时,主要以雾化吸入形式给药,可阻断节后迷走神经传出,通过降低迷走神经张力而舒张支气管,还可防止吸入刺激物引起反射性支气管痉挛,尤其适用于夜间哮喘及痰多哮喘,与 β_2 受体激动剂合用能增强疗效。其中异丙托溴铵疗效好,不良反应小。有气雾剂和溶液剂两种,前者每日喷 3 次,每次 $25\sim75\mu g$;后者为 $250\mu g/mL$ 浓度的溶液,每日 3 次,每次 2mL,雾化吸入。

4.肾上腺糖皮质激素

肾上腺糖皮质激素能干扰花生四烯酸代谢,干扰白三烯及前列腺素的合成,抑制组胺生成,减少微血管渗漏,抑制某些与哮喘气道炎症相关的细胞因子的生成及炎性细胞趋化,并增加支气管平滑肌对 β_2 受体激动剂的敏感性。因此肾上腺糖皮质激素是治疗哮喘的慢性气道炎症及气道高反应性的最重要、最有效的药物。有气道及气道外给药两种方式,前者通过气雾剂喷药或溶液雾化给药,疗效好,全身不良反应小;后者通过口服或静脉给药,疗效更好,但长期大量应用可发生很多不良反应,严重者可致库欣综合征、二重感染、上消化道出血等严重并发症。气雾剂目前主要有二丙酸倍氯米松和布地奈德两种,适用于轻、中、重度哮喘的抗感染治疗,剂量为每日 $100\sim600\mu g$,需长期使用,喷药后应清水漱口以减轻和避免口咽部念珠菌感染和声音嘶哑。在气管给药哮喘不能控制、重症哮喘或哮喘患者需手术时,如果有肾上腺皮质功能不足等情况下,可先静脉注射琥珀酸钠氢化可的松 $100\sim200mg$,其后可用氢化可的松 $200\sim300mg$ 或地塞米松 $5\sim10mg$ 静脉滴注,每日用量视病情而定,待病情稳定后可改用泼尼松每日清晨顿服 $30\sim40mg$,哮喘控制后,逐渐减量。可配用气雾剂,以求替代口服或把泼尼松剂量控制在每日 10mg 以下。

5.钙通道阻滞剂

硝苯地平,每次 $10\sim20mg$,每日 3 次,口服或舌下含服或气雾吸入,有一定平喘作用,此外维拉帕米、地尔硫草也可试用。其作用机制为,此类药物能阻止钙离子进入肥大细胞,抑制生物活性物质释放。

(二)缓解期治疗

为巩固疗效,维持患者长期稳定,以避免肺气肿等严重并发症发生,应强调缓解期的治疗。

(1)根据患者具体情况,包括诱因和以往发作规律,进行有效预防。如避免接触过敏原,增强体质,防止受凉等。

(2)发作期病情缓解后,应继续吸入维持剂量糖皮质激素 $3\sim6$ 个月。

(3)保持医生与患者联系,对患者加强自我管理教育,监视病情变化,逐日测量PEF,一旦出现先兆,及时用药以减轻哮喘发作症状。

(4)色甘酸钠雾化吸入,酮替芬口服有抗过敏作用,对外源性哮喘有一定预防价值。

(5)特异性免疫治疗:通过以上治疗基本上可满意地控制哮喘,在无法避免接触过敏原或药物治疗无效者,可将特异性致敏原制成不同浓度浸出液,做皮内注射,进行脱敏。一般用1:5000、1:1000、1:100等几种浓度,首先以低浓度0.1mL开始,每周1～2次,每周递增0.1mL直至0.5mL,然后提高一个浓度再按上法注射。15周为1疗程,连续1～2疗程或更长。但应注意制剂标准化及可能出现的全身过敏反应和哮喘严重发作。

(三)重度哮喘的处理

重度及危重哮喘均有呼吸衰竭等严重并发症,可危及生命,应立即正确处理。

1.氧疗

可给予鼻导管吸氧,当低氧又伴有低碳酸血症,$PaO_2 < 8.0kPa(60mmHg)$,$PaCO_2 < 4.7kPa(35mmHg)$,可面罩给氧。若以上氧疗及各种处理无效,病情进一步恶化,出现意识障碍甚至昏迷者,则应及早应用压力支持等模式机械通气。氧疗要注意湿化。

2.补液

通气增加,大量出汗,往往脱水致痰液黏稠,甚至形成痰栓,严重阻塞气道是重度哮喘重要发病原因之一,补液非常重要。一般用等渗液体每日2000～3000mL,以纠正脱水,稀释痰液。补液同时应注意纠正电解质紊乱。

3.糖皮质激素

静脉滴注氢化可的松100～200mg,静脉注射后4～6小时才能起效。每日剂量300～600mg,个别可用1000mg。还可选用甲泼尼龙每次40～120mg,静脉滴注或肌内注射,6～8小时后可重复应用。

4.氨茶碱

如患者在8～12小时内未用过氨茶碱,可取氨茶碱0.25g加入葡萄糖注射液40mL,缓慢静脉注射(15分钟以上注射完),此后可按0.75mg/(kg·h)的维持量静脉滴注。若6小时内用过以上静脉注射剂量者可用维持量静脉滴注。若6小时内未用到以上剂量则可补足剂量再用维持量。

5.β_2受体激动剂

使用气雾剂喷入或用氧气为气源雾化吸入,合用异丙托溴铵气道吸入可增加平喘效果。

6.纠正酸碱失衡

可根据血气酸碱分析及电解质测定,分析酸碱失衡类型决定治疗方案,如单纯代谢性酸中毒可酌情给予5%碳酸氢钠100～250mL静脉滴注。

7.抗生素

重度哮喘往往并发呼吸系统感染,合理应用抗生素是必要的。

六、护理措施

(一)基础护理

1.环境与休息

有明确过敏原者,应尽快脱离过敏原。保持室内清洁、空气流通。根据患者病情提供舒适体位,如为端坐呼吸患者提供床旁桌支撑身体,以减少体力消耗。病室不宜摆放花草,避免使用皮毛、羽绒或蚕丝织物。

2.饮食护理

大约20%的成年患者和50%的患儿可因不适当饮食而诱发或加重哮喘,应提供清淡、易消化、足够热量的饮食。若能找出与哮喘发作有关的食物,如鱼、虾、蟹、蛋类、牛奶等,应避免食用。某些食物添加剂如酒石黄、亚硝酸盐(制作糖果、糕点中用于漂白或防腐)也可诱发哮喘发作,应当引起注意。戒酒、戒烟。

3.口腔与皮肤护理

哮喘发作时,患者常会大量出汗,应每天以温水擦浴,勤换衣服和床单,保持皮肤的清洁、干燥和舒适。协助并鼓励患者咳嗽后用温水漱口,保持口腔清洁。

(二)专科护理

1.氧疗护理

重症哮喘患者常伴有不同程度的低氧血症,应遵医嘱给予鼻导管或面罩吸氧,吸氧流量为每分钟1～3L,吸入氧浓度一般不超过40%。为避免气道干燥和寒冷气流的刺激而导致气道痉挛,吸入的氧气应尽量温暖湿润。如哮喘严重发作,经一般药物治疗无效或患者出现神志改变,$PaO_2 < 60mmHg$、$PaCO_2 > 50mmHg$ 时,应准备进行机械通气。

2.保持呼吸道通畅

(1)补充水分:哮喘急性发作时,患者呼吸增快、出汗,常伴脱水、痰液黏稠,应鼓励患者每天饮水2500～3000mL,以补充丢失的水分,稀释痰液。重症者应建立静脉通道,遵医嘱及时、充分补液,纠正水、电解质和酸碱平衡紊乱。

(2)促进排痰:痰液黏稠者可定时给予雾化吸入。指导患者进行有效咳嗽,协助叩背有利于痰液排出。无效者可用负压吸引器吸痰。

（三）用药护理

1.观察药物疗效和不良反应

(1)β₂受体激动剂:指导患者按医嘱用药,不宜长期、规律、单一、大量使用。因为长期应用可引起 β₂ 受体功能下降和气道反应性增加,出现耐药性。指导患者正确使用雾化吸入器,以保证药物的疗效。静脉滴注沙丁胺醇时应注意滴速,用药过程观察有无心悸、骨骼肌震颤、低钾血症等不良反应。

(2)糖皮质激素:吸入药物治疗,少数患者可出现口腔念珠菌感染、声音嘶哑或呼吸道不适,指导患者喷药后必须立即用清水充分漱口以减轻局部反应和减少胃肠吸收。口服用药宜在饭后服用,以减少对胃肠道黏膜的刺激。气雾吸入糖皮质激素可减少其口服量,当用吸入剂代替口服剂时,通常需同时使用 2 周后再逐步减少口服量。指导患者遵医嘱用药,不得自行减量或停药。

(3)茶碱类:静脉注射时浓度不宜过高,速度不宜过快,注射时间宜在 10 分钟以上,以防中毒症状发生。其不良反应有恶心、呕吐等胃肠道症状,心律失常、血压下降和兴奋呼吸中枢作用,严重者可致抽搐甚至死亡。用药时监测血药浓度可减少不良反应的发生。发热、妊娠、小儿或老年有心、肝、肾功能障碍及甲状腺功能亢进者不良反应易发。合用西咪替丁、喹诺酮类、大环内酯类等可影响茶碱代谢而使其排泄减慢,应加强观察。茶碱缓(控)释片有控释材料,不能嚼服,必须整片吞服。

2.用药指导

(1)定量雾化吸入器(MDI)及干粉吸入器:使用时需要患者协调呼吸动作,正确使用是保证吸入治疗成功的关键。应向患者介绍雾化吸入器具及干粉吸入器的使用方法,医护人员演示后,指导患者反复练习,直至患者完全掌握。对不易掌握 MDI 吸入方法的儿童或重症患者,可在 MDI 上加储药罐,可以简化操作。

(2)碟式吸入器:指导患者正确将药物转盘装进吸入器中,打开上盖至垂直部位(刺破胶囊),用口唇含住吸嘴用力深吸气,屏气数秒。重复上述动作3～5次,直至药粉吸尽为止。完全拉开滑盘,再推回原位,此时旋转盘转至一个新囊泡备用。

(3)都保装置:使用时移去瓶盖,一手垂直握住瓶体,另一手握住盖底,先右转再向左旋至听到"咔"的一声备用。吸入前先呼气,然后含住吸嘴,仰头,用力深吸气,屏气 5～10 秒。

(4)准纳器:使用时一手握住外壳,另一手的大拇指放在拇指柄上向外推动至完全打开,推动滑杆至听到"咔嚓"一声,将吸嘴放入口中,经口深吸气,屏气 10 秒。

（四）心理护理

心理护理是支气管哮喘患者在治疗和护理中必不可少的内容,直接关系到患者的治疗程度。患者大多存在恐慌、焦躁、心烦、抑郁等心理,多数支气管哮喘患者害怕自己的疾病支出过多医疗费用,又害怕引起家人的厌烦嫌弃,同时伴有身体不适,害怕疾病严重影响自己的生命健康,所以常有自卑感,有些患者甚至选择轻生。这时应该积极和患者交谈,交谈时应注意语气温和,尊重患者,告诉患者积极配合治疗可以减轻痛苦,可以减少医疗费用,减轻生活压力,对疾病的恢复起到重要的作用,同时应告诉患者家属关心患者、照顾患者,可以给患者安排适当的工作,让患者体会到自己存在的意义。

七、健康指导

(一)疾病知识指导

指导患者增加对哮喘的激发因素、发病机制、控制目的和效果的认识,以提高患者在治疗中的依从性。通过教育使患者懂得哮喘虽不能彻底治愈,但只要坚持充分的正规治疗,完全可以有效地控制哮喘的发作,能坚持日常工作和学习。

(二)避免诱发因素

针对个体情况,指导患者有效控制可诱发哮喘发作的各种因素,如避免摄入引起过敏的食物;避免强烈的精神刺激和剧烈运动;避免持续的喊叫等过度换气动作;不养宠物;避免接触刺激性气体及预防呼吸道感染;戴围巾或口罩避免冷空气刺激;在缓解期应加强体育锻炼、耐寒锻炼及耐力训练,以增强体质。

(三)自我监测病情

指导患者识别哮喘发作的先兆表现和病情加重的征象,学会哮喘发作时进行简单的紧急自我处理方法。

(四)用药指导

哮喘患者应了解自己所用各种药物的名称、用法、用量及注意事项,了解药物的主要不良反应及如何采取相应的措施来避免。指导患者或家属掌握正确的药物吸入技术,与患者共同制订长期管理和防止复发的计划。

(柳素云)

第六节　肺炎的护理

肺炎是一种常见的、多发的感染性疾病,是指肺泡腔和间质组织的肺实质感染。

一、分类

(一)按感染来源分类

1.细菌性肺炎

细菌性肺炎占成人各类病原体肺炎的80%,其重要特点是临床表现多样化、病原谱多元化、耐药菌株不断增加。

2.真菌性肺炎

真菌引起的疾病是真菌病,肺部真菌病占内脏深部真菌感染的60%以上,大多数为条件致病性真菌,以念珠菌和曲霉菌最为常见。

3.非典型肺炎

非典型肺炎是指由支原体、衣原体、军团菌、立克次体、腺病毒以及其他一些不明微生物引起的肺炎。

(二)按获病方式分类

1.医院获得性肺炎(HAP)

医院获得性肺炎也称为医院内肺炎(NP),是指患者入院时不存在、也不处于感染的潜伏期,入院48小时后在医院(包括老年护理院、康复院)内发生的肺炎。我国HAP发病率为1.3%～3.4%,是第一位的医院内感染(占29.5%)。

2.社区获得性肺炎(CAP)

社区获得性肺炎又称为院外肺炎,是指在医院外罹患的感染性肺实质炎症,包括有明确潜伏期的病原体感染而在入院后平均潜伏期内发病的肺炎。

(三)按解剖部位分类

可分为大叶性肺炎、小叶性肺炎和间质性肺炎。

二、病因与发病机制

(一)病因

(1)健康人体对病原微生物具有较强的免疫力,当患者出现机体免疫力下降时可造成病原微生物的条件致病。

1)免疫功能受损:受寒、饥饿、疲劳、醉酒、昏迷、毒气吸入等。

2)患者有基础疾病:肺结核、恶性肿瘤、糖尿病、营养不良、烧伤等。

3)长期大量使用广谱抗生素。

4)使用肾上腺皮质激素/免疫抑制药、放射治疗或化学治疗后、器官移植、导管插管等情况。

5)进入下呼吸道的病原菌毒力较强或数量较多时,感染发病。

(2)医院获得性肺炎的产生,其危险因素除了有宿主因素外,还包括医源性因素,如长期住院或长期住ICU;进行机械通气;人工气道;长期经鼻咽腔留置胃管;曾接受抗生素、糖皮质激素或免疫抑制药治疗;使用H_2受体拮抗药等。

(二)发病机制

微生物在肺内的感染途径可分为3种类型。

1.内源性感染

口咽部定植菌吸入,即正常人口腔和上呼吸道寄生的微生物进入下呼吸道导致感染,是肺炎最重要的发病机制。

2.外源性感染

带菌气溶胶吸入,即患者吸入带菌的粉尘引起感染。

3.继发性感染

体内其他部位已存在感染,经过血行或淋巴系统播散至肺或者邻近气管的感染直接蔓延侵犯肺。

三、临床表现与诊断

(一)临床表现

1.症状和体征

肺炎因病因不同,起病急缓,痰液性质,并发症(末梢循环衰竭、胸膜炎或脓胸、菌血症等)有无等可有不同,但肺炎与重症肺炎有很多的共同表现(表1-3),需要指出的是肺炎的临床表现、实验室和影像学所见对 HAP 的诊断特异性甚低,尤其应注意排除肺不张、心力衰竭和肺水肿、基础疾病肺侵犯、药物性肺损伤、肺栓塞和成人型呼吸窘迫综合征等。粒细胞缺乏、严重脱水患者并发 HAP 时 X 线检查可为阴性,肺孢子菌肺炎有 $10\%\sim20\%$ 的患者 X 线检查完全正常。当出现重症肺炎症状时,需密切观察,积极救治。

表1-3　肺炎与重症肺炎的临床表现

分类	临床表现
肺炎	(1)新近出现咳嗽、咳痰或原有呼吸道疾病症状加重,并出现脓性痰;伴或不伴胸痛
	(2)发热
	(3)肺实变体征和(或)湿啰音
	(4)WBC$>10\times10^{9}$/L 或$<4\times10^{9}$/L,伴或不伴核左移
	(5)胸部 X 线检查显示片状、斑片状浸润性阴影或间质性改变,伴或不伴胸腔积液
重症肺炎	(1)意识障碍
	(2)呼吸频率>30 次/分
	(3)$PaO_2<60mmHg$、$PaO_2/FiO_2<300$,需行机械通气
	(4)血压$<90/60mmHg$
	(5)胸部 X 线片示双侧或多肺叶受累或发病 48 小时内病变扩大$\geq50\%$
	(6)少尿:尿量$<20mL/h$ 或$<80mL/4h$ 或急性肾衰竭需要透析治疗

2.典型的症状和体征

金黄色葡萄球菌肺炎为黄色脓性痰;肺炎链球菌肺炎为铁锈色痰,常伴口唇单纯疱疹;肺炎杆菌肺炎为砖红色黏冻样痰;铜绿假单胞菌肺炎呈淡绿色痰;厌氧菌感染痰常伴臭味。

3.实验室检查

(1)血常规:白细胞总数和中性粒细胞多有升高,伴或不伴核左移,部分可见中毒颗粒。支气管肺泡灌洗液定量培养和保护性毛刷定量培养可诊断。老年体弱者白细胞计数可不升高,但中性粒细胞百分比仍较高。肺部炎症显著但白细胞计数不升高常提示病情严重。

(2)痰培养:痰细菌培养结合纤维支气管镜(纤支镜)取标本检查,诊断的敏感性和特异性较高。必要时做血液、胸腔积液细菌培养可明确诊断。真菌培养为诊断真菌感染的金标准。

(3)血清学检查:对于衣原体感染、军团菌肺炎等进行补体结合试验、免疫荧光素标记抗体检查可协助诊断。

(4)辅助检查:胸部 X 线可显示新出现或进展性肺部浸润性病变。肺部病变表现多样化,早期间质性肺炎,肺部显示纹理增加及网织状阴影,后发展为斑点片状或均匀的模糊阴影,近肺门较深,下叶较多。约 50% 为单叶或单肺段分布,有时浸润广泛、有实变。儿童可见肺门淋巴结肿大。少数病例有少量胸腔积液,肺炎常在 2~3 周消散,偶有延长至 4~6 周者。

(二)诊断

1.病史

年龄＞65 岁;存在基础疾病或相关因素,如慢性阻塞性肺疾病(COPD)、糖尿病、慢性心、肾功能不全,慢性肝病、一年内住过院、疑有误吸、神志异常、脾切除术后状态、长期嗜酒或营养不良。

2.体征

呼吸频率＞30 次/分,脉搏≥120 次/分;血压＜90/60mmHg;体温≥40℃或≤35℃;意识障碍;存在肺外感染病灶,如脑膜炎甚至败血症(感染中毒症)。

3.实验室和影像学异常

血白细胞计数＞20×10^9/L;血肌酐＞$106\mu mol$/L 或血尿素氮＞7.0mmol/L;血红蛋白＜90g/L 或红细胞比容＜0.30;血浆白蛋白 25g/L;有感染中毒症状或弥散性血管内凝血的证据,如血培养阳性、代谢性酸中毒、凝血酶原时间和部分激活的凝血活酶时间延长、血小板减少;胸部 X 线片病变累及一个肺叶以上、出现空洞、病灶迅速扩散或出现胸腔积液。

如果肺炎患者需要呼吸支持(急性呼吸衰竭、气体交换恶化伴高碳酸血症或持续低氧血症)、循环支持(血流动力学障碍、外周低灌注)和需要加强监护与治疗(肺叶引起的感染中毒症状或基础疾病所致的其他器官功能障碍)则可认为是重症肺炎。

四、治疗

细菌性肺炎治疗主要选择敏感抗菌药物及对症支持治疗。真菌性肺炎治疗目前尚无理想的药物,临床所见真菌肺炎常继发于大量广谱抗生素、肾上腺皮质激素、免疫抑制药等的应用,也可因体内留置导管而诱发,因此本病的预防比治疗更为重要。

(一)一般治疗

去除诱发因素,治疗基础疾病,调整免疫功能。

(二)对症治疗

加强营养支持,进食高能量、富含维生素、易消化的饮食;补充液体,维持水、电解质、酸碱平衡,对病情较重、病程较长、体弱或营养不良者应输新鲜血或血浆或应用人血白蛋白。合并休克患者应注意保证有效血容量,应用血管活性药物及正性肌力药物。当有呼吸急促或有缺氧、发绀时给予氧疗,必要时给予机械通气治疗;高热时给予物理或药物降温,注意祛痰,采取的体位应有利于引流排痰,结合药物祛痰,必要时可经支气管镜或人工气道吸痰、冲洗,当有剧咳或有剧烈胸痛时方可考虑加用镇咳药物。

(三)抗生素治疗

抗生素治疗是决定细菌性肺炎预后的关键,正确选择和及早使用抗菌药物可降低病死率。治疗疗程根据病情轻重、感染获得来源、病原体种类和宿主免疫功能耐药金黄色葡萄球菌(MRSA)状态等有所不同,轻、中度肺炎可在症状控制后3~7天停药,病情较重者常需1~2周,金黄色葡萄球菌肺炎、免疫抑制宿主、老年人肺炎疗程适当延长;吸入性肺炎或伴肺脓肿形成、真菌性肺炎时,总疗程则需数周至数月;抗感染治疗2~3天后,若临床表现无改善甚至恶化,应调换抗感染药物;若已有病原学检查结果,则根据病原菌体外药物敏感试验选用敏感的抗菌药物。

1.轻至中度肺炎常见病原菌

包括肠杆菌科细菌、流感嗜血杆菌、肺炎链球菌、甲氧西林敏感金葡菌(MSSA)。治疗抗生素可选择:①第二代及不具有抗假单胞菌活性的第三代头孢菌素(头孢噻肟、头孢曲松等)。②β内酰胺类和β内酰胺酶抑制药(如氨苄西林和舒巴坦)。③氟喹诺酮类(环丙沙星和诺氟沙星)或克林霉素联合大环内酯类。

2.重症肺炎常见病原菌

包括铜绿假单胞菌、耐药金黄色葡萄球菌(MRSA)、不动杆菌、肠杆菌属细菌、厌氧菌。治疗抗生素可选用喹诺酮类或氨基苷类联合下列药物之一:①抗假单胞菌β内酰胺类,如头孢他啶、头孢哌酮、哌拉西林、替卡西林、美洛西林等;②广谱β

内酰胺类和β内酰胺酶抑制药(克拉维酸、头孢哌酮、哌拉西林和他唑巴坦)联用；③碳青霉烯类(如亚胺培南)；④必要时联合万古霉素(针对 MASA)；⑤当估计真菌感染可能性大时应选用有效的抗真菌药物。

(四)抗真菌药物治疗

抗真菌药物具有较强的肝肾毒性,必须谨慎选择用药时机和药物类型。

(五)其他治疗

对休克型肺炎应及时抢救,控制感染；选择性病例应给予手术治疗。

五、护理措施

(一)体温过高

1.生活护理

发热患者应卧床休息,高热者绝对卧床休息；躁动、惊厥、抽搐者加床栏,必要时使用约束带,以防坠床。为患者提供安静、整洁、舒适的病房,室温 18～20℃,湿度 50%～60%,保持室内空气新鲜,每天通风两次,每次 15～30 分钟。做好口腔护理,每天两次,鼓励患者经常漱口。

2.饮食护理

提供足够热量、蛋白质和维生素的流质饮食或半流质饮食,以补充高热引起的营养物质消耗,避免油腻、辛辣刺激性食物。轻症且能自行进食者无须静脉补液,鼓励患者多饮水,每天 1～2L；失水明显,尤其是食欲差或不能进食者可遵医嘱静脉补液,补充因发热而丢失较多的水、电解质,加快毒素排泄和热量散发。心脏病或老年人应注意补液速度,避免过快导致急性肺水肿和心力衰竭。

3.对症护理

(1)高热:可采用酒精擦浴、温水擦浴、冰袋、冰帽等措施物理降温,以逐渐降温为宜,防止虚脱。寒战时注意保暖,适当增加被褥。患者出汗时,应及时补充水分,协助擦汗、更换衣服,避免受凉。有惊厥病史者要预防高热惊厥。慎用阿司匹林或其他解热药,以免大汗脱水和干扰热型的观察。

(2)胸痛:可采取病侧卧位,患者胸痛剧烈难以忍受时可遵医嘱使用止痛药。

(3)发绀:有发绀、低氧血症者协助取半卧位或端坐位,并予以氧疗。

(4)口唇疱疹:可涂液体石蜡或抗病毒软膏,防止继发感染。

4.病情观察

(1)定时测血压、体温、脉搏和呼吸,观察热度及热型,注意咳嗽、咳痰及胸痛的变化。

(2)重症或老年患者密切观察神志、血压及尿量变化,早期发现休克征象。

(3)协助医生做好相关检查,并注意观察检查结果报告,如血常规、血气分析等的变化。

5.用药护理

遵医嘱使用抗生素,观察疗效和不良反应。应用头孢唑啉钠可出现发热、皮疹、胃肠道不适等不良反应,偶见白细胞减少和丙氨酸转氨酶增高;喹诺酮类药(氧氟沙星、环丙沙星)偶见皮疹、恶心等;氨基苷类抗生素有肾、耳毒性,老年人或肾功能减退者,应特别注意观察是否有耳鸣、头晕、唇舌发麻等不良反应的出现。

(二)潜在并发症(感染性休克)

1.病情监测

(1)生命体征:有无心率加快、脉搏细速、血压下降、脉压变小、体温不升或高热、呼吸困难等,必要时进行心电监护。

(2)精神和意识状态:有无精神萎靡、表情淡漠、烦躁不安、神志模糊等。昏迷者观察瞳孔大小、对光反射情况。

(3)皮肤、黏膜:有无发绀、肢端湿冷、体表静脉塌陷及皮肤花斑。

(4)出入量:有无尿量减少,疑有休克应留置导尿管,测量每小时尿量及尿比重。

(5)实验室检查:有无血气分析等指标的异常。

2.实施抢救

(1)体位:患者取仰卧中凹位,抬高头胸 20°、抬高下肢 30°,有利于呼吸和静脉血回流。体温不升时注意保暖。避免不必要的搬动,上护栏,防止患者坠床。

(2)吸氧:高流量吸氧,必要时使用面罩吸氧,维持 $PaO_2 > 60mmHg$。

(3)保持呼吸道通畅:呼吸困难时,配合医生做好气管插管、气管切开及呼吸机辅助呼吸。

(4)补充血容量:扩容是抗休克最关键的措施,应快速建立两条静脉通道,遵医嘱给予右旋糖酐或平衡液以维持有效血容量,降低血液黏稠度,防止弥散性血管内凝血。

(5)纠正酸中毒:有明显酸中毒者可应用 5% 碳酸氢钠静脉滴注,因其配伍禁忌较多,宜单独输入。

(6)血管活性药物:在补充血容量和纠正酸中毒后,末梢循环仍无改善时可遵医嘱输入多巴胺、间羟胺等血管活性药物,但应根据血压调整滴速,以维持收缩压在 $90\sim100mmHg$ 为宜,保证重要器官的血液供应,改善微循环。输注过程中要防止药液外渗,以免引起局部组织坏死和影响疗效。

(7)控制感染:联合使用抗菌药控制感染时,应注意按时输注药物,保证抗菌药的血药浓度。

(8)密切观察病情:随时监测患者的一般情况、血压、尿量、血细胞比容等;监测中心静脉压,作为调整补液速度的指标,中心静脉压达到 10cmH$_2$O 时输液应慎重,不宜过快,以免诱发急性心力衰竭。下列证据提示血容量已补足:口唇红润、肢端温暖、收缩压＞90mmHg、尿量＞30mL/h。如血容量已补足,尿量＜400mL/d,比重＜1.018,应怀疑急性肾衰竭,需及时报告医生。

（林秀云）

第七节　心律失常的护理

一、窦性心律失常

心脏的正常起搏点位于窦房结,其冲动产生的频率是 60～100 次/分,产生的心律称为窦性心律。心电图特征 P 波在 Ⅰ、Ⅱ、aVF 导联直立,在 aVR 导联倒置,P-R 间期为 0.12～0.20 秒。窦性心律的频率因患者年龄、性别、体力活动等不同有显著差异。

（一）窦性心动过速

成人窦性心律频率为 100～150 次/分,偶有高达 200 次/分,称窦性心动过速。窦性心动过速通常逐渐开始和终止。刺激迷走神经可以使其频率减慢,但刺激停止又加速至原来的水平。

1.病因

多数属于生理现象,健康人常在吸烟,饮茶、咖啡、酒、剧烈运动或情绪激动等情况下发生。在患某些疾病时也可发生,如发热、甲状腺功能亢进症(甲亢)、贫血、心肌缺血、心力衰竭、休克等。应用肾上腺素、阿托品等药物也常引起窦性心动过速。

2.心电图特征

窦性 P 波规律出现,每分钟频率＞100 次,P-P 间期＜0.6 秒。

3.治疗原则

一般无须特殊治疗,应祛除诱发因素和针对原发病做相应处理。必要时可应用 β 受体阻滞药(如美托洛尔)减慢心率。

（二）窦性心动过缓

成人窦性心律频率每分钟＜60 次,称窦性心动过缓。常同时伴发窦性心律不齐(不同 P-P 间期的差异＞0.12 秒)。

1.病因

多见于健康的青年人、运动员或睡眠状态,为迷走神经张力增高所致;也可见于颅内压增高、器质性心脏病、严重缺氧、甲状腺功能减退症、阻塞性黄疸等。服用

抗心律失常药物如 β 受体阻滞药、胺碘酮、钙通道阻滞药和洋地黄过量等也可发生。

2.心电图特征

窦性 P 波规律出现,频率每分钟＜60 次,P-P 间期＞1 秒。

3.临床表现

一般无自觉症状,当心率过分缓慢,出现心排血量不足时,可出现胸闷、头晕甚至晕厥等症状。

4.治疗原则

窦性心动过缓一般无症状,也不需治疗;病理性心动过缓应针对病因采取相应治疗措施。例如,因心率过慢而出现症状者,可用阿托品、异丙肾上腺素等药物,但不宜长期使用;症状不能缓解者可考虑心脏起搏治疗。

(三)病态窦房结功能综合征

病态窦房结功能综合征(简称病窦综合征)是由窦房结病变导致的功能减退,出现多种心律失常的表现。病窦综合征常合并心房自律性异常,部分患者可有房室传导功能障碍。

1.病因

某些疾病如甲状腺功能亢进症、伤寒、布鲁杆菌病、淀粉样变、硬化与退行性变等,在病程中损害了窦房结,导致窦房结起搏和传导功能障碍;窦房结周围神经和心房肌的病变,减少了窦房结的血液供应,影响其功能;迷走神经张力增高、某些抗心律失常药物抑制窦房结功能,也可导致窦房结功能障碍。

2.心电图特征

主要表现:①非药物引起的持续的窦性心动过缓,每分钟心率＜50 次;②窦性停搏与窦房传导阻滞;③窦房传导阻滞与房室传导阻滞同时并存;④心动过缓与房性快速心律失常交替发作。

其他表现:①心房颤动患者自行心室率减慢或发作前后有心动过缓和(或)一度房室传导阻滞;②房室交界区性逸搏心律。

3.临床表现

发作性头晕、黑矇、乏力,严重者可出现晕厥等与心动过缓有关的心、脑血管供血不足的症状。有心动过速的症状者,还可有心悸、心绞痛等症状。

4.治疗原则

对于无心动过缓有供血不足症状的患者,不必治疗,定期随访;对于有症状的患者,应用起搏器治疗。心动过缓—心动过速综合征患者应用起搏器后,仍有心动过速症状,可应用抗心律失常药物,但避免单独使用抗心律失常药物,以免加重心动过缓症状。

二、期前收缩

根据异位起搏点部位的不同,期前收缩可分为房性、房室交界区性和室性期前收缩。期前收缩起源于一个异位起搏点,称为单源性;起源于多个异位起搏点,称为多源性。

临床上将偶尔出现的期前收缩称为偶发性期前收缩,但期前收缩每分钟＞5个称为频发性期前收缩。若每个窦性搏动后出现一个期前收缩,称为二联律;每2个窦性搏动后出现一个期前收缩,称为三联律;每一个窦性搏动后出现2个期前收缩,称为成对期前收缩。

(一)病因

各种器质性心脏病如冠心病、心肌炎、心肌病、风湿性心脏病、二尖瓣脱垂等可引起期前收缩。电解质紊乱、应用某些药物也可引起期前收缩。另外,健康人在过度劳累、情绪激动、大量吸烟、饮酒、饮浓茶、进食咖啡因等后也可引起期前收缩。

(二)心电图特征

1.房性期前收缩

P波提早出现,其形态与窦性P波不同,P-R间期＞0.12秒,QRS波群形态与正常窦性心律的QRS波群相同,期前收缩后有不完全代偿间歇。

2.房室交界性期前收缩

提前出现的QRS波群,其形态与窦性心律相同。P波为逆行型(在Ⅱ、Ⅲ、aVF导联中倒置),出现在QRS波群前,P-R间期＜0.12秒或出现在QRS波后,R-P间期＜0.20秒,也可出现在QRS波之中。期前收缩后大多有完全代偿间歇。

3.室性期前收缩

QRS波群提前出现,形态宽大畸形,QRS时限＞12秒,与前一个P波无相关性;T波常与QRS波群的主波方向相反;期前收缩后有完全代偿间歇。

(三)临床表现

偶发的期前收缩大多数无症状,可有心悸或感到1次心搏加重或有心搏暂停感。频发的期前收缩使心排血量降低,引起乏力、头晕、胸闷等。

脉搏检查可有脉搏不齐,有时期前收缩本身的脉搏减弱。听诊呈心律失常,期前收缩的第一心音常增强,第二心音相对减弱甚至消失。

(四)治疗原则

1.病因治疗

积极治疗病因,消除诱因。例如,改善心肌供血,控制炎症,纠正电解质紊乱,防止情绪紧张和过度疲劳。

2.对症治疗

偶发的期前收缩无重要临床意义,无须特殊治疗,也可用小量镇静药或β受体阻滞药;对症状明显、呈联律的期前收缩需应用抗心律失常药物治疗,如频发房性期前收缩、交界区性期前收缩常选用维拉帕米、β受体阻滞药等;室性期前收缩常选用利多卡因、美西律、胺碘酮等;洋地黄中毒引起的室性期前收缩应立即停用洋地黄,并给予钾盐和苯妥英钠治疗。

三、阵发性心动过速

阵发性心动过速是指阵发性、快速而规则的异位心律,由3个以上包括3个连续发生的期前收缩形成。根据异位起搏点的部位不同,可分为房性、交界区性和室性3种,房性与交界区性心动过速有时难以区别,故统称为室上性心动过速(简称室上速)。

(一)病因

1.室上性心动过速病因

常见于无器质性心脏病的正常人,也可见于各种心脏病患者,如冠心病、高血压、风心病、甲状腺功能亢进症、洋地黄中毒等患者。

2.室性心动过速(简称室速)病因

多见于器质性心脏病患者,最常见于冠心病急性心肌梗死患者,其他如心肌病、心肌炎、风湿性心脏病、电解质紊乱、洋地黄中毒、Q-T延长综合征、药物中毒等患者。

(二)心电图特征

1.室上性心动过速

连续3次或以上快而规则的房性或交界区性期前收缩(QRS波群形态正常),频率在150～250次/分,P波为逆行性(Ⅱ、Ⅲ、aVF导联倒置),常埋藏于QRS波群内或位于其终末部分,与QRS波群保持恒定关系,但不易分辨。

2.室性心动过速

连续3次或3次以上室性期前收缩;QRS波形态畸形,时限>0.12秒,有继发性STT改变,T波常与QRS波群主波方向相反;心室率为140～220次/分,心律可以稍不规则;一般情况下P波与QRS波群无关,形成房室分离;常可见到心室夺获或室性融合波,是诊断室性心动过速的最重要依据。

(三)临床表现

1.室上性心动过速

临床表现特点为心率快而规则,常达150～250次/分。突发突止,持续数秒、数小时甚至数日不等。发作时患者可有心悸、胸闷、乏力、头晕、心绞痛,甚至发生心力衰竭、休克。症状轻重取决于发作时的心率及持续时间。

2.室性心动过速

临床表现特点为发作时临床症状轻重可因发作时心率、持续时间、原有心脏病变而各有不同。非持续性室性心动过速(发作持续时间少于 30 秒,能自行终止)患者可无症状;持续性室性心动过速(发作持续时间长于 30 秒,不能自行终止)由于快速心率及心房、心室收缩不协调而致心排血量降低,血流动力学明显障碍,心肌缺血,可出现呼吸困难、心绞痛、血压下降、晕厥、少尿、休克,甚至猝死。听诊心率增快,可达每分钟 140～220 次,心律可有轻度不齐,第一心音强弱不一。

(四)治疗原则

1.室上性心动过速治疗

(1)发作时间短暂,可自行停止者无须特殊治疗。

(2)持续发作几分钟以上或原有心脏病患者应采取以下措施。①刺激迷走神经的方法有刺激咽部引起呕吐反射、Valsalva 动作(深吸气后屏气,再用力做呼气动作)、按压颈动脉窦、将面部浸没于冰水中等。②抗心律失常药物,首选维拉帕米,其他可选用艾司洛尔、普罗帕酮等药物。③对于合并心力衰竭的患者,洋地黄可作首选药物,毛花苷 C 静脉注射,但其他患者洋地黄目前已少用。④应用升压药物:常用间羟胺、去甲肾上腺素等。

(3)对于药物效果不好的患者可采用食管心房起搏,效果不佳者可采用同步直流电复律术。对于症状重、频繁发作、用药效果不好的患者,可应用射频导管消融术进行治疗。

2.室性心动过速治疗

(1)无器质性心脏病患者非持续性室性心动过速,又无症状者,无须治疗。

(2)持续性发作时治疗首选利多卡因静脉注射,首次剂量为 50～100mg,必要时 5～10 分钟后重复。发作控制后应继续用利多卡因静脉滴注维持 24～48 小时,维持量 1～4mg/min,防止复发。其他药物有普罗帕酮、索他洛尔、普鲁卡因胺、苯妥英钠、胺碘酮、溴苄胺等。

(3)若应用药物无效或患者已出现低血压、休克、心绞痛、充血性心力衰竭、脑血流灌注不足时,可用同步直流电复律。洋地黄中毒引起的室性心动过速不宜应用电复律。

四、心房、心室扑动和颤动

当异位搏动的频率超过阵发性心动过速的范围时,形成的心律称为扑动或颤动。可分为心房扑动(简称房扑)、心房颤动(简称房颤)、心室扑动(简称室扑)、心室颤动(简称室颤)。房颤是仅次于期前收缩的常见心律失常,远比房扑多见,还是心力衰竭最常见的诱因之一。室扑、室颤是极危重的心律失常。

(一)房扑与房颤

心房内产生极快的冲动,心房内心肌纤维极不协调地颤动,心房丧失有效的收缩,心排血量比窦性心律减少 25% 以上。

1.病因

房扑、房颤的病因基本相同,常发生于器质性心脏病患者,如风湿性心瓣膜病、冠心病、高血压性心脏病、甲状腺功能亢进症、心力衰竭、心肌病等,也可发生于健康人情绪激动、手术后、急性乙醇中毒、运动后。

2.心电图特征

(1)房扑心电图特征:P 波消失,呈规律的锯齿状扑动波(F 波),心房率为 250~350 次/分,F 波与 QRS 波群呈某种固定的比例,最常见的比例为 2:1 房室传导,心室率规则或不规则,取决于房室传导比例。QRS 波群形态一般正常,伴有室内差异性传导或原有束支传导阻滞者,QRS 波群可宽大变形。

(2)房颤心电图特征:窦性 P 波消失,代之以大小形态及规律不一的 f 波,频率为 350~600 次/分,R-R 间期完全不规则,心室率极不规则,通常为 100~160 次/分。QRS 波群形态一般正常,伴有室内差异性传导或原有束支传导阻滞者,QRS 波群可宽大变形。

3.临床表现

房扑与房颤的临床症状取决于心室率的快慢,如心室率不快者可无任何症状。房颤心室率每分钟<150 次,患者可有心悸、气促、心前区不适等症状,心室率极快者(每分钟>150 次),可因心排血量降低而发生晕厥、急性肺水肿、心绞痛或休克。持久性房颤易形成左心房附壁血栓。若血栓脱落,可引起动脉栓塞。

房颤心脏听诊第一心音强弱不一致,心律绝对不规则。脉搏表现为快慢不均、强弱不等,发生脉搏短绌现象。

4.治疗原则

(1)房扑治疗:针对原发病进行治疗。应用同步直流电复律术转复房扑是最有效的方法。普罗帕酮和胺碘酮对转复、预防房扑复发有一定疗效。洋地黄类制剂是控制心室率的首选药物,钙通道阻滞药对控制心室率也有效。部分患者可行导管消融术治疗。

(2)房颤治疗:积极查出房颤的原发病及诱发原因,并给予相应的处理。急性期应首选电复律治疗。心室率不快,发作时间短暂者无须特殊治疗;如心率快,且发作时间长,可用洋地黄减慢心室率,维拉帕米、地尔硫草等药物终止房颤。对持续性房颤病,如有恢复正常窦性心律指征时,可用同步直流电复律或药物复律,也可应用经导管射频消融进行治疗。

（二）室扑与室颤

心室内心肌纤维发生快而微弱的、不协调的颤动,心室完全丧失射血能力,是最严重的心律失常,相当于心室停搏。

1.病因

急性心肌梗死是最常见病因,洋地黄中毒、严重低钾血症、心脏手术、电击伤以及胺碘酮、奎尼丁中毒等也可引起,是器质性心脏病和其他疾病危重患者临终前发生的心律失常。

2.心电图特征

(1)室扑心电图特征:QRS-T 波群消失,代之以相对规律均齐的快速大幅波动,频率为150～300 次/分。

(2)室颤心电图特征:QRS 波群与 T 波消失,呈完全无规则的波浪状曲线,形状、频率、振幅高低各异。

3.临床表现

室颤一旦发生,表现为迅速意识丧失、抽搐、发绀,继而呼吸停止,瞳孔散大,甚至死亡。查体心音消失,脉搏触不到,血压测不到。

4.治疗原则

室颤可致心脏停搏,一旦发生立即做非同步直流电除颤,同时进行胸外心脏按压及人工呼吸,保持呼吸道通畅,迅速建立静脉通路,给予复苏和抗心律失常药物等抢救措施。

五、房室传导阻滞

冲动从心房传至心室的过程中发生障碍,冲动传导延迟或不能传导,称为房室传导阻滞,按其阻滞的程度,分为三度:一度房室传导阻滞、二度房室传导阻滞和三度房室传导阻滞。一度、二度又称为不完全性房室传导阻滞,三度则为完全性房室传导阻滞,此时全部冲动均不能被传导。

（一）病因

多见于器质性心脏病,如冠心病、心肌炎、心肌病、高血压病、心内膜炎、甲状腺功能低下等。另外,电解质紊乱、药物中毒、心脏手术等也是引发房室传导阻滞的病因。偶见正常人在迷走神经张力增高时可出现不完全性房室传导阻滞。

（二）临床表现

一度房室传导阻滞患者除有原发病的症状外,一般无其他症状。

二度房室传导阻滞又分为Ⅰ型和Ⅱ型,Ⅰ型又称文氏现象或莫氏Ⅰ型,二度Ⅰ型患者常有心悸和心搏脱落感,听诊第一心音强度逐渐减弱并有心搏;二度Ⅱ型又称莫氏Ⅱ型,患者心室率较慢时,可有心悸、头晕、气急、乏力等症状,脉律可不规则或慢而规则,但第一心音强度恒定。此型易发展为完全性房室传导阻滞。

三度房室传导阻滞的临床症状轻重取决于心室率的快慢,如患者心率30～50次/分,则出现心搏缓慢,脉率慢而规则,有心悸、头晕、乏力的感觉,出现晕厥、心绞痛、心力衰竭和脑供血不全等表现。当心率＜20次/分,可引起阿—斯综合征,甚至心搏骤停。

(三)心电图特征

一度房室传导阻滞 P-R 间期＞0.20 秒,无 QRS 波群脱落。

二度房室传导阻滞莫氏Ⅰ型(文氏现象)的特征为:P-R 间期逐渐延长,直至 QRS 波群脱落;相邻的R-R 间期逐渐缩短,直至 P 波后 QRS 波群脱落,之后 P-R 间期又恢复以前时限,如此周而复始;包含 QRS 波群脱落的 R-R 间期比 2 倍正常窦性 P-P 间期短;最常见的房室传导比例为3：2 或 5：4。

莫氏Ⅱ型的特征为:P-R 间期固定(正常或延长),有间歇性 P 波与 QRS 波群脱落,常呈2：1或 3：1 传导;QRS 波群形态多数正常。

三度房室传导阻滞,心房和心室独立活动,P 波与 QRS 波群完全脱离关系;P-P 距离和 R-R 距离各自相等;心室率慢于心房率;QRS 波群形态取决于阻滞部位。

(四)治疗原则

一度及二度Ⅰ型房室传导阻滞如心室率不慢且无症状者,一般不需治疗。心室率＜40次/分或症状明显者,可选用阿托品、异丙肾上腺素提高心室率。但急性心肌梗死患者应慎用,因其可导致严重室性心律失常。二度Ⅱ型和三度房室传导阻滞,心室率缓慢,伴有血流动力学障碍,出现阿—斯综合征时,应立即按心搏骤停处理。对反复发作、曾有阿—斯综合征发作的患者,应及时安装临时或埋藏式心脏起搏器。

六、心律失常的护理要点

(一)护理评估

1.病史评估

对于有心律失常的患者,应评估以下情况。

(1)发作时间,初发或复发。

(2)发作性质,阵发性或持续性,持续时间,发作时的心率、节律。

(3)是否有呼吸困难、心绞痛、意识障碍、血压波动等伴随症状及体征。

(4)是否与体力活动、情绪激动及烟酒等刺激性因素有关。

(5)是否应用肾上腺素、阿托品等药物,了解患者既往健康状况及生活习惯。

2.身体评估

主要评估患者的生命体征及意识状况,尤其是心律、心率、脉搏情况。

3.心理—社会状况评估

了解患者有无焦虑心理及家庭成员关系。

4.辅助检查

常规心电图检查或 24 小时动态心电图监测可帮助确定心律失常类型,部分患者需进行心内电生理检查以明确诊断。

(二)护理诊断

(1)潜在并发症:①晕厥/猝死;②心力衰竭;③心源性休克;④血栓栓塞。

(2)有受伤的危险:与发生晕厥时自我保护意识及知识缺乏有关。

(3)舒适的改变:与心率增快或减慢有关。

(4)活动无耐力:与心排血量减少有关。

(5)自理缺陷:与限制性卧床、心排血量减少有关。

(6)焦虑/恐惧:与患者对心律失常的恐惧、担心预后有关。

(7)手术相关的潜在并发症:出血、感染、栓塞、气胸、起搏器电极脱位等。

(8)心律失常介入手术(射频消融术、人工心脏起搏器安置术、体内自动复律除颤安置术)相关知识缺乏。

(9)心律失常自我保健相关知识缺乏。

(三)护理目标

(1)能及时发现和正确处理晕厥,有效预防猝死。

(2)避免受伤。

(3)减轻不适。

(4)患者能进行适当的活动。

(5)各种生理需要能及时得到满足。

(6)保持良好的心态和稳定的情绪。

(7)并发症能及时发现和正确处理。

(8)患者能了解并配合相关治疗。

(9)掌握心律失常的自我保健相关知识。

(四)护理措施

1.常规护理内容

(1)密切观察病情。①症状:有无心悸、头晕、黑矇、晕厥等。②脉搏:有无心动过速、心动过缓、强弱不等、节律不整齐及长间隙等。③血压:有无下降。④心电图:判断心律失常类型、严重程度及其变化。

(2)指导患者休息:①对功能性心律失常的患者,应鼓励其正常工作和生活,注意劳逸结合;②期前收缩有症状者注意多休息;③频发多源室性期前收缩、室性心动过速者,二度Ⅱ型及三度房室传导阻滞、室上性心动过速发作时应卧床休息;④血流动力学不稳定者应绝对卧床休息;⑤心房颤动者根据活动耐力决定休息与活动时间。

(3)协助相关检查:给患者讲解相关检查如心电图、动态心电图、电解质、甲状腺功能等的目的、意义及注意事项,做好相关健康指导并协助完成检查。

(4)做好安全管理:对有可能发生晕厥的患者,要有安全措施,如陪伴守护、安全意识教育、避免受伤的方法指导等。

(5)做好药物护理:①遵医嘱给予抗心律失常药物,剂量、浓度准确;②静脉注射时注意速度,同时最好有医生床旁监测;③使用时(前、中、后)均应观察心律情况(心电图机或监护仪);④对心脏有抑制的药物使用时(前、中、后)均应观察脉搏、血压;⑤密切观察患者反应,注意心律的变化,有无新的心律失常发生。

(6)做好生活护理:需卧床休息者要评估患者需求,做好恰当的生活护理,满足患者需要。

(7)及时、正确处理严重心律失常:①卧床休息(同时注意安全与自理的问题);②给予氧气吸入;③建立静脉通道;④准备好抢救物品(包括监测仪器);⑤遵医嘱使用抗心律失常药物;⑥如为心室颤动立即除颤,配合抢救;⑦密切观察病情;⑧及时做好记录。

(8)做好心理护理:①做好病情解释,消除不必要的心理压力;②教会患者自我放松的方法。

(9)做好健康教育:①提供基础心脏病及心律失常的基本知识;②提供所用药物的有关知识;③指导诱因预防:劳逸结合,生活规律,保持情绪稳定,避免烟、酒、浓茶与刺激性食物,心动过缓者避免屏气等;④教会患者自我监测,自我保护;⑤教会家属应急救护。

2.电转复律护理

(1)电转复律前的护理。

1)患者的准备:①协助术前检查;②进行心理护理和相关健康教育;③遵医嘱用药并观察疗效和不良反应;④交代注意事项:术前禁食,排空大小便;⑤更衣,清洁皮肤,去除金属饰物、义齿、眼镜;⑥吸氧;⑦建立静脉通道;⑧贴少许棉花在鼻翼上。

2)用物准备:①除颤器;②生理盐水或偶合剂;③心电图机及监护仪;④硬板床;⑤氧气;⑥麻醉药;⑦抢救车及抢救药品。

(2)电转复律时的护理。

1)患者仰卧位于硬板床上或垫以心肺复苏板,暴露患者胸前皮肤并注意检查有无破损、潮湿、敷料。

2）安置心电监护,复查心电图。

3）遵医嘱予缓慢静脉推注地西泮 20～40mg,同时让患者报数直至患者进入朦胧状态,达到患者睫毛反射开始消失的深度。

4）电击板上均匀涂以导电糊或垫 4～6 层湿纱布。

5）选择模式为同步,选择能量(一般心房颤动为 100～200J;心房扑动和室上性心动过速为 50～100J;单型性室性心动过速 100J)。

6）放置电击板并检查接触是否良好(心底的电击板放于胸骨右缘第 2～3 肋间,另一电击板放于心尖部即左锁骨中线与第 5 肋的交点)。

7）充电。

8）请大家离开,不要接触病床及患者,护理人员也不要接触病床及患者。

9）按下放电按钮放电。

10）判断是否转复成功,如成功取开电击板并关除颤仪电源;如不成功可充电或加大能量再次转复。

11）记录心电图。

(3)电转复律后的护理。

1）病情观察:①观察神志、瞳孔;②呼吸;③心律;④血压;⑤检查患者胸前皮肤有无灼伤并擦洗干净。

2）麻醉清醒前:①床旁守护;②禁饮禁食;③保持呼吸道通畅;④继续予吸氧。

3）麻醉清醒后:①听取主诉;②观察四肢活动。

4）用物处理:消毒处理除颤器并充电备用。

5）做好护理记录:记录患者的意识状态、生命体征、心律情况、胸部皮肤情况、自觉症状、四肢活动情况及其他异常情况及相应处理。

3.射频消融术围手术期护理

(1)射频消融术前的护理。

1）做好术前沟通:①向患者及其家属介绍射频消融术的相关知识(如射频消融术的目的、方法、效果、手术的大致过程、可能出现的并发症等);②了解患者心理状况和疑问,给以恰当的解释说明,减轻患者的焦虑紧张。

2）做好术前指导:①停用抗心律失常药物,以免影响电生理检查效果;②练习床上平卧位解便,以预防术后因体位原因不能自行排尿;③预防感冒;④术前一晚保证睡眠;⑤术前排空膀胱。

3）完成术前准备:①协助完成术前检查;②手术野皮肤备皮(备皮范围为上至下颌,下至乳头平面,左右至双腋中线,包括双侧腋窝;腹股沟处备皮范围为上至脐水平线,下至双侧大腿上 1/3,左右至腋中线,包括会阴部),有条件者可让患者沐浴;③准备术中用药(利多卡因、肝素、艾力克等);④准备静脉通道(常规保留留置针于左上肢);⑤三维射频消融术患者术前予保留导尿。

(2)射频消融术后的护理。

1)做好术后指导。①卧位:平卧位,卧床休息24小时。②制动与活动:穿刺侧下肢制动,未穿刺侧下肢及双上肢可活动。③沙袋压迫:静脉4~8小时;动脉6~12小时。④避免增加腹压的动作:咳嗽、解便时压迫穿刺处。⑤饮食:术后即可进食;卧床期间避免产气食物,如豆制品、牛奶、甜食等。⑥自我监测:出血、沙袋移位、感觉不适等及时报告医护人员。

2)密切观察病情。①穿刺处情况:有无出血;沙袋压迫是否稳妥;有无感染征象。②足背动脉搏动情况:能否触及、是否对称。③注意下肢温度、感觉及皮肤颜色有无异常。④监测生命体征,注意有无心脏压塞征象。⑤心电图:注意心律,特别关注 P-R 间期,注意有无房室传导阻滞。⑥注意患者胸廓及呼吸音是否对称,有无气胸征象。⑦询问患者自觉症状,如有无胸闷、气紧等不适。⑧观察有无排便困难、尿潴留。⑨观察皮肤有无瘀斑、水疱、破损。

3)及时遵医嘱用药:①静脉滴注抗生素预防感染;②口服阿司匹林预防血栓。

4)加强基础护理:①卧床期间,做好晨晚间护理;②协助床上饮水进食;③协助床上排便、更衣等。

5)减轻不适:①腰背酸痛者适当给予按摩,分散注意力及使用镇静剂,减轻患者不适,促进睡眠;②对尿潴留者给予诱导排尿或遵医嘱给予保留导尿。

6)做好皮肤护理:一般术后24小时及时更换穿刺处加压包扎的敷料。有异常及时正确处理,如有水疱者,视情况给予保护或消毒后抽出水疱内液体;有破皮者,给予消毒后予无菌敷料包扎。

4.人工心脏起搏器安置术围手术期护理

(1)人工心脏起搏器安置术术前的护理。

1)做好术前沟通:①向患者及其家属介绍人工心脏起搏器安置术的相关知识(如人工心脏起搏器安置术的目的、方法、手术的大致过程、可能出现的并发症等);②了解患者心理状况和疑问,给以恰当的解释说明,减轻患者的焦虑紧张和顾虑。

2)做好术前指导:①停用抗凝药物(阿司匹林停用 7 天、波立维停用 5 天、肝素停用 4 小时、低分子肝素停用 12 小时、华法林停用 5 天),以免引起术中或术后伤口出血;②练习床上平卧位解便,以预防术后因体位原因不能自行排便;③预防感冒;④术前一晚保证睡眠;⑤术前排空膀胱。

3)完成术前准备:①协助完成术前检查;②手术野皮肤备皮(备皮范围为上至下颌,下至乳头平面,左右至双腋中线,包括双侧腋窝;腹股沟处备皮范围为上至脐水平线,下至双侧大腿上 1/3,左右至腋中线,包括会阴部),有条件者可让患者沐浴;③备术中用药(利多卡因、庆大霉素、艾力克等);④准备静脉通道(常规保留留置针于左上肢)。

(2)人工心脏起搏器安置术术后的护理。

1)做好术后指导。①卧位:平卧位或斜坡卧位 30°,卧床休息 1~2 天。②制动:穿刺侧下肢制动,安置起搏器一侧上肢上臂制动,避免外展、上举动作。③活动:未穿刺侧下肢、未安置起搏器一侧上肢及安置起搏器一侧上肢的肘关节以下部位应适当活动。④沙袋压迫:股静脉穿刺处压迫 4~8 小时;起搏器伤口压迫 24 小时。⑤避免增加腹压的动作:咳嗽、排便时压迫穿刺处。⑥饮食:术后即可进食;卧床期间避免产气食物,如豆制品、牛奶、甜食等。⑦自我监测:出血、沙袋移位、感觉不适等及时报告医护人员。

2)密切观察病情。①伤口及穿刺处情况:有无出血;沙袋压迫是否稳妥;有无感染征象。②足背动脉搏动情况:能否触及、是否对称。③注意安置起搏器一侧上肢及下肢温度、感觉、皮肤颜色有无异常。④监测生命体征,注意有无心脏压塞征象。⑤常规记录心电图:注意心律,起搏器工作状况。⑥注意患者胸廓及呼吸音是否对称,有无气胸征象。⑦询问患者自觉症状,如有无胸闷、气紧等不适。⑧观察有无排便困难、尿潴留。⑨观察皮肤有无瘀斑、水疱、破损。

3)及时遵医嘱用药:静脉滴注抗生素预防感染。

4)加强基础护理:卧床期间,做好晨晚间护理,协助床上饮水进食,协助床上解便、更衣等。

5)减轻不适:①腰背酸痛者适当给予按摩,分散注意力及使用镇静剂,减轻患者不适,促进睡眠;②对尿潴留者给予诱导排尿或遵医嘱给予保留导尿。

6)做好皮肤护理:一般术后 24 小时及时更换穿刺处加压包扎的敷料。有异常及时正确处理,如有水疱者,视情况给予保护或消毒后抽出水疱内液体;有破皮者,给予消毒后予无菌敷料包扎。

(3)健康指导。

1)教会患者定时自测脉搏,并做好记录。若脉搏小于设置频率的 10% 或出现安装前的症状应及时就医。

2)指导患者正确活动。安装起搏器后,应避免剧烈运动,装有起搏器的一侧上肢应避免过度用力或幅度过大的动作。

3)避免穿太紧的衣服,注意保护放置起搏器的部位,避免碰撞、受伤等。

4)避免接触、靠近强电磁场,需作仪器检查治疗时应向医生说明。避免电磁干扰影响起搏器功能,如避免使用上身按摩仪,手机应距离 10~15cm,少用微波炉及电磁炉等家用电器。

5)定期随访测定起搏器功能:置入后2～3个月随访1次,以后每6～12个月随访1次,接近或已过预测电池寿命时每2～3个月随访1次。

6)外出时随身携带卡片,写明何时安装起搏器、型号、有关参数等。

(孙　晓　梁丽芳)

第八节　心力衰竭的护理

一、慢性心力衰竭

慢性心力衰竭是多数心血管疾病的终末阶段,也是主要的死亡原因。心力衰竭是一种复杂的临床综合征,特定的症状是呼吸困难和乏力,特定的体征是水肿,这些情况可造成器官功能障碍,影响生活质量。主要表现为心脏收缩功能障碍的主要指标是LVEF下降,一般小于40%;而心脏舒张功能障碍的患者LVEF相对正常,通常心脏无明显扩大,但有心室充盈指标受损。

我国引起慢性心力衰竭的基础心脏病的构成比与过去有所不同,过去我国以风湿性心脏病为主,近十年来其所占比例趋于下降,而冠心病、高血压的所占比例明显上升。

(一)病因及发病机制

1.病因

各种原因引起的心肌、心瓣膜、心包或冠脉、大血管的结构损害,导致心脏容量负荷或压力负荷过重,均可造成慢性心力衰竭。

冠心病、高血压、瓣膜病和扩张性心肌病是主要的病因;心肌炎、肾炎、先天性心脏病是较常见的病因;而心包疾病、贫血、甲状腺功能亢进与减退、脚气病、心房黏液瘤、动静脉瘘、心脏肿瘤和结缔组织病、高原病及少见的内分泌病等,是比较少见、易被忽视的病因。

2.诱因

(1)感染:是最主要的诱因,最常见的是呼吸道感染,其次是风湿热,在幼儿中风湿热则占首位。女性患者泌尿系统感染的诱发也常见,感染性心内膜炎、全身感染均是诱发因素。

(2)心律失常:特别是快速心律失常如房颤等。

(3)生理、心理压力过大:如劳累过度、情绪激动、精神紧张。

(4)血容量增加:液体摄入过多过快、高钠饮食。

(5)妊娠与分娩。

(6)其他:大量失血、贫血;各种原因引起的水、电解质及酸碱平衡紊乱;某些药物应用不当等。

3.发病机制

慢性心力衰竭的发病机制是很复杂的过程,心脏功能大致经过代偿期和失代偿期。

(1)心力衰竭代偿期:心脏受损初始引起机体短期的适应性和代偿性反应,启动了 Frank-Star-ling 机制,增加心脏的前负荷,使回心血量增加,心室舒张末容积增加,心室扩大,心肌收缩力增强,而维持心排血量的基本正常或相对正常。

机体的适应性和代偿性的反应,激活交感神经体液系统,交感神经兴奋性增强,增强心肌收缩力并提高心率,以增加心排血量,但同时机体周围血管收缩,增加了心脏后负荷,心肌增厚,心率加快,心肌耗氧量加大。

心脏功能下降,心排血量降低,肾素—血管紧张素—醛固酮系统也被激活,代偿性增加血管阻力和水钠潴留,以维持灌注压;交感神经兴奋性增加,同时激活神经内分泌细胞因子如心钠素、血管升压素、缓激肽等,参与调节血管舒缩,排钠利尿,对抗由于交感神经兴奋和肾素—血管紧张素—醛固酮系统激活造成的水钠潴留效应。在多因素作用下共同维持机体血压稳定,保证了重要脏器的灌注。

(2)心力衰竭失代偿期:长期、持续的交感神经和肾素—血管紧张素—醛固酮系统高兴奋性,多种内源性的神经激素和细胞因子的激活与失衡,又造成继发心肌损害,持续性心脏扩大、心肌肥厚,使心肌耗氧量增加,加重心肌的损伤。神经内分泌系统活性增加不断,加重血流动力学紊乱,损伤心肌细胞,导致心排血量不足,出现心力衰竭症状。

(3)心室重塑:所谓的心室重塑就是在心脏扩大、心肌肥厚的过程中,心肌细胞、胞外基质、胶原纤维网等均有相应变化,左心室结构、形态、容积和功能发生一系列变化。研究表明,心力衰竭的发生发展的基本机制就是心室重塑。由于基础病的不同,其进展情况不同,各种代偿机制复杂,有些患者心脏扩大、肥厚已很明显,但临床可无心力衰竭表现。但如基础病病因不能除,随着时间的推移,心室重塑的病理变化可自身不断发展,心力衰竭必然会出现。

从代偿到不代偿,除了因为代偿能力限度、代偿机制中的负面作用外,心肌细胞的能量供应和利用障碍导致心肌细胞坏死、纤维化也是重要因素。

心肌细胞的减少使心肌收缩力下降,又因纤维化的增加使心室的顺应性下降,心室重塑更趋明显,最终导致不可逆的心肌损害,心力衰竭终末阶段。

(二)临床表现

慢性心力衰竭早期可以无症状或仅出现心动过速、面色苍白、出汗、疲乏和活动耐力减低症状等。

1.左心衰

（1）症状。

1）呼吸困难：劳力性呼吸困难是最早出现的呼吸困难症状，因为体力活动会使回心血量增加，左心房压力升高，肺淤血加重。开始仅剧烈活动或体力劳动后出现症状，休息后缓解，随着肺淤血加重，逐渐发展到更轻活动后，甚至休息时，也出现呼吸困难。

夜间阵发性呼吸困难是左心衰早期最典型的表现，又称为"心源性哮喘"。是由于平卧血液重新分布使肺血量增加，夜间迷走神经张力增加，小支气管收缩，横膈位高，肺活量减少所致。典型表现是患者熟睡 1～2 小时后，突然憋气而惊醒，被迫坐起，同时伴有咳嗽、咳泡沫痰和（或）哮鸣性呼吸音。多数患者端坐休息后可自行缓解，次日白天无异常感觉。严重者可持续发作，甚至发生急性肺水肿。

端坐呼吸多在病程晚期出现，肺淤血达到一定程度，平卧回心血量增多、膈肌上抬，呼吸更困难，必须采用高枕卧位、半卧位，甚至坐位，才可减轻呼吸困难。最严重的患者即使端坐床边，下肢下垂，上身前倾，仍不能缓解呼吸困难。

2）咳嗽、咳痰、咯血：咳嗽、咳痰早期即可出现，是肺泡和支气管黏膜淤血所致，多发生在夜间，直立或坐位症状减轻。咳白色浆液性泡沫样痰为其特点，偶见痰中带有血丝。如发生急性肺水肿，则咳大量粉红色泡沫痰。

3）其他症状：倦怠、乏力、心悸、头晕、失眠、嗜睡、烦躁等症状，重者可有少尿，与心排血量低下，组织、器官灌注不足有关。

（2）体征。

1）慢性左心衰可有心脏扩大，心尖冲动向左下移位。心率加快、第一心音减弱、心尖区舒张期奔马律，最有诊断价值。部分患者可出现交替脉，是左心衰的特征性体征。

2）肺部可闻湿啰音，急性肺水肿时可出现哮鸣音。

2.右心衰

（1）症状：主要表现为体循环静脉淤血。消化道症状如食欲缺乏、恶心呕吐、水肿、腹胀、肝区胀痛等为右心衰的最常见症状。

劳力性呼吸困难也是右心衰常见症状。

（2）体征。

1）水肿：早期在身体的下垂部位和组织疏松部位，出现凹陷性水肿，为对称性。重者可出现全身水肿，并伴有胸腔积液、腹水和阴囊水肿。胸腔积液是因体静脉压力增高所致，胸腔静脉有一部分回流到肺静脉，所以胸腔积液更多见于全心衰，以双侧为多见。

2）颈静脉征：颈静脉怒张是右心衰的主要体征，其程度与静脉压升高的程度正相关;压迫患者的腹部或肝脏,回心血量增加而使颈静脉怒张更明显,称为肝颈静脉回流征阳性,肝颈静脉回流征阳性则更是具有特征性。

3)肝肿大和压痛:可出现肝肿大和压痛;持续慢性右心衰可发展为心源性肝硬化,晚期肝脏压痛不明显,但伴有黄疸、肝功能损害和腹水。

4)发绀:发绀是由于供血不足,组织摄取血氧相对增加,静脉血氧降低所致。表现为面部毛细血管扩张、青紫、色素沉着。

3.全心衰

右心衰继发于左心衰而形成全心衰,但当右心衰后,肺淤血的临床表现减轻。扩张型心肌病等表现左、右心同时衰竭者,肺淤血症状都不严重,左心衰的表现主要是心排血量减少的相关症状和体征。

(三)辅助检查

1.X线检查

(1)心影的大小、形态可为病因诊断提供重要依据,根据心脏扩大的程度和动态改变,间接反映心功能状态。

(2)肺门血管影增强是早期肺静脉压增高的主要表现;肺动脉压力增高可见右下肺动脉增宽;肺间质水肿可使肺野模糊;Kerley B线是在肺野外侧清晰可见的水平线状影,是肺小叶间隔内积液的表现,慢性肺淤血的特征性表现。

2.超声心动图

超声心动图比X线检查更能准确地提供各心腔大小变化及心瓣膜结构情况。左心室射血分数(LVEF值)可反映心脏收缩功能,正常LVEF值>50%,LVEF值≤40%为收缩期心力衰竭诊断标准。

应用多普勒超声是临床上最实用的判断心室舒张功能的方法,E峰是心动周期的心室舒张早期心室充盈速度的最大值,A峰是心室舒张末期心室充盈的最大值,正常人E/A的比值不小于1.2,中青年应更大。

3.有创性血流动力学检查

此项检查常用于重症心力衰竭患者,可直接反映左心功能。

4.放射性核素检查

它可以帮助判断心室腔大小,反映LVEF值和左心室最大充盈速率。

(四)治疗要点

1.病因治疗

(1)基本病因治疗:对有损心肌的疾病应早期进行有效治疗如高血压、冠心病、糖尿病、代谢综合征等;心血管畸形、心瓣膜病力争在发生心力衰竭之前进行介入或外科手术治疗;对于一些病因不明的疾病也应早期干预如原发性扩张型心肌病,以延缓心室重塑。

（2）诱因治疗：积极消除诱因，最常见的诱因是感染，特别是呼吸道感染，积极应用有针对性的抗生素控制感染。心律失常特别是房颤都是引起心力衰竭的常见诱因，对于快速房颤要积极控制心室率，及时复律。纠正贫血、控制高血压等均可防止心力衰竭发生或（和）加重。

2.一般治疗

减轻心脏负担，限制体力活动，避免劳累和精神紧张。低钠饮食，少食多餐，限制饮水量。给予持续氧气吸入，流量 2～4L/min。

3.利尿药

利尿药是治疗心力衰竭的常用药物，通过排钠排水减轻水肿、减轻心脏负荷、缓解淤血症状。原则上应长期应用，但在水肿消失后应以最小剂量维持，如氢氯噻嗪 25mg 隔日 1 次。常用利尿药有排钾利尿药如氢氯噻嗪等；袢利尿药如呋塞米、丁脲胺等；保钾利尿药如螺内酯、氨苯蝶啶等。排钾利尿药主要不良反应是可引起低钾血症，应补充氯化钾或与保钾利尿药同用。噻嗪类利尿药可抑制尿酸排泄，引起高尿酸血症，大剂量长期应用可影响胆固醇及糖的代谢，应严密监测。

4.肾素—血管紧张素—醛固酮系统抑制药

（1）血管紧张素转换酶抑制药（ACEI）应用：ACEI 可扩张血管，改善淤血症状，更重要的是降低心力衰竭患者代偿性神经—体液的不利影响，限制心肌、血管重构，维护心肌功能，推迟心力衰竭的进展，降低远期病死率。

1）用法：常用 ACEI 如卡托普利 12.5～25mg，2 次/小时。培哚普利 2～4mg，1 次/小时。贝那普利对有早期肾功能损害患者较适用，使用量是 5～10mg，1 次/小时。临床应用一定要从小剂量开始，逐渐加量。

2）ACEI 的不良反应：有低血压、肾功能一过性恶化、高钾血症、干咳等。

3）ACEI 的禁忌证：无尿性肾衰竭、肾动脉狭窄、血肌酐升高≥225μmol/L、高血压、低血压、妊娠、哺乳期妇女及对此药过敏者。

（2）血管紧张素受体阻滞药（ARB）应用：ARB 在阻断肾素—血管紧张素系统作用与 ACEI 作用相同，但缺少对缓激肽降解抑制作用。当患者应用 ACEI 出现干咳不能耐受，可应用 ARB 类药，常用 ARB 如坎地沙坦、氯沙坦、缬沙坦等。

ARB 类药的用药注意事项、不良反应除干咳以外，其他均与 ACEI 相同。

（3）醛固酮拮抗药应用：研究证明螺内酯 20mg，1～2 次/小时小剂量应用，可以阻断醛固酮效应，延缓心肌、血管的重构，改善慢性心力衰竭的远期效果。

注意事项：中重度心力衰竭患者应用时，需注意血钾的检测；肾功能不全、血肌酐异常、高钾血症及应用胰岛素的糖尿病患者不宜使用。

5.β受体阻滞药应用

β受体阻滞药可对抗交感神经激活，阻断交感神经激活后的各种有害影响。

临床应用其疗效常在用药后 2～3 个月才出现,但可明显提高运动耐力,改善心力衰竭预后,降低病死率。

β受体阻滞药具有负性肌力作用,临床中应慎重应用,应用药物应从小剂量开始,如美托洛尔 12.5mg,1 次/小时;比索洛尔 1.25mg,1 次/小时;卡维地洛 6.25mg,1 次/小时,逐渐加量,适量维持。

注意事项:用药应在心力衰竭稳定、无体液潴留情况下,小剂量开始应用。支气管痉挛性疾病、心动过缓、二度以上包括二度的房室传导阻滞的患者禁用。

6.正性肌力药物应用

正性肌力药物应用是治疗心力衰竭的主要药物,适于治疗以收缩功能异常为特征的心力衰竭,尤其对心腔扩大引起的低心排血量心力衰竭,伴快速心律失常的患者作用最佳。

(1)洋地黄类药物:是临床最常用的强心药物,具有正性肌力和减慢心率作用,在增加心肌收缩力的同时,不增加心肌耗氧量。

1)适应证:充血性心力衰竭,尤其伴有心房颤动和心室率增快的心力衰竭是最好指征,对心房颤动、心房扑动和室上性心动过速均有效。

2)禁忌证:严重房室传导阻滞、肥厚性梗阻型心肌病、急性心肌梗死 24 小时内不宜使用。洋地黄中毒或过量者为绝对禁忌证。

3)用法:地高辛为口服制剂,维持量法,0.25mg,1 次/小时。此药口服后 2～3 小时血浓度达高峰,4～8 小时获最大效应,半衰期为 1.6 天,连续口服 7 天后血浆浓度可达稳态。适用于中度心力衰竭的维持治疗。

毛花苷 C 为静脉注射制剂,注射后 10 分钟起效,1～2 小时达高峰,每次 0.2～0.4mg,稀释后静脉注射,24 小时总量 0.8～1.2mg。适用于急性心衰或慢性心衰加重时,尤其适用于心衰伴快速心房颤动者。

4)毒性反应:药物的治疗剂量和中毒剂量接近,易发生中毒。易导致洋地黄中毒的情况主要有:急性心肌梗死、急性心肌炎引起的心肌损害、低钾血症、严重缺氧、肾衰竭等情况。

常见不良反应有:胃肠道表现如恶心、呕吐;神经系统表现如视物模糊、黄视、绿视;心血管系统表现多为各种心律失常,也是洋地黄中毒最重要的表现,最常见的心律失常是室性期前收缩,多呈二联律。快速房性心律失常伴有传导阻滞是洋地黄中毒特征性的表现。

(2)β受体兴奋药:临床常是短期应用治疗重症心力衰竭,常用的有多巴酚丁胺、多巴胺静脉滴注。适用于急性心肌梗死伴心力衰竭的患者;小剂量多巴胺 2～5μg/(kg·min)能扩张肾动脉,增加肾血流量和排钠利尿,从而用于充血性心力衰竭的治疗。

（五）护理诊断

1.气体交换受损

与左心衰致肺循环淤血有关。

2.焦虑/恐惧

与慢性心衰反复发作、疾病带来的不适感、意识到自己的病情较重及不适应监护室气氛等有关。

3.体液过多

与右心衰导致体循环淤血、水钠潴留、低蛋白血症有关。

4.活动无耐力

与心衰导致心排血量减少有关。

5.潜在的并发症

有药物中毒的危险,有皮肤完整性受损的危险。

（六）护理措施

1.病情观察

(1)观察呼吸困难有无改善,发绀是否减轻,听诊肺部湿啰音是否减少,监测血氧饱和度、血气分析结果是否正常等。

(2)观察患者下肢水肿、颈静脉怒张、肝肿大等情况,尿量、体重等变化,治疗及护理后病情有否好转,有无新的病理征象,并及时与医生联系。准确记录出入量,并将其重要性告诉患者及其家属,取得配合。

(3)关注用药效果及药物不良反应。

(4)必要时进行心电监护,密切观察血压、脉搏、心电图情况。

2.休息与活动

(1)血流动力学不稳定、心衰症状严重的患者应绝对卧床休息,以减少心肌耗氧量。病情稳定的患者,可结合心功能分级、超声或左心室射血分数(LVEF)值、患者年龄等与患者及其家属共同制订个体化活动方案。活动原则如下。

Ⅰ级:不限制一般的体力活动,积极参加体育锻炼,但应避免剧烈运动和重体力劳动。

Ⅱ级:适当限制体力活动,增加午睡时间,强调下午多休息,不影响轻体力工作和简单家务劳动。

Ⅲ级:严格限制一般的体力活动,每天有充分的休息时间,日常活动可以自理或在他人协助下自理。

Ⅳ级:绝对卧床休息,取舒适体位,生活由他人照顾。可在床上做肢体被动运动。

(2)患者活动过程中,应密切观察有无呼吸困难、胸痛、心悸、头晕、疲劳、面色苍白、大汗等,出现以上症状时应立即停止活动,如患者经休息后症状仍不缓解,应及时通知医生。

(3)长期卧床易发生静脉血栓形成甚至肺栓塞,同时也使消化功能减低,肌肉萎缩等。因此,对需要静卧的患者,应帮助患者进行四肢被动活动和腹部按摩。

3.饮食护理

食物宜清淡、低脂、富含纤维素及含钾丰富,少食多餐,避免饱食。

(1)限水、钠:心衰患者应限制钠盐的摄入,轻度心力衰竭的患者,摄入的食盐应限制在每天5g;中度心力衰竭应限制在每天2.5g,重度心力衰竭应限制在每天1g。水肿不十分严重或利尿效果良好时,限盐无须特别严格,以免发生电解质紊乱。除食盐外,其他含钠高的食品如腌制品、发面食品、罐头食品、香肠、味精、啤酒、酱油、各种酱类(辣酱、番茄酱、沙拉酱)以及碳酸饮料等也应限制。水潴留往往继发于钠潴留,在限盐的基础上,将水的摄入量控制在每天1.5L。应注意促进和保证患者的食欲,可变换烹调方法,使用一些风味食物如洋葱、醋、柠檬、大蒜等,从而改善低盐食物的味道,保证营养。

(2)含钾丰富:使用排钾利尿剂期间,鼓励进食含钾丰富的食物(如鲜橙汁、香蕉、枣、马铃薯、菠菜、毛豆、笋、香菇、西瓜、猕猴桃、牛肉等),避免低钾血症诱发心律失常或洋地黄中毒。

(3)含纤维素丰富:鼓励适当选食含纤维素丰富的食物(如红薯、芹菜等),以保持大便通畅。避免食用刺激性强的食物。

4.用药护理

(1)洋地黄类。

1)观察并告知患者洋地黄中毒的表现:洋地黄类药物使用过量时可导致一系列症状。主要表现在以下几个方面。①胃肠道反应:一般较轻,常见纳差、恶心、呕吐、腹泻、腹痛等。②心律失常:是洋地黄中毒最重要的反应,可见各类心律失常,最常见者为室性期前收缩。室上性心动过速伴房室传导阻滞是洋地黄中毒的特征性表现。③神经系统表现:可有头痛、失眠、忧郁、眩晕;出现黄视、绿视或复视。

2)预防洋地黄中毒。①明确影响洋地黄中毒的因素:老年人、心肌缺血缺氧情况下、重度心力衰竭、低钾血症、低镁血症、肾功能减退等情况对洋地黄较敏感,使用时应注意询问和倾听患者的不适主诉,并能及时发现患者ECG上的异常情况,及时处理。洋地黄与奎尼丁、胺碘酮、维拉帕米、阿司匹林等药物合用,可增加中毒机会,给药前应询问有无上述药物用药史。②正确用药:指导患者严格按时间、按剂量服用。服用地高辛时,若上一次药漏服,则下次服药时无须补服,以免剂量增加而致中毒。静脉用药必须稀释后缓慢静脉注射,推注时间不得低于10分钟。同时监测心率、心律及心电图变化。洋地黄发挥效应时心电图最先出现的改变为

ST-T 改变,即特征性的鱼钩状的 ST-T 改变。以Ⅰ、Ⅲ、aVF 及左胸导联最为明显。心率减慢。③监测脉搏:使用洋地黄类之前,应先测基础脉搏,若脉搏<60 次/分,应禁止给药。服用洋地黄过程中,脉搏突然变化如显著减慢或加速或由规则转为有特殊规律的不规则,如室性期前收缩二联律或三联律,是判断洋地黄中毒的重要依据,应及时告知医生处理。④必要时监测地高辛的血药浓度。

3)洋地黄中毒的处理如下。①立即停药,并停用排钾利尿剂。一般停药后胃肠道反应和神经系统反应可随时间延长而逐渐好转。②纠正心律失常:快速心律失常可静脉给予或口服氯化钾。钾可阻止洋地黄与心肌进一步结合,防止中毒继续加深。但同时伴有房室传导阻滞及高钾血症者应慎用。补钾的同时还可以补镁。选用苯妥英钠或利多卡因抗心律失常药物。一般禁用电复律,以免引发室颤。严重缓慢性心律失常,如重度房室传导阻滞、窦性心动过缓可给予阿托品静脉注射或异丙肾上腺素静脉滴注,必要时可予临时心脏起搏治疗。③应用洋地黄特异抗体:它能使强心苷从与 Na^+-K^+-ATP 酶结合的部位迅速解离出来,并与该抗体结合,起灭活解毒作用。

(2)利尿剂:非紧急情况下,利尿剂的应用时间选择早晨或日间为宜,避免夜间排尿过频影响休息。

1)疗效判断:使用利尿剂期间,每日监测体重以检验利尿剂效果。利尿剂足量的情况下,患者表现为水肿消退、肺部啰音消失,体重稳定,说明病情得以控制。有部分患者可出现利尿剂抵抗,配合适当/严格限制钠盐摄入量,能减轻此效应。

2)不良反应。①电解质丢失:CHF 常用利尿剂为袢利尿剂和噻嗪类,如呋塞米和氢氯噻嗪,最主要的不良反应是低钾血症,从而诱发心律失常或洋地黄中毒,应注意监测血钾及有无低钾血症表现,如乏力、腹胀、肠鸣音减弱等。合用 ACEI或给予保钾利尿剂能一定程度预防钾丢失,但应严格监测血电解质,防止出现高钾血症。补充含钾丰富的食物。必要时补充钾盐,口服补钾宜在饭后或将水剂与果汁同饮,以减轻胃肠道不适;外周静脉补钾时应注意用药浓度。②低血压和氮质血症:出现低血压和氮质血症而患者已无液体潴留,则可能是利尿过度,血容量减少所致,应告知医生减少利尿剂使用剂量。

(3)血管扩张剂。

1)ACEI 类药物的不良反应包括咳嗽、低血压和头晕、肾损害、高钾血症、血管神经性水肿。用药期间需要检测血压,避免体位的突然改变,检测血钾水平和肾功能。

2)β受体阻滞剂的主要不良反应是心衰恶化、疲乏、心动过缓、低血压等,应监测心率和血压,当心率低于 50 次/分时,暂停给药。

5.心理护理

经常与患者交流,倾听其心理感受,给予必要的解释与安慰,加强巡视。鼓励家属安慰患者,酌情增减家属探视时间。急性心衰患者出现焦虑与恐惧时,可适当使用吗啡,但应注意观察患者有无呼吸抑制或心动过缓。观察患者有无缺氧所致的思维紊乱、意识障碍。加强心电监护,迅速开发静脉通道,并做好用药的护理。医护人员应以有条不紊的方式进行工作,尽量多陪伴患者,取得患者的信任,增加其安全感,以消除恐惧不安情绪。

（七）健康教育

1.知识宣教

向患者讲解慢性心衰的病因、诱因及防治知识,遵医嘱规律服药的重要性及常用药物的不良反应。

2.休息与活动

注意休息,劳逸结合,制订合理的活动计划,防止增加心脏负担。

3.病情监测

教会患者及其家属如何检查水肿、每日关注体重变化、自测脉搏和心律、有无乏力和气促。

4.积极治疗原发病

定期门诊复查等。

二、急性心力衰竭

急性心力衰竭是指心肌遭受急性损害或心脏负荷突然增加,使心排血量急剧下降,导致组织灌注不足和急性淤血的综合征。以急性左心衰最常见,多表现为急性肺水肿或心源性休克。

（一）病因及发病机制

急性广泛心肌梗死、高血压急症、严重心律失常、输液过多过快等原因,使心脏收缩力突然严重减弱,心排血量急剧减少或左心室瓣膜性急性反流,左心室舒张末压迅速升高,肺静脉回流不畅,导致肺静脉压快速升高,肺毛细血管压随之升高,使血管内液体渗到肺间质和肺泡内,形成急性肺水肿。

（二）临床表现

突发严重呼吸困难为特征性表现,呼吸频率达30～40次/分,患者被迫采取坐位,两腿下垂,双臂支撑以助呼吸,极度烦躁不安、大汗淋漓、口唇发绀、面色苍白。同时频繁咳嗽、咳大量粉红色泡沫痰。病情极重者可以出现意识模糊。

早期血压可以升高,随病情不缓解血压可降低直至休克;听诊可见心音较弱,心率增快,心尖部可闻及舒张期奔马律;两肺满布湿啰音和哮鸣音。

(三)治疗要点

1.体位

置患者于两腿下垂坐位或半卧位。

2.吸氧

吸入高流量(6～8L/min)氧气,加入 30％～50％乙醇湿化。对病情严重患者可采用呼吸机持续加压面罩吸氧或双水平气道加压吸氧,以增加肺泡内的压力,促进气体交换,对抗组织液向肺泡内渗透。

3.镇静

吗啡 3～10mg 皮下注射或静脉注射,必要时每 15 分钟重复 1 次,可重复 2～3 次。老年患者须酌情减量或肌内注射。伴颅内出血、神志障碍、慢性肺部疾病时禁用。

4.快速利尿

呋塞米 20～40mg 静脉注射,在 2 分钟内推注完,每 4 小时可重复 1 次。呋塞米不仅有利尿作用,还有静脉扩张作用,利于肺水肿的缓解。

5.血管扩张药

血管扩张药应用过程中,要严密监测血压,用量要根据血压进行调整,收缩压一般维持在 100mmHg 左右,对原有高血压的患者血压降低幅度不超过 80mmHg 为度。

(1)硝普钠应用:硝普钠缓慢静脉滴注,扩张小动脉和小静脉,初始用药剂量为 $0.3\mu g/(kg \cdot min)$,根据血压变化逐渐调整剂量,最大剂量为 $5\mu g/(kg \cdot min)$,一般维持量 $50～100\mu g/min$。因本药含有氰化物,用药时间不宜连续超过 24 小时。

(2)硝酸甘油应用:硝酸甘油扩张小静脉,降低回心血量。初始用药剂量为 $10\mu g/min$,然后每 10 分钟调整 1 次,每次增加初始用药剂量为 $5～10\mu g$。

(3)酚妥拉明应用:酚妥拉明可扩张小动脉及毛细血管。静脉用药以 0.1mg/min 开始,每 5～10 分钟调整 1 次,增至最大用药剂量为 1.5～2.0mg/min。

6.洋地黄类药物

可应用毛花苷 C 0.4～0.8mg 缓慢静脉注射,2 小时后可酌情再给 0.2～0.4mg。近期使用过洋地黄药物的患者应注意洋地黄中毒。对于急性心肌梗死在 24 小时内不宜使用,重度二尖瓣狭窄患者禁用。

7.平喘

氨茶碱可以解除支气管痉挛,并有一定的正性肌力及扩血管利尿作用。氨茶碱 0.25mg 加入 100mL 液体内静脉滴注,但应警惕氨茶碱过量,肝肾功能减退患者、老年人应减量。

（四）护理评估

1.身体评估

评估患者神志、面色,是否有发绀、大汗、肢体湿冷等情况;评估体温、心率、呼吸、血压等生命体征变化情况;评估有无水肿及皮肤、出入量情况;评估患者有无静脉管路及其他引流管;评估患者睡眠及饮食营养状况。

2.病史评估

评估患者呼吸困难的程度、咳嗽、咳痰的情况;评估患者有无急性心衰的诱发因素,如输液过快、入量过多、感染等;评估患者的既往史、家族史、过敏史及相关疾病病史;了解目前治疗用药情况及其效果;评估患者的心理—社会状况,如经济情况、合作程度,有无焦虑、悲观、恐惧情绪等。

（五）护理措施

1.一般护理

(1)休息:协助患者取坐位,使其双腿下垂,以减少静脉回流。患者烦躁不安时要注意及时拉起床档,防止发生跌倒、坠床。

(2)吸氧:给予高流量吸氧($6 \sim 8L/min$)。观察患者的神志,防止患者将面罩或鼻导管摘除,必要时予以保护性约束。病情严重使用无创通气的患者,应指导其如何适应呼吸机,不要张嘴呼吸,并预防性使用减压敷料,以防止无创面罩对鼻面部的压伤。如果患者喉部有痰或出现恶心、呕吐时,要及时为患者摘除面罩,清理痰液及呕吐物,避免发生误吸和窒息。

(3)开通静脉通道:迅速开通两条静脉通道,遵医嘱正确给药,观察疗效和不良反应。注意观察穿刺部位皮肤情况,如出现红肿、疼痛,要重新更换穿刺部位,以防止发生静脉炎或药液渗出,必要时协助医生留置中心静脉导管。

(4)皮肤护理:患者发生急性心衰时常采取强迫端坐位,病情允许时可协助患者改变体位,防止发生骶尾部压疮。抢救时由于各种管路以及导线较多,患者改变体位后要及时观察整理,防止其对皮肤造成损害。

2.病情观察

密切观察患者心率、心律、血压、呼吸(频率、节律、深浅度)、血氧饱和度,发现异常时及时通知医生,并记录;观察患者皮肤温湿度、色泽及甲床、口唇的变化;观察患者痰液性状及颜色,使用无创呼吸机的患者鼓励患者咳痰,并及时帮助患者清理痰液;观察并控制患者输液、输血的速度(必要时使用输液泵控制输液速度),避免增加心脏负荷,加重心力衰竭的症状;密切观察并准确记录患者的出入量。

3.用药护理

(1)吗啡:可使患者镇静、减少躁动,同时扩张小血管而减轻心脏负荷。应用时注意观察患者有无呼吸抑制、心动过缓、血压下降等不良反应。

（2）利尿剂：可以有效降低心脏前负荷。应用时严密观察患者尿量，准确记录出入量，根据尿量和症状的改善状况及时通知医生调整药物剂量。

（3）支气管解痉剂：如氨茶碱等。使用时应注意观察患者心率、心律的变化。

（4）血管扩张剂：包括硝普钠、硝酸甘油、乌拉地尔等。可扩张动静脉，使收缩压降低，减轻心脏负荷，缓解呼吸困难。用药期间严格监测患者的血压变化，根据患者的血压变化和血管活性药物使用的剂量调整测量血压的间隔时间，同时做好护理记录。

（5）正性肌力药物：包括洋地黄类、多巴胺、多巴酚丁胺等。可缓解组织低灌注所致的症状，保证重要脏器的血液供应。用药期间注意观察患者心率、心律、血压的变化。

4.心理护理

发生急性心力衰竭时，患者常有恐惧或焦虑的情绪，可导致交感神经系统兴奋性增高，使呼吸困难加重。医护人员在抢救时必须保持镇静，在做各种操作前用简单精练的语言向患者解释其必要性和配合要点，使其能够更好地接受和配合。操作要熟练、合理分工，使患者产生信任与安全感。避免在患者面前讨论病情，以减少误解。同时，医护人员与患者及其家属要保持良好的沟通，提供情感和心理支持。

5.健康宣教

（1）向患者讲解心力衰竭的基本症状和体征，使患者了解可反映心衰加重的一些临床表现，如疲乏加重、运动耐力降低、静息心率增加≥20次/分、活动后喘憋加重、水肿（尤其是下肢）重新出现或加重、体重增加等。

（2）嘱咐患者注意下列情况：①避免过度劳累和体力活动，避免情绪激动和精神紧张等；②避免呼吸道感染及其他各种感染；③勿擅自停药、减量，勿擅自加用其他药物，如非甾体抗炎药、激素、抗心律失常药物等；④应低盐饮食；⑤避免液体摄入过多。

（3）嘱咐患者出现下列情况时应及时就诊：心衰症状加重、持续性血压降低或增高（>130/80mmHg）、心率过缓（≤55次/分）、心脏节律显著改变（从规律转为不规律或从不规律转为规律、出现频繁期前收缩且有症状）等。

（付 静 袁 爽）

第九节 高血压的护理

一、原发性高血压

高血压是指动脉收缩压和（或）舒张压持续升高。高血压分为原发性高血压和继发性高血压两种类型。病因不明的高血压，称为原发性高血压，简称为高血压。

继发于某些疾病的高血压,称为继发性高血压。

高血压是以血压升高为主要临床表现,伴有或不伴有多种心血管疾病危险因素的综合征。高血压是心、脑、血管疾病的主要病因和危险因素,影响心、脑、肾的结构和功能,最终导致其功能衰竭,是心血管疾病死亡的主要原因之一。

(一)病因与发病机制

病因及发病机制目前尚不清。

1.病因

可能与发病有关的因素可分为遗传因素和环境因素。

(1)遗传因素:高血压具有家族聚集性,60%的高血压患者均有高血压家族史,父母均有高血压,子女发病概率高达46%。不仅血压升高发生率体现遗传性,血压高度、并发症发生及相关因素,也有遗传性。

(2)环境因素。

1)饮食:摄入钠盐较多导致敏感的人血压升高,摄入盐越多,血压水平和患病率越高;钾的摄入与血压成负相关;部分研究者认为低钙饮食与高血压发生有关;高蛋白质、饱和脂肪酸、饱和脂肪酸/多不饱和脂肪酸比值较高物质摄入也是升高血压的因素;饮酒量与血压水平,尤其与收缩压水平成线性相关,每天饮酒量超过50g的患者,发病率明显提高。

2)精神应激:长期精神过度紧张、焦虑或长期在噪声、视觉刺激的环境下,可引起高血压,可能与大脑皮质兴奋与抑制的平衡失调有关,以致交感神经兴奋性增强,儿茶酚胺类递质释放增加,使小动脉收缩。同时交感神经兴奋促使肾素释放增多,均促进和维持血压升高。

(3)其他因素。

1)体重:超重或肥胖是血压升高的重要危险因素,血压与体重指数成显著正相关,肥胖类型与高血压有密切关系,向心性肥胖者易发生高血压。

2)避孕药:口服避孕药引起的高血压一般是轻度、可逆转的,停药半年后血压可恢复正常。服用避孕药的妇女血压升高发生率及程度与用药时间长短有关,35岁以上妇女更易出现高血压。

2.发病机制

(1)交感神经兴奋性增强:各种病因所致的高级神经中枢功能失调,反复过度紧张与精神刺激引起交感神经兴奋、儿茶酚胺分泌增加,使心排血量和外周血管阻力增加。

(2)肾性水、钠潴留:各种原因如交感神经兴奋性增高,使肾血管阻力增加;肾小球结构微小病变;肾排钠激素分泌减少或机体其他器官排钠激素分泌异常等,均可引起肾性水、钠潴留和血容量增加,机体为避免心排血量增高,导致外周血管阻力增高,可使血压增高。

(3)肾素—血管紧张素—醛固酮系统激活:肾素—血管紧张素—醛固酮系统失调,使肾小球球旁细胞分泌肾素增加,激活血管紧张素系统,终使肾上腺髓质分泌去甲肾上腺素增多,导致:①直接收缩小动脉平滑肌,外阻增加;②使交感神经冲动增加;③使醛固酮分泌增加,导致水钠潴留。以上均使血压增高。

近年来研究发现血管壁、心脏、中枢神经、肾、肾上腺等组织,也有肾素—血管紧张素—醛固酮系统各种组成成分,这些肾素—血管紧张素—醛固酮系统成分,对心脏、血管的功能和结构所起的作用,对高血压发生和维持高血压状态可能有很大影响。

(4)细胞膜离子转运异常:各种原因引起的细胞膜离子转运异常,可致细胞内钠、钙离子浓度升高,膜电位降低,激活细胞兴奋—收缩耦联,使血管收缩反应性增高和平滑肌细胞增生、肥大,血管阻力增大。

(5)胰岛素抵抗:约有50%的高血压患者存在不同程度的胰岛素抵抗,在高血压、肥胖、血三酰甘油异常、葡萄糖耐量异常同时并存的患者中,有空腹和(或)葡萄糖负荷时血浆胰岛素浓度增高的征象。

有研究认为,胰岛素抵抗是2型糖尿病和高血压发生的共同病理生理基础。部分研究者认为胰岛素抵抗主要影响胰岛素对葡萄糖的利用效应,但其他生物学效应仍然保留,继发性高胰岛素血症,使肾水钠重吸收增强,交感神经系统兴奋性亢进,动脉弹性减退,以致血压升高。从一定意义上来说,胰岛素抵抗增加交感神经兴奋性,机体产热增加,对于肥胖是负反馈调节,但是以血压升高、血脂代谢障碍为代价的。

(二)临床表现

1.症状

起病缓慢,常有头晕、头痛、耳鸣、颈部紧板、眼花、乏力、失眠,有时可有心悸和心前区不适感等症状,紧张或劳累后加重。但约有1/5的患者可无任何症状,在查体或出现心、脑、肾等并发症就诊时发现。

合并脏器受累的高血压患者,还可出现胸闷、气短、心绞痛、多尿等症状。在高血压合并动脉粥样硬化、心功能减退的患者易发生严重眩晕,常是短暂性脑缺血发作或直立性低血压、过度降压。

2.并发症

(1)高血压危象:高血压危象在高血压早期与晚期均可发生。主要表现有头痛、烦躁、眩晕、心悸、气急、视物模糊、恶心呕吐等症状,同时可伴有动脉痉挛和累及靶器官缺血症状。诱因常是紧张、劳累、寒冷、嗜铬细胞瘤发作、突然停用降压药等。

（2）高血压脑病：重症高血压患者易发生。临床表现以脑病症状和体征为特点，严重者头痛、呕吐、意识障碍、精神错乱、抽搐，甚至昏迷。

（3）脑血管病：包括短暂性脑缺血发作、脑出血、脑血栓、腔隙性脑梗死等。

3.高血压危险因素

（1）主要危险因素：①年龄男＞55岁，女＞65岁；②吸烟；③糖尿病；④高胆固醇血症＞5.75mmol/L；⑤家族早发冠心病史，男＜55岁，女＜65岁；⑥高敏C反应蛋白≥1mg/dL。

（2）次要危险因素：①高密度脂蛋白胆固醇（HDL-C）＜1.0mmol/L；②低密度脂蛋白胆固醇（LDL-C）＞3.3mmol/L；③肥胖，腹围男性≥85cm，女性≥80cm或体重指数＞28kg/m²；④糖耐量异常；⑤缺乏体力活动。

（三）辅助检查

相关检查有助于发现相关的危险因素、病情程度和靶器官损害。辅助检查有：①检查尿常规；②血生化检查，如血糖、血脂、肾功能、血尿酸、血电解质；③检查眼底；④心电图；⑤超声心电图。

（四）治疗

使血压接近或达到正常范围，预防或延缓并发症的发生是原发性高血压治疗的目的。

1.改善生活行为

改善生活行为要从多方面做起：①减轻体重，尽量将体重指数控制在＜25kg/m²；②限制钠盐摄入，每日食盐量不超过6g；③补充钙和钾，每日食用新鲜蔬菜400～500g，牛奶500mL，可以补充钾1000g和钙400mg；④减少脂肪摄入，脂肪量应控制在膳食总热量的25%以下；⑤戒烟、限制饮酒，每日饮酒量不超过50g乙醇的量；⑥进行低度、中度等张运动，可根据年龄和身体状况选择运动方式如慢跑、步行，每周3～5次，每次可进行20～60分钟。

2.药物治疗

（1）利尿药：利尿药有噻嗪类、袢利尿药、保钾利尿药三类，使用最多是噻嗪类，如氢氯噻嗪12.5mg，1～2次/天；氯噻酮20～40mg，1～2次/天，主要不良反应有电解质紊乱和高尿酸血症，痛风患者禁用；保钾利尿药可引起高钾血症，肾功能不全者禁用，不宜与ACEI、ARB合用；袢利尿药主要用于肾功能不全者。

（2）β受体阻滞药：美托洛尔25～50mg，每日2次，阿替洛尔50～200mg，1～2次/天，注意需要从小剂量开始，逐渐增量，主要不良反应有心动过缓和支气管收缩，急性心力衰竭、病态窦房结综合征、房室传导阻滞、外周血管病、阻塞性支气管疾病患者禁用。另外此类药物可以增加胰岛素抵抗，还可以掩盖和延长降糖治疗的低血糖，在必须使用时需要注意。

（3）钙通道阻滞药（CCB）：硝苯地平 5～20mg，每日 3 次，维拉帕米 40～120mg，每日 3 次，主要不良反应有颜面潮红、头痛，长期服用硝苯地平可出现胫前水肿。注意需要从小剂量开始，逐渐增量。

（4）血管紧张素转换酶抑制药（ACEI）：此类药物特别适用于伴有心力衰竭、心肌梗死后、糖耐量减退、糖尿病肾病的高血压患者。常用有：卡托普利 12.5～25mg，2～3 次/天，依那普利 10～20mg，每日 2 次，主要不良反应有干咳、味觉异常、皮疹等。注意需要从小剂量开始，逐渐增量。高钾血症、妊娠、双侧肾动脉狭窄的患者禁用。

（5）血管紧张素 II 受体阻滞药（ARB）：氯沙坦 50～100mg，每日 1 次，缬沙坦 80～160mg，每日 1 次，可以避免 ACEI 类药物的不良反应。注意需要从小剂量开始，逐渐增量。

3.并发症的治疗原则

及时正确处理高血压急症十分重要，在短时间内缓解病情，预防进行性或不可逆靶器官损害，降低病死率。

（1）迅速降血压：在血压严密监测的情况下，静脉给予降压药，根据血压情况及时调整给药剂量。如果病情许可，及时开始口服降压药治疗。

（2）控制性降压：为防止短时间内血压骤然下降，使机体重要器官的血流灌注明显减少，要采用逐渐降压，在 24 小时内降压 20%～25%，48 小时内血压不低于 160/100mmHg。如果降压后患者重要器官出现缺血的表现，血压降低幅度应更小些，在随后的 1～2 周将血压逐渐降至正常。

（3）选择合适降压药：处理高血压急症应要求使用起效快、作用持续时间短、不良反应小的药物，临床上常用有硝普钠、硝酸甘油、尼卡地平、地尔硫草、拉贝洛尔等，一般情况下首选硝普钠。

1)硝普钠：可扩张动脉和静脉，降低心脏前后负荷。可适用各种高血压急症，静脉滴注 10～25μg/min，但需密切观察血压的变化。不良反应比较轻，可有恶心、呕吐、肌肉颤动等，本药不宜长期、大量使用，因长期、大量使用可引起硫氰酸中毒，特别是肾功能不全者。

2)硝酸甘油：可扩张静脉，选择性扩张冠状动脉和大动脉。主要用于急性心力衰竭或急性冠脉综合征时高血压急症，起效快。密切观察血压情况下，静脉滴注 5～10μg/min，然后每 5～10 分钟增加滴速至 20～30μg/min。不良反应有心动过速、面色潮红、头痛、呕吐等。

3)尼卡地平：本药作用快、持续时间短。在降压的同时还可以改善脑血流量，主要用于高血压危象、急性脑血管病时高血压急症。开始静脉滴注 0.5μg/（kg·min），逐渐增加剂量至 6μg/（kg·min）。不良反应有心动过速、面色潮红等。

4)地尔硫䓬:本药具有降压、改善冠状动脉血流量和控制快速室上性心律失常的作用,主要用于高血压危象、急性冠脉综合征。密切观察血压情况下,5~15mg/h静脉滴注,根据血压变化调整滴速。不良反应有面色潮红、头痛等。

5)拉贝洛尔:本药起效快,但持续时间长,主要用于妊娠或肾衰竭时高血压急症。开始时缓慢静脉注射 50mg,每隔 15 分钟重复注射 1 次,使用总量不超过300mg。不良反应有头晕、直立性低血压、房室传导阻滞等。

(五)护理评估

1.身体评估

评估患者意识状态,有无注意力不集中、倦怠等表现;评估心率、双侧肢体血压变化;评估体重、腹围、腰围、BMI、膳食结构、有无水肿;评估有无留置针及留置针是否通畅、有无静脉炎、药物渗出等;评估患者排泄形态、睡眠形态是否改变。

2.病史评估

测量基础血压值及血压波动范围,评估患者高血压分级;评估患者此次发病的经过,有无头晕、搏动性头痛、耳鸣等症状,有无靶器官损害的表现;了解目前服药种类及剂量;评估患者有无心血管危险因素、既往高血压病史、家族史、过敏史;采用高血压患者生活方式调查表评估患者生活方式;了解患者有无烟酒嗜好、性格特征、自我保健知识掌握程度;了解家属对高血压病的认识及对患者给予的理解和支持情况。

3.相关辅助检查评估

评估患者在测量血压前是否做到静息 30 分钟,询问患者是否规律测量血压,采用何种血压计,测量血压时是否做到四定,方法是否正确。

(六)护理措施

1.一般护理

(1)患者出现症状时应立即卧床休息,监测血压变化;遵医嘱给氧,建立静脉通道,及时准确给药。

(2)皮肤护理:出现水肿的患者,密切观察其水肿出现的部位、严重程度及消退情况。双下肢水肿患者可抬高双下肢以促进静脉回流。保持皮肤清洁、床单平整,避免皮肤破溃引发感染。

(3)合理膳食:优化膳食结构,控制能量摄入,遵医嘱给予低盐(<3g/d)、低脂等治疗饮食。

(4)生活护理:如患者头晕严重,协助患者床上大小便。呼叫器置于患者床边可触及处,实施预防跌倒护理措施。患者呕吐后应协助漱口,保持口腔清洁,及时清理呕吐物,更换清洁病号服及床单。对于卧床的患者,嘱其头偏向一侧,以免误吸。若恶心、呕吐症状严重,遵医嘱应用药物治疗。告知患者待血压稳定后恶心、呕吐症状会好转。

2.病情观察

密切监测血压变化;严密观察患者神志及意识状态,有无头痛、头晕、恶心、呕吐等症状。

3.用药护理

高血压需要长期、终身服药治疗,向患者讲解服用药物的种类、方法、剂量、服药时间、药物的不良反应等。告知患者在服用降压药物期间,定时测量血压、脉搏,做好自我监测,当血压有变化时应及时就医,降压药物不可擅自增减或停药。

(1)利尿剂:通过利钠排水、降低细胞外高血容量、减轻外周血管阻力,从而达到降低血压的目的。常用药物有呋塞米、螺内酯、托拉塞米、氢氯噻嗪。①适应证:主要用于轻中度高血压,尤其是老年人高血压或并发心力衰竭时、肥胖者、有肾衰竭或心力衰竭的高血压患者。②不良反应:低钾血症、胰岛素抵抗和脂代谢异常等。

(2)β受体拮抗剂:通过抑制过度激活的交感神经活性、抑制心肌收缩力、减慢心率发挥降压作用。常用药物有美托洛尔、比索洛尔等。①适应证:主要用于轻中度高血压,尤其是静息心率较快的中青年患者或合并心绞痛者。②不良反应:心动过缓、心肌收缩抑制、糖脂代谢异常等。

(3)CCB:通过血管扩张以达到降压目的。在具有良好降压效果的同时,能明显降低心脑血管并发症的发生率和病死率,延缓动脉硬化进程。常用药物有氨氯地平、硝苯地平控释片、硝苯地平缓释片、地尔硫草等。①适应证:老年高血压、单纯收缩期高血压、稳定型心绞痛、脑卒中患者。②不良反应:血管扩张性头痛、颜面潮红、踝部水肿等。

(4)ACEI:通过抑制血管紧张素转换酶阻断肾素—血管紧张素系统发挥降低血压的作用。可有效降低高血压患者心力衰竭发生率及病死率。常用药物有贝那普利、福辛普利钠等。①适应证:适用于伴有糖尿病、慢性肾衰竭、心力衰竭、心肌梗死后伴心功能不全、心房颤动的预防、肥胖以及脑卒中的患者。②不良反应:干咳、高钾血症、血管神经性水肿等。

(5)ARB:通过阻断血管紧张素Ⅱ受体发挥降压作用。常用药物有氯沙坦、缬沙坦、厄贝沙坦、替米沙坦。作用机制与ACEI相似,但更加直接。患者很少有干咳、血管神经性水肿。

4.并发症护理

(1)高血压危象护理:患者应绝对卧床休息,根据病情选择合适卧位,遵医嘱立即给予吸氧、建立静脉通道、使用降压药物。在使用药物降压过程中密切观察患者神志、心率、呼吸、血压及尿量的变化,发现异常时立即通知医生调整用药。硝普钠是治疗高血压危象的首选药物。静脉滴注硝普钠过程中注意药物配伍禁忌,注意避光,现用现配,配制后 24 小时内使用;滴注时使用微量泵控制滴注速度,硝普钠对血管作用较强烈,可引起血压下降过快,要密切监测患者的血压变化。

(2)高血压脑病护理:严密观察患者脉搏、心率、呼吸、血压、瞳孔、神志、尿量变化,观察患者是否出现头晕、头痛、恶心、呕吐等症状。在用药过程中血压不宜降得过低、过快,对神志不清、烦躁的患者应加床档,防止发生坠床。抽搐的患者应于上下齿之间垫牙垫,以防咬伤舌头,并注意保持患者呼吸道通畅。

(3)主动脉夹层动脉瘤护理:密切观察患者血压、心率、呼吸、血氧饱和度变化,对疑似病例的患者应密切观察有无疼痛发作及部位、注意双侧肢体血压有无差异,发现异常及时协助患者卧床休息、给氧并遵医嘱给予处理。

5.心理护理

高血压患者常表现为紧张、易怒、情绪不稳,这些又都是使血压升高的诱因。嘱咐患者改变自己的行为方式,培养对自然环境和社会的良好适应能力,避免情绪激动及过度紧张、焦虑,遇事要冷静、沉着,当有较大的精神压力时设法释放,向朋友、亲人倾诉或参加轻松愉快的业余活动,从而达到稳定、维持血压的目的。

(七)健康教育

1.分层目标教育

健康教育计划的总目标可分为不同层次的小目标,每个层次目标设定为患者可以接受、并通过努力能达到,前一层次目标达到后再设定下一层次目标。对不同人群、不同阶段进行健康教育也应分层、分内容进行。

2.健康教育方法

(1)门诊教育:门诊可采取口头讲解,发放宣传手册、宣传单,设立宣传栏等形式开展健康教育。

(2)开展社区调查:利用各种渠道宣传、普及高血压病相关健康知识,提高社区人群对高血压及其危险因素的认识,提高健康意识。

(3)社会性宣传教育:利用节假日或专题宣传日(全国高血压日等),积极参加或组织社会性宣传教育、咨询活动,免费发放防治高血压的自我检测工具(盐勺、油壶、计步器等)。

3.活动指导

嘱咐患者要劳逸结合,保证充足的睡眠。为了防止直立性低血压的发生,指导患者做到“下床三步曲”:第一步将病床摇起,在床上坐半分钟;第二步将下肢垂在床旁,坐于床沿休息半分钟;第三步站立于床旁,扶稳,活动下肢半分钟,再缓慢移步。告知患者运动可降低安静时的血压,一次 10 分钟以上、中低强度运动的降压效果可以维持 10～22 小时,长期坚持规律运动,可以增强运动带来的降压效果。嘱患者应根据血压情况合理安排休息和活动,每天应进行适当的、30 分钟以上中等强度的有氧活动,每周进行 3～5 次。应避免短跑、举重等短时间内剧烈使用肌肉和需要屏气的无氧运动,以免血压瞬间剧烈上升引发危险。安静时血压未能很好控制或超过 180/110mmHg 的患者暂时禁止中度及以上的运动。

4.饮食指导

饮食以低盐(<3g/d)、低脂、低糖、清淡食物为原则。减少动物油和胆固醇的摄入,减少反式脂肪酸摄入,适量选用橄榄油,每日烹调油用量<25g(相当于 2.5 汤匙)。适量补充蛋白质,高血压患者每日蛋白质的量为每千克体重 1g 为宜,如高血压合并肾功能不全时,应限制蛋白质的摄入。主张每天食用 400～500g(8 两～1 斤)新鲜蔬菜,1～2 个水果,对伴有糖尿病的高血压患者,在血糖控制平稳的前提下,可选低糖或中等含糖的水果,包括苹果、猕猴桃等。增加膳食钙摄入,补钙最有效及安全的方法是选择适宜的高钙食物,保证奶类及其制品的摄入,即 250～500mL/d 脱脂或低脂牛奶。多吃含钾、钙丰富,而含钠低的食品。

5.用药指导

高血压患者需长期坚持服药,不能自己随意加减药物种类及剂量,避免血压出现较大幅度的波动。

6.戒烟限酒

告诫患者应做到绝对戒烟;每日酒精摄入量男性不应超过 25g,女性减半。

7.控制体重

成年人正常体重指数为 $18.5～23.9kg/m^2$,患者应适当降低体重,减少体内脂肪含量,最有效的减重措施是控制能量摄入和增加体力活动。减肥有益于高血压的治疗,可明显降低患者的心血管危险,每减少 1kg 体重,收缩压可降低 2mmHg。

8.血压监测

告知患者及其家属做好血压自我监测,让患者出院后定期测量血压,1～2 周应至少测量 1 次。条件允许,可自备血压计,做到定时间、定部位、定体位、定血压计进行测量,并做好记录。

9.延续护理

告知患者定期门诊复查。血压升高或过低、血压波动大时或出现眼花、头晕、头痛、恶心呕吐、视物模糊、偏瘫、失语、意识障碍、呼吸困难、肢体乏力等异常情况随时就医。

二、继发性高血压

继发性高血压是指其他疾病或原因引起的高血压,占所有高血压患者的

5%～10%。

(一)病因

常见病因为肾实质性、肾血管性高血压、内分泌性和睡眠呼吸暂停综合征等，由于精神、心理问题而引发的高血压也可以见到。

(二)临床表现

继发性高血压患者的临床表现主要是有关的原发系统性疾病的症状和体征，高血压仅是其中的一个症状。但有时也可由于其他症状和体征不甚显著而使高血压成为主要的临床表现。继发性高血压本身的症状、体征和临床过程与高血压病类似。但在不同病因的高血压中，可各有自身的特点。

(三)辅助检查

1.实验室检查

(1)血常规：红细胞和血红蛋白一般无异常，急进型高血压时可有库姆斯试验阴性的微血管病性溶血性贫血，伴畸形红细胞、血液黏度增加。

(2)尿常规：早期患者尿常规正常，肾浓缩功能受损时尿比重逐渐下降，可有少量蛋白、红细胞，偶见管型。随肾脏病变进展，尿蛋白量增多。良性肾硬化者如24小时尿蛋白在1g以上时，提示预后差，红细胞和管型也可增多，管型主要为透明和颗粒管型。

(3)肾功能：早期患者检查并无异常，肾实质受损到一定程度时，血尿素氮、血肌酐开始升高；成人肌酐＞114.3μmol/L，老年人和妊娠者＞91.5μmol/L时，提示有肾损害，酚红排泄试验、内生肌酐清除率等可低于正常。

(4)其他检查：可见有血清总胆固醇、三酰甘油、低密度脂蛋白胆固醇增高和高密度脂蛋白胆固醇、载脂蛋白A_1降低；部分患者血糖升高和高尿酸血症；部分患者血浆肾素活性、血管紧张素Ⅱ的水平升高。

2.特殊检查

(1)X线胸部检查：可见主动脉升部、弓部迂曲延长，其升部、弓部或降部可扩张；高血压性心脏病时有左心室增大，有左心衰时左心室增大更明显，全心衰时则可左、右心室都增大，并有肺淤血征象；肺水肿时则见肺间质明显充血，呈蝴蝶形模糊阴影；常规摄片检查用于检查前后的对比。

(2)心电图：左心室肥厚时心电图可显示左心室肥大或劳损的表现，左心室舒张期顺应性下降，左心房舒张期负荷增加，心电图可出现P波增宽、切凹、P_{V_1}的终末电势负值增大等，上述表现甚至可出现在心电图发现左心室肥大之前，可见室性早搏、心房颤动等心律失常。

(3)动态血压监测：推荐以下参考标准正常值：24小时平均＜130/80mmHg，白昼平均＜135/85mmHg，夜间平均＜125/75mmHg。正常情况下，夜间血压均值比白昼血压均值低 10%～20%。

(4)超声心动图:目前认为,此项检查和 X 线胸部检查、心电图比较,超声心动图是诊断左心室肥厚最敏感、可靠的手段。

(5)眼底检查:视网膜中心动脉压可见增高,在病情发展的不同阶段可见不同的眼底变化。

(四)治疗

治疗原则为继发性高血压的治疗,主要是针对其原发疾病进行病因治疗。

继发性高血压的治疗,主要是针对其原发病。单侧肾脏病变、肾脏肿瘤、肾动脉狭窄、泌尿道阻塞、嗜铬细胞瘤、肾上腺皮质肿瘤或增生、主动脉缩窄、多发性大动脉炎、脑瘤和脑创伤等可行手术治疗,及时而成功的手术可使血压下降,甚至可完全根治。对原发病不能手术或术后血压仍高者,除采用其他针对病因的治疗外,对高血压可按治疗高血压病的方法进行降压治疗。α 受体阻滞药酚苄明 10～30mg(开始用小剂量逐渐增加),每日 1～2 次或合并应用 β 受体阻滞药或用 α、β 受体阻滞药,对控制嗜铬细胞瘤的高血压有效,可在手术准备阶段或术后使用。醛固酮拮抗药螺内酯 20～40mg,每日 3 次,可用于原发性醛固酮增多症手术前的准备阶段,有利于控制血压和减少钾的排泄,对术后血压仍高或不能手术者,可长期给予螺内酯控制血压。

(五)护理措施

1.常规护理

(1)合理膳食:应给予低盐、低脂肪、低热量饮食,以减轻体重。因为摄入总热量太大,超过消耗量,多余的热量转化为脂肪,身体就会发胖,体重增加,提高血液循环的需求,必定升高血压。故应鼓励患者多食水果、蔬菜,戒烟,控制酒、咖啡、浓茶等刺激性饮料。少吃胆固醇含量多的食物,对服用排钾利尿药的患者应注意补充含钾高的食物如蘑菇、香蕉、橘子等。肥胖者应限制热量摄入,控制体重在理想范围之内。

(2)运动与休息:早期高血压患者可参加工作,但不要过度疲劳,坚持适当的锻炼,如骑自行车、跑步、做体操、打太极拳等。要有充足的睡眠,保持心情舒畅,避免精神紧张和情绪激动,消除恐惧、焦虑、悲观等不良情绪。晚期血压持续增高,伴有心、肾、脑病时应卧床休息。关心体贴患者,使其精神愉快,鼓励患者树立战胜疾病的信心。

(3)病室环境:应整洁、安静、舒适、安全。

(4)心理护理:患者多表现有易激动、焦虑及抑郁等心理特点,而精神紧张、情绪激动、不良刺激等因素均与高血压密切相关。因此,对待患者应耐心、亲切、和蔼、周到。根据患者特点,有针对性地进行心理疏导。同时,让患者了解控制血压的重要性,帮助患者训练自我控制的能力,参与自身治疗护理方案的制订和实施,指导患者坚持长期的饮食、药物、运动治疗,将血压控制在接近正常的水平,以减少对靶器官的进一步损害,定期复查。

2.用药观察与护理

(1)用药原则:缓慢降压,从小剂量开始逐步增加剂量,即使血压降至理想水平后,也应服用维持量。老年患者服药期间改变体位要缓慢,以免发生意外。注意合理联合用药。

(2)药物不良反应观察:使用噻嗪类和袢利尿药时应注意血钾、血钠的变化;用β受体阻滞药应注意其抑制心肌收缩力、心动过缓、房室传导时间延长、支气管痉挛、低血糖、血脂升高的不良反应;钙通道阻滞药硝苯地平的不良反应有头痛、面红、下肢水肿、心动过速;血管紧张素转换酶抑制药可有头晕、乏力、咳嗽、肾功能损害等不良反应。

（徐成华　李苗苗）

第十节　病毒性心肌炎的护理

病毒性心肌炎是指多种病毒所引起的心肌局限性或弥散性的急性或慢性炎症,感染的病毒以柯萨奇B病毒为多。大多数患者经适当治疗后痊愈,极少数患者在急性期因严重心律失常、急性心力衰竭和心源性休克死亡。部分患者可演变为扩张型心肌病。

一、诊断

临床表现取决于患者的年龄、性别、感染病毒的类型、机体反应性以及病变范围等因素,轻重差异很大且不特异,易造成误诊或漏诊。轻者几无症状而呈亚临床经过或症状轻微;重者可出现心脏扩大、心功能不全、严重心律失常、休克等,甚至猝死。

(一)临床分型

据病毒性心肌炎的不同临床表现,本病大致可分以下7型。

1.隐匿型

隐匿型指无自觉症状,因健康检查见心脏扩大或心电图异常而发现或因意外事件死亡尸检中发现。

2.猝死型

猝死型多为局灶型心肌炎,症状隐匿,多因突然发生心室颤动、心脏停搏而死亡,本型是青少年最常见的猝死原因。

3.心律失常型

常以心悸为主要症状,多为频发性期前收缩,以室性期前收缩多见,可呈二、三联律,也可出现一至三度房室传导阻滞。

4.心力衰竭型

此型心肌损害多较弥漫而严重,心脏常明显扩大,可表现为左、右心衰或全心衰,临床上尤以左心衰多见,部分急性左心衰并胸痛,检查有血清酶学改变,心电图也可出现病理性 Q 波,可酷似急性心肌梗死。本型常并发心包炎。

5.暴发型

常在病毒感染后数天内出现急性心力衰竭、心源性休克或严重心律失常,病死率高。

6.慢性心肌炎

表现为病情迁延反复,时轻时重,呈慢性过程,常伴进行性心脏扩大和心力衰竭,每因感冒或病毒感染而加重,也可在病程中猝死。但多数经数年至数十年后因心功能不全致死。本型有时与原发性扩张型心肌病难以鉴别。

7.后遗症型

患者心肌炎虽已基本痊愈,但可遗留不同程度心律失常或症状。

(二)临床分期

据病情变化和病程长短,病毒性心肌炎可分为以下 4 期。

1.急性期

急性期指新近发病,临床症状明显而多变,病程多在 6 个月以内。

2.恢复期

临床症状和心电图改变等逐渐好转,但尚未痊愈,病程一般在 6 个月以上。

3.慢性期

部分患者临床症状、心电图、X 线、酶学等检查呈病情反复或迁延不愈,实验室检查有病情活动的表现者,病程多在 1 年以上。

4.后遗症期

患心肌炎时间久,临床已无明显症状,但遗留较稳定的心电图异常表现,如室性期前收缩、房室或束支传导阻滞、交接区心律等。

(三)辅助检查

1.血清学检查

见血心肌酶谱增高,肌钙蛋白增高。

2.病毒学检查

以发病后 3 周间两次血清的抗体滴定度增高 4 倍以上为病毒感染的阳性指标。

3.心电图

示窦性心动过速,室性期前收缩,室性心动过速,一至三度房室传导阻滞,ST-

T 改变,甚至出现病理性 Q 波等。

4.胸部 X 线

病情轻者可正常;病情重者可有心影增大。

5.超声心动图

病情轻者可正常;病情重者可有左心室增大、室壁运动减低、心脏收缩功能异常、心室充盈异常等。

(四)并发症

本病常发生心律失常、心力衰竭、心脏性猝死及扩张型心肌病等并发症,重症者可危及生命。

二、急救与治疗

(一)休息和饮食

应尽早卧床休息,减轻心脏负荷,进易消化和富含蛋白质的食物。卧床休息应延长到症状消失,心电图恢复正常,一般需 3 个月左右,心脏已扩大或曾经出现过心功能不全者应延长至半年,直至心脏不再扩大、心功能不全症状消失后,在密切观察下逐渐增加活动量,恢复期仍应适当限制活动 3～6 个月。

(二)抗病毒治疗

主要用于疾病的早期。用利巴韦林 300mg/d,或静脉滴注吗啉胍 100～200mg,每日 3 次。抗生素虽无杀灭病毒的作用,但多主张使用广谱抗生素,防止继发性细菌感染,后者常是诱发病毒感染的条件,尤其是流行性感冒、柯萨奇病毒及腮腺炎病毒引起的感染。

(三)营养心肌

急性心肌炎时应用自由基清除剂,包括静脉注射或口服三磷腺苷、维生素 C、辅酶 Q_{10}、维生素 B、肌苷、环磷腺苷、细胞色素 C、丹参注射液等。

(四)糖皮质激素

不常规使用。对其他治疗效果不佳者,可考虑在发病 10～30 天使用。

(五)对症治疗

当出现心源性休克、心力衰竭、缓慢性心律失常和快速心律失常时进行相应对症治疗。

三、护 理

(一)护理评估

1.身体评估

评估患者神志、面色、生命体征(特别是体温);目前饮食结构及营养状况;睡眠及排泄形态是否改变;患者是否留置静脉通道,管路是否通畅,有无红肿及药物渗出;评估患者活动耐力。

2.病史评估

评估患者本次发病的病因,有无胸痛、气短、心律失常症状及体温变化;有无家族史,病毒感染史及引起或加重不适的因素,如劳累、紧张等;了解患者的相关辅助检查,日常用药情况及用药后的效果;评估患者的生活习惯及工作环境,对疾病的认知程度、经济能力、配合及心理情况,有无焦虑、抑郁等。

(二)护理措施

1.一般护理

(1)休息与活动:急性期卧床休息可减轻心脏负荷,减少心肌氧耗。病室内应保持空气新鲜,注意保暖。卧床患者做好生活护理及皮肤护理,指导患者活动,防止肌肉萎缩,预防下肢静脉血栓的发生。

(2)吸氧:有心功能不全者给予间断低流量吸氧。

(3)饮食:给予富含维生素、蛋白质,易于消化吸收的饮食,少食多餐,如伴明显心功能不全给予低钠饮食。

2.病情观察

观察患者有无临床症状,如心前区不适、心悸、胸痛、气促等。给予持续心电监护,注意患者心率、心律变化,密切观察体温、呼吸频率等变化。

3.用药护理

(1)遵医嘱使用改善心肌营养与代谢、抗感染的药物,注意观察药物的不良反应。使用 α-干扰素的患者注意观察有无发热、畏寒等流感样表现及消化道症状。辅酶 Q_{10} 会引起胃部不适,导致食欲缺乏,嘱患者餐后服用。

(2)发生心力衰竭患者应用洋地黄类药时须谨慎,从小剂量开始,注意观察有无头晕、呕吐、神志改变、黄视、绿视等洋地黄中毒表现。

(3)应用扩血管药物时注意患者血压变化,应用利尿剂时注意观察电解质情况。

4.并发症护理

对重症病毒性心肌炎患者,急性期应严密心电监测直至病情平稳。注意患者心率、心律、生命体征变化,有无呼吸困难、胸痛、颈静脉怒张、水肿、奔马律、肺部啰音等表现。同时准备好抢救仪器及药物,一旦发生严重心律失常或急性心力衰竭,立即配合急救处理。

5.心理护理

青少年发病率高,往往担心疾病预后,特别是害怕影响今后的工作和生活,思想负担比较重,故应多关心患者,耐心地向其介绍疾病的有关知识,告知患者只要配合治疗,大多数可痊愈,使患者树立信心,积极配合治疗。

6.健康宣教

(1)饮食指导:嘱患者进食高热量、高蛋白、高维生素、易消化饮食,以促进心肌细胞恢复,注意少食多餐,尤其注意补充富含维生素C的食物,如新鲜蔬菜和水果,戒烟、酒,避免刺激性食物。

(2)活动指导:急性期一般卧床休息2周,3个月内不参加重体力活动,严重心律失常、心衰者需卧床4周,待症状消失、血液学指标等恢复正常后患者方可逐渐增加活动量;恢复期可逐渐恢复日常活动,与患者及其家属一起制订并实施每天活动计划;严密监测活动时的心率、血压变化,若活动后出现胸闷、心悸、呼吸困难、心律失常等,应停止活动,以此作为限制最大活动量的指征。患者在出院后休息3~6个月,无并发症可考虑学习或轻体力工作,6个月至1年内避免剧烈运动或重体力劳动,女性患者应避免妊娠。

(3)用药指导:遵医嘱用药,尤其是抗心律失常药物,必须按时、按疗程服用。用药后症状不减轻或出现其他症状时,应报告医生,不可擅自停药或改用其他药物。

(张文静)

第十一节　急性胃炎的护理

急性胃炎是指不同病因引起的急性胃黏膜炎症。内镜检查可见胃黏膜充血、水肿、出血、糜烂等一过性病变。病理组织学特征为胃黏膜固有层见到以中性粒细胞为主的炎症细胞浸润。

急性胃炎主要包括:①急性幽门螺杆菌(Hp)感染引起的急性胃炎,常为一过性的上腹部症状,多不为患者注意;感染幽门螺杆菌后,如不予治疗,幽门螺杆菌感染可长期存在并发展为慢性胃炎;②除幽门螺杆菌之外的病原体感染及(或)其毒素对胃黏膜损害引起的急性胃炎;③急性糜烂出血性胃炎,它是由各种病因引起的、以胃黏膜多发性糜烂为特征的急性胃黏膜病变,常伴有胃黏膜出血,可伴有一过性浅溃疡形成,临床常见,需要积极治疗。

一、病因与发病机制

引起急性糜烂出血性胃炎的常见病因如下。

1.药物

最常见的是由非甾体类抗炎药(NSAID)所致,如阿司匹林、吲哚美辛等。机制可能是通过抑制环氧化酶的作用而抑制胃黏膜生理性前列腺素的产生,削弱其对胃黏膜的保护功能;其他如某些抗肿瘤药、口服氯化钾或铁剂、激素等均可直接损伤胃黏膜。

2.应激

严重创伤、大手术、大面积烧伤、败血症、多器官功能衰竭、中枢神经系统损伤等应激状态可引起急性胃黏膜病变,胃黏膜糜烂、出血,甚至发生急性溃疡并发大量出血。可能机制是应激状态下胃黏膜微循环不能正常运行而造成黏膜缺血、缺氧,由此可导致胃黏膜黏液和碳酸氢盐分泌不足、局部前列腺素合成不足、上皮再生能力减弱等改变,从而使胃黏膜屏障受损和 H^+ 反弥散进入黏膜。

3.乙醇

具亲脂性和溶脂能力,高浓度乙醇可直接破坏胃黏膜屏障。

二、临床表现

由于病因不同,急性胃炎的临床表现不尽一致,轻者可无明显症状。上腹痛、恶心、呕吐和食欲减退是急性胃炎的常见症状。原发病症状严重者,上述表现可为原发病所掩盖而忽视。急性糜烂出血性胃炎患者常以突然发生的呕血和(或)黑便而就诊,出血量大小不一,常呈间歇性发作,可自行停止。

三、辅助检查

1.大便常规检查

大便潜血试验可阳性。

2.内镜检查

确诊的必备条件。宜在出血发生后 24～48 小时内进行,因病变(特别是 NSAID 或乙醇引起者)可在短期内消失,延迟内镜检查可能无法确定出血病因。

四、诊断要点

近期服用 NSAID 等药物、严重疾病状态或大量酗酒者,如出现呕血和(或)黑便,应考虑急性糜烂出血性胃炎的可能,但确诊有赖于胃镜检查。

五、治疗要点

主要针对原发病和病因采取防治措施。对处于急性应激状态的上述严重疾病状态的患者,除积极治疗原发病外,应常规给予抑制胃酸分泌药或黏膜保护剂作为预防措施。药物引起者须立即停用该类药物。对已发生上消化道大出血者,按上消化道出血治疗原则采取综合措施进行治疗。常用 H_2 受体拮抗剂、质子泵抑制剂抑制胃酸分泌,硫糖铝和米索前列醇等保护胃黏膜。

六、护理措施

(1)一般护理。

1)休息:患者要注意休息,减少活动,避免劳累。急性出血时应卧床休息。

2)饮食:一般进无渣、温热、半流质饮食。少量出血时可给牛奶、米汤等流质饮食,以中和胃酸,利于胃黏膜的修复。呕血者应暂禁食,可静脉补充营养。

3)环境:为患者创造整洁、舒适、安静的环境,定时开窗通风,保证空气新鲜及温、湿度适宜,使其心情舒畅。

4)出血期间协助患者用生理盐水漱口,每天2次。

5)评估:评估患者的心理状态,有针对性地疏导,解除患者的紧张情绪。

(2)药物治疗的护理:观察药物的作用、不良反应、服用时的注意事项,如抑制胃酸的药物多于餐前服用、抗生素类多于餐后服用;并询问患者有无过敏史,严密观察用药后的反应;应用止泻药时应注意观察排便次数,观察粪便的颜色、性状及量,腹泻控制后及时停药;保护胃黏膜的药物多是餐前服用,个别药例外;应用解痉镇痛药,如山莨菪碱或阿托品,使用后会出现口干等不良反应,并且青光眼及前列腺增生症者禁用。保证患者每天的液体入量,根据患者情况和药物性质调节滴注速度,合理安排所用药物的前后顺序。

(3)高热的护理:高热39℃以上者应行物理降温,如头置冰袋或用冰水冷敷,用酒精或温水擦浴。效果不理想者遵医嘱给予解热药。对畏寒患者应注意保暖。患者退热时往往大量出汗,应及时给予更换衣裤、被盖,并进行保暖,防止湿冷受寒而上呼吸道感染。

(4)消化道出血的急救与护理。

1)患者有呕血、便血等出血病史,出现面色苍白,表情淡漠,出冷汗,脉搏细数,肠鸣音亢进,应首先考虑有出血情况,严密观察血压。

2)患者出现呕血,立即去枕平卧,头偏向一侧,绝对卧床,禁食,及时备好吸引器。

3)立即通知值班医师或主管医师。

4)迅速建立静脉通路(大号针头),同时验血型、交叉配血,加快患者的输液速度。

5)测血压、脉搏、体温,每隔15～30分钟监测1次,并做好记录。

6)给予吸氧,保持呼吸道通畅,同时注意保暖。

7)密切观察病情变化,注意呕吐物及粪便的颜色、性状、量,做好记录。

8)食管静脉曲张破裂出血,备好三腔二囊管,配合医师置三腔二囊管进行止血。

9）按医嘱给予止血药及扩容药。

10）正确记录 24 小时出入量，必要时留置导尿，做好重症护理记录。做好心理指导，消除紧张、焦虑情绪。如经内科治疗出血不止，应考虑手术治疗，做好术前准备。

（5）预防窒息及抢救护理。

1）应嘱患者呕血时不要屏气，尽量将血轻轻呕出，以防窒息。

2）准备好抢救用品，如吸引器、鼻导管、气管插管和气管切开包等。

3）出现窒息时立即开放气道，上开口器。

4）立即清除口腔、鼻腔内血凝块，用吸引器吸出呼吸道内的血液及分泌物。

5）迅速抬高患者床尾，使其成头低足高位。如患者意识清楚，鼓励用力咳嗽，并用手轻拍背部帮助支气管内淤血排出。如患者意识不清则应迅速将患者上半身垂于床边并一手托扶，另一手轻拍患侧背部。

6）清除患者口、鼻腔内的淤血。用压舌板刺激其咽喉部，引起呕吐反射，使其能略出阻塞于咽喉部的血块，对牙关紧闭者用开口器及舌钳协助。

7）如以上措施不能使血块排出，应立即用吸引器吸出淤血及血块，必要时立即行气管插管或气管镜直视下吸取血块。气道通畅后，若患者自主呼吸未恢复，应行人工呼吸，给予高流量吸氧或按医嘱应用呼吸中枢兴奋药。

（6）腹痛的护理。

1）明确诊断后可遵医嘱给予局部热敷、按摩、针灸或给予镇痛药物等缓解腹痛症状，同时应安慰、陪伴患者以使其精神放松，消除紧张、恐惧心理，保持情绪稳定，以增强患者对疼痛的耐受性。

2）非药物镇痛方法：可以用分散注意力法，如数数、谈话、深呼吸等。

3）行为疗法：如放松技术、冥想、音乐疗法等。

（7）恶心、呕吐与上腹不适的护理。

1）评估症状是否与精神因素有关，关心和帮助患者，消除患者紧张情绪。

2）及时为患者清理呕吐物、更换衣物，协助患者采取舒适体位。

3）避免不良刺激。严重呕吐患者要密切观察，及时纠正水、电解质平衡紊乱。一般呕吐物为消化液和食物时有酸臭味，混有大量胆汁时呈绿色，混有血液呈鲜红色或棕色残渣。

（8）呕血、黑便的护理。

1）排除鼻腔出血及进食大量动物血、铁剂等所致的咖啡色呕吐物或黑便。

2）必要时遵医嘱给予输血、补液、补充血容量治疗。

七、健康指导

1.饮食指导

(1)急性期病情较重,排便次数多,常伴呕吐,严重者会出现脱水和电解质紊乱。此时应禁食,使胃肠道彻底休息,依靠静脉输液补充水和电解质。

(2)病情较轻的患者,可饮糖盐水,补充水和盐,纠正水、电解质紊乱。

(3)病情缓解后的恢复期,试食流质饮食。

(4)一般患者呕吐停止后可选用清流质软食,注意少量多餐,以每天 6～7 餐为宜。开始可给少量米汤、藕粉、杏仁霜等,待症状缓解、排便次数减少,可改为全流质食物。

(5)尽量少用产气及其他含脂肪多的食物,如牛奶及其他奶制品、蔗糖、过甜食物以及肉类。

2.心理指导

(1)解释症状出现的原因:患者因出现呕血、黑便或症状反复发作而产生紧张、焦虑、恐惧心理。护理人员应向其耐心说明出血原因,并给予解释和安慰。应告知患者,通过有效治疗,出血会很快停止,并通过自我护理和保健,可减少疾病的复发。

(2)心理疏导:耐心解答患者及其家属提出的问题,向患者解释精神紧张不利于呕吐的缓解,特别是有的呕吐与精神因素有关,紧张、焦虑还会影响食欲和消化能力,而树立信心及情绪稳定则有利于症状的缓解。

(3)应用放松技术:利用深呼吸、转移注意力等放松技术,减少呕吐的发生。

3.出院指导

向患者及其家属进行卫生宣传教育,本病是胃的一种急性损害,只要去除病因和诱因就能治愈,也可以防止其发展为慢性胃炎。应向患者及其家属讲明病因,如是药物引起,应告诫今后禁用此药;如疾病需要必须使用,应遵医嘱配合服用制酸药以及胃黏膜保护药。指导患者饮食要有规律性、少食多餐,避免刺激性食物和对胃有损害的药物或遵医嘱从小量开始、饭后服药;要节制烟、酒。遵医嘱坚持服药,如有不适,及时来医院就诊,并定期门诊复查。嘱患者进食要有规律,避免食生、冷、硬及刺激性食物和饮料。

(王美玉)

第十二节　上消化道出血的护理

上消化道出血是指屈氏韧带以上的消化道,包括食管、胃、十二指肠等病变引起的出血。上消化道大量出血是指在数小时内失血量超过 1000mL 或占循环血容量的 20%，主要表现为呕血、黑便，并伴有急性周围循环衰竭的表现。上消化道急性大量出血是临床常见的急症，如不及时抢救，可危及患者生命。

一、病因与发病机制

上消化道大量出血临床最常见的病因为消化性溃疡、食管—胃底静脉曲张破裂、急性胃黏膜损害及胃癌。

（一）上消化道疾病

1.胃、十二指肠疾病

消化性溃疡为最常见，其次胃癌、急性胃炎、十二指肠炎等。

2.食管疾病

可见食管炎、食管癌、食管损伤等。

（二）门静脉高压引起食管—胃底静脉曲张破裂

肝硬化最常见。

（三）上消化道邻近器官或组织疾病

如胆管或胆囊结石、癌瘤，胆道蛔虫病等，胰腺疾病累及十二指肠，如胰腺癌等。

（四）全身性疾病

1.血液病

可见于过敏性紫癜、白血病等。

2.应激相关胃黏膜损伤

指各种严重疾病引起的应激状态下产生的急性糜烂出血性胃炎乃至溃疡。见于脑血管意外、败血症、大手术后、烧伤、休克等患者。

3.其他

尿毒症、流行性出血热等。

二、临床表现

上消化道大量出血的临床表现主要取决于出血量及出血速度。

（一）呕血与黑便

呕血与黑便是上消化道出血的特征性表现。出血部位在幽门以下者多只表现为黑便，若出血量大且速度快，血液反流入胃，也可有呕血。在幽门以上者常兼有呕血与黑便，但是在出血量小、出血速度慢者也常仅见黑便。呕血多呈咖啡色，这与血液经胃酸作用形成正铁血红素有关。未经胃酸充分混合而呕出血液可为鲜红色或兼有血块。黑便呈柏油样，是血红蛋白含的铁经肠内硫化物作用形成硫化铁所致。若出血量大，血液在肠内推进较快，粪便可呈黯红或鲜红色。

（二）失血性周围循环衰竭

出血量较大,且速度快者,循环血容量可迅速减少,可出现一系列表现,如头晕、心悸、脉细数、血压下降(收缩压<80mmHg),皮肤湿冷,烦躁或意识不清,少尿或无尿者应警惕并发急性肾功能衰竭。

（三）氮质血症

上消化道大量出血后,大量血液蛋白在肠道被消化吸收,血尿素氮可暂时增高,称为肠源性氮质血症。一般在大出血后数小时血尿素氮开始上升,24～48小时可达高峰,3～4天后方降至正常。若超过4天血尿素氮持续升高,应注意可能上消化道继续出血或发生肾功能衰竭。

（四）发热

在上消化道大量出血后,多数患者在24小时内出现低热,一般不超过38.5℃,可持续3～5天。

（五）血常规变化

急性失血早期,血红蛋白常无变化,出血后体内组织液逐渐渗入血管内,使血液稀释,一般需4小时以上才出现血红蛋白降低。出血后骨髓有明显代偿性增生,表现在出血24小时内网织红红细胞可增高,随着出血停止,网织红细胞逐降至正常,若出血未止,网织红细胞可持续升高。白细胞计数也可暂时增高,止血后2～3天即恢复正常。

三、实验室检查

（一）胃镜检查

为上消化道出血病因诊断首选检查方法。一般在上消化道出血后24～48小时急诊行内镜检查,不仅可明确病因,同时也可做紧急止血治疗。

（二）血、便检查

测血红蛋白、白细胞及血小板计数、网织红细胞、肝功能、肾功能、血尿素氮、大便潜血试验等,有助于确定病因、了解出血程度及出血是否停止。

（三）X线钡剂造影

目前主张X线钡剂检查应在出血已停止及病情基本稳定数天后进行,不宜作为首选病因诊断检查方法。

（四）选择性动脉造影

适用于内镜检查无阳性发现或病情严重不宜做内镜检查者。

四、治疗

上消化道大量出血病情严重者可危及生命,应进行紧急抢救,抗休克、补充血容量是首位治疗措施。

(一)一般抢救措施

卧床休息,保持呼吸道通畅,避免呕血时误吸血液引起窒息。活动性出血期间应禁食。

(二)积极补充血容量

立即开放静脉、取血配血,迅速补充血容量,输液开始宜快,可用生理盐水、林格液、右旋糖酐、706 代血浆,必要时及早输入全血,以恢复有效血容量,保持血红蛋白在 90~100g/L 为佳。输液量可依据中心静脉压进行调节,尤其对原有心脏病、病情严重或老年患者。肝硬化患者需输新鲜血,库血含氨多易诱发肝性脑病。

(三)止血措施

1.消化性溃疡及其他病因所致上消化道大量出血的止血措施

(1)抑制胃酸分泌药物:常用药物包括西咪替丁、雷尼替丁、法莫替丁等 H_2 受体阻断药和奥美拉唑等质子泵抑制药。减少胃酸分泌,使 pH>6.0 时血液凝血系统才能有效发挥作用。

(2)内镜治疗:包括激光、热探头、高频电灼、微波及注射疗法。

(3)手术治疗:不同病因所致者可采用相应手术。

(4)介入治疗:对不能进行内镜治疗及不能耐受手术者,可选择肠系膜动脉造影找到出血灶同时行血管栓塞治疗。

2.食管—胃底静脉曲张破裂大出血的止血措施

(1)药物止血:垂体后叶素(即血管升压素)为常用药物,临床一般使用剂量为10U 加入 5%葡萄糖注射液 200mL 中,在 20 分钟内缓慢静脉滴注,每日不超过3 次为宜。对冠心病者禁用。生长抑素近年来临床多用于食管—胃底静脉曲张破裂出血。其具有减少内脏血流量,降低门静脉压力,减少侧支循环的作用,不伴全身血流动力学改变,不良反应少,但价格较高。

(2)三腔气囊管压迫止血:适用于食管—胃底静脉曲张破裂出血,此方法患者很痛苦,且易出现窒息、食管黏膜坏死等并发症,故不作为首选止血措施。

(3)内镜治疗:内镜直视下注射硬化剂,如无水乙醇、鱼肝油酸钠、高渗盐水等达曲张静脉部位或用皮圈套扎曲张静脉,目前将内镜治疗作为食管—胃底静脉曲张破裂出血的治疗的重要手段。

(4)手术治疗:上述治疗方法无效时可做急诊外科手术。

五、护理措施

(一)常规护理

(1)出血期绝对卧床休息,休克患者取休克卧位,床档拉起,经常更换体位,避免局部长期受压。保持床单位平整、清洁、干燥。出血停止后以卧床休息为主,适当活动,避免头晕跌倒。床边悬挂防跌倒牌。

(2)呕血时,随时做好口腔护理,保持口腔清洁。出血期禁食,出血停止后,按顺序给予温凉流质、半流质及易消化的软食。

(3)安慰、体贴患者,消除紧张、恐惧心理。及时清理一切血迹和胃肠引流物,避免恶心刺激。

(4)密切观察血压、脉搏、心率、血氧饱和度变化。呕血与黑便的量、次数、性状。皮肤颜色及肢端温度变化。记录 24 小时出入量,如出现尿少,常提示血容量不足。观察有无再出血征兆,如头晕、心悸、出汗、恶心、腹胀、肠鸣音活跃等。

(5)症状护理:呕血时取侧卧位或半卧位,意识不清者头偏向一侧,必要时准备负压吸引器;便血后应及时擦净,保持肛周清洁、干燥。便后应缓慢站立;发热时遵医嘱给予输液及抗感染药物,密切观察体温变化。

(6)输血的指征:血红蛋白<70g/L;收缩压<90mmHg;如收缩压<50mmHg则需加压输血,待血压恢复至 80mmHg,可调整输液速度 90～150mL/h;脉搏>120 次/分;大量呕血或便血。

(7)心理护理:观察患者有无紧张、恐惧或悲观、沮丧等心理反应,特别是慢性病或全身性疾病致反复出血的患者,是否对治疗失去信心、不合作。保持室内环境安静。抢救工作应迅速、准确,以减轻患者的紧张情绪。大出血时陪伴患者,使其有安全感。呕血或排黑便后应及时清除血迹、污物,以减少对患者的不良刺激。解释各项检查、治疗措施的必要性,耐心听取并解答患者或家属的提问,以减轻其疑虑、紧张及恐惧心理。

(二)专科护理

1.呕血的护理

(1)协助患者取侧卧位或半卧位,意识不清者头偏向一侧,必要时准备负压吸引器。

(2)遵医嘱给予输血、输液、止血,保持静脉通畅。

(3)胃、十二指肠溃疡大出血时采取的止血措施是胃内灌注经稀释的去甲肾上腺素加冷生理盐水采用灌注和吸出同时进行的方法,不仅能协助止血,还能观察出血是否停止。

(4)内镜治疗包括溃疡内注入肾上腺素、硬化剂、酒精等或热探针烧烙术、单电极电烙术或激光。

(5)肝硬化门静脉高压致食管静脉破裂引起出血时患者除应用止血药治疗外,必要时应用三腔二囊管压迫止血,观察并记录出血情况。

(6)应用质子泵抑制药和生长抑素。

2.三腔二囊管的护理

(1)定时抽吸胃内容物,观察出血是否停止,记录抽吸液性状、颜色、量,有鲜红血液提示仍有出血,抽吸不畅提示管腔堵塞,必须及时处理。

(2)每天清洁口、鼻。做好口腔护理,向鼻腔滴液状石蜡。

(3)嘱患者勿咽唾液。及时吸出食管囊上液体。

(4)每12~24小时气囊应放松牵引,放气15~30分钟,避免食管—胃底黏膜受压过久糜烂、坏死。

(5)避免窒息,若患者突然呼吸困难,可能是食管囊上移,应立即放气,必要时剪断三腔二囊管,放气、拔管。

(6)拔管指征:三腔二囊管压迫2~3天后若无继续出血,可放气、观察,24小时无出血,口服液状石蜡20~30mL,10分钟后拔管。

(7)拔管后禁食24小时,逐渐过渡到流质饮食。

3.硬化剂注射或套扎后的护理

(1)疼痛的观察:胸骨后轻微的疼痛和不适属正常现象。

(2)出血的观察:观察有无呕血、黑便等。

(3)感染的观察:观察有无肺部感染、结核、腹腔感染等表现。

4.用药护理

备齐急救用品、药物。立即建立静脉通道,配合医生迅速、准确地实施输血、输液及各种止血、药物治疗等抢救措施,并观察治疗效果及不良反应。输液开始宜快,可加压输入,必要时监测中心静脉压作为调整输液量及速度的依据。避免输液和输血过多、过快引起急性肺水肿,对老年和心肺功能不全患者尤应注意。肝硬化患者禁用吗啡、巴比妥类药物。血管升压素可引起腹痛、心律失常、心肌缺血、血压升高,甚至发生心肌梗死,故有冠心病、原发性高血压、肺心病、心功能不全的患者及孕妇禁用。在输注时速度应缓慢、准确,并密切观察不良反应。

5.安全护理

轻症患者可在床上适当活动。注意有活动性出血的患者常在排便或便后起立时晕厥。指导患者坐起、站立时动作缓慢;出现头晕、心悸、出冷汗时立即卧床休息并告知医护人员;必要时由护理人员陪同如厕或暂时改为在床上排便。用床档保护,并加强巡视。

6.大出血的急救及护理

(1)有呕血、便血史者出现面色苍白、表情淡漠、出冷汗、脉搏细数、肠鸣音亢进等,应首先考虑有出血的可能。

(2)患者出现呕血,立即去枕平卧,头偏向一侧,绝对卧床,禁食,及时备吸引器。

（3）立即通知值班医师,迅速建立静脉通路(大号针头),同时抽血、验血、备血样,交叉配血,加快已输液患者的输液速度,如已有备血立即取血。

（4）严密监测患者生命体征,如心率、血压、呼吸、尿量及意识变化;观察呕血与黑便情况;定期复查血红蛋白浓度、红细胞计数、血细胞比容与血尿素氮。积极补充血容量。注意避免输液、输血过快、过多引起的肺水肿。

（5）给予吸氧,保持呼吸道通畅,同时注意保暖。

（6）注意观察有无头晕、心悸、四肢厥冷、出冷汗、晕厥等失血性周围循环衰竭症状。严密观察患者意识、皮肤和甲床的色泽,尤其是颈静脉充盈情况。

（7）食管静脉曲张破裂出血,备好三腔二囊管,配合医师插三腔管进行止血;按医嘱给予止血药及扩容药。

（8）如经内科治疗出血不止,应考虑手术治疗,做好术前准备。

7.窒息的护理

（1）指导患者呕血时取侧卧位或仰卧位头偏向一侧,不要屏气,使呕吐物易于呕出,防止窒息。

（2）患者大量呕血时,应及时通知医师。床边准备抢救器械,如负压吸引、气管切开包等。

（3）有窒息征兆时,迅速抬高患者床尾成头低足高位。开放气道是抢救的关键,立即清除口腔、鼻腔内血凝块,用吸引器吸出呼吸道内的血液及分泌物。也可以直接刺激咽喉,咯出血块或用手指裹上纱布,清除口、咽、喉、鼻部血块。

（4）如患者意识清楚,鼓励用力咳嗽,并用手轻拍背部帮助支气管内淤血排出。如患者意识不清则应迅速将患者上半身垂于床边并一手托扶,另一手轻拍患侧背部或行气管插管或在气管镜直视下吸取血块。清除患者口、鼻腔内淤血。用压舌板刺激其咽喉部,引起呕吐反射,使其能咯出阻塞咽喉部的血块,必要时立即行气管插管或气管镜直视下吸取血块。

（5）气道通畅后,若患者自主呼吸未恢复,应行人工呼吸,给高流量吸氧或按医嘱应用呼吸中枢兴奋药。

8.休克的护理

（1）一般急救措施:根据病情及临床表现(烦躁不安、面色苍白、出冷汗、四肢湿冷、呼吸急促、脉搏较弱、血压下降、反应迟钝、表情淡漠或昏迷、尿量减少等)迅速判断,取平卧位,报告医师,并记录休克时间;保持呼吸道通畅,避免呕血时血液吸入引起窒息。

（2）快速建立两条以上静脉通道,尽快恢复有效血容量。

（3）密切观察病情变化:观察患者休克状态有无改善,如患者面色逐渐转为红润,皮肤温暖,出汗停止,血压上升,则提示好转。

（4）注意观察并记录尿量，尿量＜25mL/h，说明血容量不足；尿量≥30mL/h表示肾血流量已有好转；出现少尿或无尿者高度提示周围循环不足或并发急性肾衰竭。有休克时留置尿管，测量每小时尿量，应保持尿量＞30mL/h。

（5）定期复查红细胞计数、血细胞比容、血红蛋白、网织红细胞计数、大便潜血试验，以了解贫血情况，判断出血是否停止。

六、健康指导

（一）疾病预防指导

（1）注意饮食卫生和饮食的规律；进营养丰富、易消化的食物；避免过饥或暴饮暴食；避免粗糙、刺激性食物或过冷、过热、产气多的食物、饮料；应戒烟、戒酒。

（2）生活起居有规律，劳逸结合，保持乐观情绪，保证身心休息。避免长期精神紧张，过度劳累。

（3）在医生指导下用药，保证用药正确。

（二）疾病知识指导

引起上消化道出血的病因很多，应根据各原发病进行健康指导。应帮助患者及其家属掌握自我护理的有关知识，减少再度出血的危险。

（三）出院指导

（1）宣教休息的重要性，避免重体力劳动。指导患者劳逸结合，体力允许者可适量活动。

（2）强调正确饮食的重要性：近期避免进食粗糙、多纤维、坚硬、油炸、过酸、过辣、过烫、过冷等刺激性食物，少量多餐，避免过饱。戒烟、戒酒。

（3）养成便后观察粪便的习惯。

（4）宣教正确服用药物的目的、方法、药物的作用及不良反应。避免使用损伤胃黏膜的药物。

（5）患者及其家属应学会早期识别出血征象及应急措施，如出现头晕、心悸、呕血、黑便时应立即卧床休息，保持安静，减少活动，呕吐时取侧卧位以免误吸。

（6）给予心理—社会支持，定期门诊随访。

（丛亮波）

第二章　外科护理

第一节　胸部损伤的护理

一、气胸

胸膜腔内积气称为气胸。在胸部损伤中,气胸的发生率仅次于肋骨骨折。

(一)病因与分类

根据胸膜腔的压力情况,气胸分为 3 类。

1.闭合性气胸

多并发于肋骨骨折,由肋骨断端刺破肺,空气进入胸膜腔所致。

2.开放性气胸

多并发于刀刃、锐器或弹片火器等导致的胸部穿通伤。

3.张力性气胸

主要是由较大的肺泡破裂、较深较大的肺裂伤或支气管破裂所致。

(二)病理生理

胸部损伤造成肺组织、气管、支气管、食管破裂,空气进入胸膜腔或因胸壁伤口穿破胸膜,外界空气进入胸膜腔造成气胸。

1.闭合性气胸

空气从胸壁或肺的伤道进入胸膜腔后,伤道很快闭合,气体不再继续进入胸膜腔,胸膜腔内负压被部分抵消,但胸膜腔内压仍低于大气压,使患侧肺部分萎陷、有效气体交换面积减少,肺的通气和换气功能受损。

2.开放性气胸

损伤后胸壁伤口或软组织缺损持续存在,胸膜腔与外界大气相通,空气可随呼吸自由进出胸膜腔。

(1)呼吸功能障碍:胸壁伤口大小决定了空气的进出量,当胸壁缺损直径>3cm 时,患侧胸膜腔内负压可被完全抵消,患侧肺将完全萎陷失去气体交换功能;双侧胸膜腔内压力失衡,患侧胸膜腔内压明显高于健侧,使纵隔向健侧移位,导致健侧肺的扩张受限。

（2）纵隔扑动：随着呼吸时两侧胸膜腔压力差的变化，纵隔位置出现左右摆动，表现为吸气时纵隔向健侧移位，呼气时又移回患侧。纵隔扑动可影响静脉回心血流，导致循环功能障碍。

（3）低氧气体重复交换：吸气时健侧肺扩张，不仅吸入从气管进入的空气，而且也吸入由患侧肺排出的含氧量低的气体；而呼气时健侧肺气体不仅排出体外，同时也排至患侧支气管和肺内，使低氧气体在双侧肺内重复交换而致患者严重缺氧。

3.张力性气胸

损伤后气管、支气管或肺损伤裂口与胸膜腔相通，且形成活瓣，吸气时气体从裂口进入胸膜腔，而呼气时裂口活瓣关闭，气体不能排出，使胸膜腔内积气不断增多，压力逐步升高，导致胸膜腔内压力高于大气压，又称为高压性气胸。

（1）呼吸循环功能障碍：胸膜腔压力升高使患侧肺严重萎陷，纵隔明显向健侧移位，健侧肺组织受压，腔静脉回流受阻，导致呼吸、循环功能严重障碍。

（2）气肿形成：胸膜腔内压高于大气压，使气体经支气管、气管周围疏松结缔组织或壁胸膜裂口处进入纵隔或胸壁软组织，并向皮下扩散，形成纵隔气肿或颈、面、胸部等处的皮下气肿。

（三）临床表现

1.闭合性气胸

（1）症状：主要与胸膜腔积气量和肺萎陷程度有关，轻者可无症状或出现胸闷、胸痛、气促，重者可出现明显呼吸困难。肺萎陷在30％以下者为小量气胸，患者无明显呼吸和循环功能紊乱的症状；肺萎陷在30％～50％者为中量气胸；肺萎陷在50％以上者为大量气胸。后两者均可表现为明显的低氧血症。

（2）体征：患侧胸廓饱满，叩诊呈鼓音，呼吸活动度降低，气管向健侧移位，听诊患侧呼吸音减弱甚至消失。

2.开放性气胸

（1）症状：明显呼吸困难、鼻翼翕动、口唇发绀，重者伴有休克症状。

（2）体征：患侧可见胸壁伤道，颈静脉怒张，心脏、气管向健侧移位；呼吸时可闻及气体进出胸腔伤口发出吸吮样"嘶嘶"声，称为胸部吸吮伤口；颈部和胸部皮下可触及捻发音；患侧胸部叩诊呈鼓音，听诊呼吸音减弱或消失。

3.张力性气胸

（1）症状：严重呼吸困难、烦躁、意识障碍、发绀、大汗淋漓、昏迷、休克，甚至窒息。

（2）体征：气管明显移向健侧，颈静脉怒张，多有皮下气肿；患侧胸部饱满，叩诊呈鼓音；呼吸活动度降低，听诊呼吸音消失。

（四）辅助检查

1.影像学检查

主要为胸部 X 线检查。

（1）闭合性气胸:显示不同程度的肺萎陷和胸膜腔积气,但其显示的胸膜腔积气征象往往比实际气胸量程度轻。有时可见胸腔积液。

（2）开放性气胸:显示患侧胸膜腔大量积气、肺萎陷,气管和心脏等纵隔内器官向健侧移位。

（3）张力性气胸:显示胸膜腔积气严重、肺完全萎陷,气管和心脏等纵隔内器官向健侧移位。

2.诊断性穿刺

胸腔穿刺既能帮助明确气胸的诊断,也可抽出气体降低胸膜腔内压,缓解症状。张力性气胸者穿刺时可有高压气体向外冲出,外推针筒芯,抽气后症状缓解,但很快又可加剧。

（五）治疗

以抢救生命为首要原则。处理措施包括封闭胸壁开放性伤口,通过胸腔穿刺抽吸或胸腔闭式引流排出胸膜腔内的积气、积液,防治感染。

1.胸腔闭式引流术

目的是引流胸膜腔内积气、血液和渗液;重建胸膜腔内负压,保持纵隔的正常位置;促进肺复张。

（1）适应证:①中量、大量气胸,开放性气胸,张力性气胸,血胸,脓胸;②胸腔穿刺术治疗下肺无法复张者;③剖胸手术后引流。

（2）置管方法和置管位置:通常在手术室置管,紧急情况下可在急诊室或患者床旁置管。可根据临床诊断和胸部 X 线检查结果决定置管位置。

1）积气:由于积气多向上聚集,因此气胸引流一般在前胸壁锁骨中线第 2 肋间隙。

2）积液:在腋中线与腋后线间第 6 或第 7 肋间隙插管引流。

3）脓胸:通常选择脓液积聚的最低位置进行置管。

（3）胸管种类。

1）以排出积气为主时:宜选择质地较软,管径为 1cm 的塑胶管,既能引流,又可减少局部刺激和疼痛。

2）以排出积液和脓液为主时:引流管宜选择质地较硬,管径为 1.5～2cm 的橡皮管,不易打折和堵塞,利于通畅引流。

（4）胸腔引流的装置:传统的胸腔闭式引流装置有单瓶、双瓶和三瓶 3 种。目前临床上广泛应用的是各种一次性使用的胸腔引流装置。

1)单瓶水封闭式引流:水封瓶的橡胶瓶塞上有两个孔,分别插入长、短管。瓶中装有约500mL无菌生理盐水,使长管的下口浸没液面下3～4cm,短管下口远离液面,使瓶内空气与外界大气相通。使用时,长管上的橡皮管与患者的胸腔引流管相连接,接通后即可见长管内水柱升高至液平面以上8～10cm,并随患者呼吸上下波动;若无波动,则提示引流管不通畅。

2)双瓶水封闭式引流:在上述的水封瓶前面连接一个集液瓶,用于收集胸腔引流液,水封瓶内的密闭系统不会受到引流量的影响。

3)三瓶水封闭式引流:在双瓶式基础上增加了一个控制抽吸力的负压控制瓶。通常,传导到引流瓶内的抽吸力的大小取决于通气管没入液面的深度。当抽吸力超过没入液面的通气管的高度所产生的压力时,就会有外界空气吸入此引流系统中。若通气管没入液面下15～20cm,则对该引流装置所施加的负压抽吸力不会大于20cmH$_2$O(1.96kPa),可防止抽吸力过大引起胸膜损伤。

2.不同类型气胸的处理

(1)闭合性气胸:小量气胸(<20%),患者自觉症状不明显,可观察治疗,待其自行吸收。中等量以上者,尽早置入胸腔闭式引流管,使肺尽快复张,减少并发症。针刺抽气的成功率约为53%,闭式胸腔引流术有效率约为97%。插管部位选择腋前线第4～5肋骨间,有利于引流和肺复张。置管后48小时,无气泡溢出,X线胸片证实患肺膨胀良好,可拔出胸管。连枷胸并发少量气胸,使用人工呼吸机辅助前应预防性置胸管,防止正压呼吸加重气胸或形成张力性气胸。

(2)开放性气胸。

1)紧急封闭伤口:是首要的急救措施,立即变开放性气胸为闭合性气胸,为抢救生命赢得时间。可使用无菌敷料如纱布、棉垫,或因地制宜利用身边清洁器材如衣物、塑料袋等,在患者深呼气末时封盖吸吮伤口,加压包扎固定,并迅速转送至医院。

2)安全转运:在运送医院途中如患者呼吸困难加重或有张力性气胸表现时,应在患者呼气时暂时开放密闭敷料,排出胸腔内高压气体后再封闭伤口。

3)急诊处理:及时清创、缝合胸壁伤口,并行胸腔穿刺抽气减压,暂时缓解呼吸困难,必要时行胸腔闭式引流。

4)预防和处理并发症:吸氧,以缓解患者缺氧的状况;补充血容量,纠正休克;应用抗生素预防感染。

5)手术治疗:对疑有胸腔内器官损伤或进行性出血者行开胸探查术,止血、修复损伤或清除异物。

(3)张力性气胸:可迅速危及生命,需紧急抢救。

1)迅速排气减压:是张力性气胸致呼吸困难患者的首要处理措施。紧急情况下应迅速在患侧锁骨中线第 2 肋间,用粗针头穿刺胸腔排气减压,并外接单向活瓣装置。紧急时可在针柄部外接柔软小口塑料袋、气球等,使胸腔内高压气体易于排出,阻止外界气体进入胸腔。

2)安置胸腔闭式引流:胸腔闭式引流装置的排气孔外接可调节恒定负压的吸引装置,可加快气体排出,促使肺复张。待漏气停止 24 小时后,胸部 X 线证实肺已复张,方可拔除胸腔引流管。

3)开胸探查:若胸腔引流管内持续不断溢出大量气体,呼吸困难未改善,肺膨胀困难,提示可能有肺和支气管的严重损伤,应考虑开胸探查手术或电视胸腔镜手术探查并修补伤口。

(六)护理评估

1.术前评估

(1)健康史。

1)一般情况:了解患者的年龄、性别、职业、经济状况、社会、文化背景等。

2)外伤史:了解患者受伤时间与经过、受伤部位、暴力大小,有无恶心、呕吐,伤后意识状况,接受的处理情况。

3)既往史:了解有无胸部手术史、服药史和过敏史等。

(2)身体状况。

1)症状与体征:评估生命体征是否平稳,是否有呼吸困难或发绀,有无休克或意识障碍;是否有咳嗽、咳痰,痰量和性质;有无咯血,咯血次数和量等。评估受伤部位及性质;有无开放性伤口,有无活动性出血,伤口是否肿胀;是否有肋骨骨折、反常呼吸运动或呼吸时空气进出伤口的吸吮样音,气管位置有无偏移;有无颈静脉怒张或皮下气肿;肢体活动情况。

2)辅助检查:根据胸部 X 线等检查结果,评估气胸的程度、性质及有无胸腔内器官损伤等。

(3)心理—社会状况:了解患者有无恐惧或焦虑,程度如何。患者及其家属对损伤及预后的认知、心理承受能力及对本次损伤相关知识的了解程度。

2.术后评估

(1)术中情况:了解手术、麻醉方式和效果、术中出血、补液、输血情况和术后诊断。

(2)身体状况:评估麻醉是否清醒,生命体征是否平稳,评估末梢循环、引流情况;有无出血、感染等并发症。

(3)心理—社会状况:评估有无不良情绪,能否配合进行术后早期活动和康复锻炼,是否了解出院后继续治疗的相关知识。

（七）护理诊断/问题

(1)气体交换障碍:与胸部损伤、疼痛、胸廓活动受限或肺萎陷有关。

(2)急性疼痛:与组织损伤有关。

(3)潜在并发症:胸腔或肺部感染。

（八）护理目标

(1)患者能维持正常的呼吸功能,呼吸平稳。

(2)患者疼痛得到缓解或控制,自述疼痛减轻。

(3)患者未发生胸腔或肺部感染或得到及时发现和处理。

（九）护理措施

1.非手术治疗的护理/术前护理

(1)现场急救:患者若出现危及生命的征象,护士应协同医师施以急救。

1)开放性气胸:立即用敷料封闭胸壁伤口,使之成为闭合性气胸,阻止气体继续进入胸腔。

2)闭合性或张力性气胸:积气量多者,应立即协助医师行胸腔穿刺抽气或胸腔闭式引流。

(2)保持呼吸道通畅。

1)吸氧:呼吸困难和发绀者,及时给予吸氧。

2)有效咳嗽、排痰:及时清理口腔、呼吸道内的呕吐物、分泌物、血液及痰液等,保持呼吸道通畅,预防窒息。痰液黏稠不易咳出者,应用祛痰药物、超声雾化吸入,以稀释痰液利于排出,必要时给予鼻导管吸痰。

3)建立人工气道:不能有效排痰或呼吸衰竭者,实施气管插管或气管切开给氧、吸痰或呼吸机辅助呼吸。

4)体位:病情稳定者取半坐卧位,以使膈肌下降,有利于呼吸。

(3)缓解疼痛:患者因疼痛不敢咳嗽、咳痰时,协助或指导患者及其家属用双手按压患侧胸壁,以减轻伤口震动产生疼痛;必要时遵医嘱给予镇痛药。

(4)病情观察:动态观察患者生命体征和意识等变化。重点观察患者呼吸的频率、节律和幅度;有无气促、呼吸困难、发绀和缺氧等症状;有无气管移位或皮下气肿的情况;是否发生低血容量性休克等。

(5)预防感染:有开放性伤口者,遵医嘱使用破伤风抗毒素及抗生素。

(6)术前护理。

1)输液管理:病情危重,有胸腔内器官、血管损伤出血或呼吸困难未能缓解者除做好手术准备外,还应遵医嘱及时输血、补液并记录液体出入量,避免因输液过快、过量而发生肺水肿。

2)术前准备:急诊手术患者,做好血型鉴定、交叉配血试验及药物过敏试验,手术区域备皮;择期手术者,鼓励其摄入营养丰富、易消化的食物,术前晚禁食禁饮。

2.术后护理

(1)病情观察:患者术后返回病房,密切观察其生命体征的变化,给予心电监测,并详细记录。妥善安放、固定各种管路并保持通畅。

(2)基础护理:由于切口疼痛及留置有各种管道,患者自理能力下降,根据患者病情和需要做好基础护理和生活护理,如口腔护理、皮肤护理、会阴护理等;鼓励并协助患者早期下床活动,促进疾病康复。

(3)呼吸道管理。

1)协助患者咳嗽、咳痰:卧床期间,定时协助患者翻身、坐起、叩背、咳嗽;鼓励并指导患者做深呼吸运动,促使肺扩张,预防肺不张或肺部感染等并发症的发生。

2)人工气道的护理:实施气管插管或气管切开呼吸机辅助呼吸者,做好呼吸道护理,主要包括气道的湿化、吸痰及保持管道通畅等,以维持有效气体交换。

(4)胸腔闭式引流的护理。

1)保持管道密闭:①用凡士林纱布严密覆盖胸壁引流管周围;②水封瓶始终保持直立,长管没入水中3～4cm;③更换引流瓶或搬动患者时,先用止血钳双向夹闭引流管,防止空气进入;④放松止血钳时,先将引流瓶安置低于胸壁引流口平面的位置;⑤随时检查引流装置是否密闭,防止引流管脱落。

2)严格无菌操作:①保持引流装置无菌,定时更换引流装置,并严格遵守无菌技术操作原则;②保持胸壁引流口处敷料清洁、干燥,一旦渗湿,及时更换;③引流瓶位置低于胸壁引流口平面60～100cm,依靠重力引流,以防瓶内液体逆流入胸腔,造成逆行感染。

3)保持引流通畅:定时挤压引流管,防止引流管受压、扭曲和阻塞。患者取半坐卧位,经常改变体位,鼓励患者咳嗽和深呼吸,以利于胸膜腔内液体和气体的排出,促进肺复张。

4)观察记录引流。①密切观察并准确记录引流液的颜色、性状和量。②密切注意水封瓶长管中水柱波动的情况,以判断引流管是否通畅。水柱波动的幅度能反映呼吸道无效腔的大小及胸腔内负压的情况,一般水柱上下波动范围为4～6cm。若水柱波动幅度过大,提示可能存在肺不张;若水柱无波动,提示引流管不通畅或肺已经完全复张;若患者出现气促、胸闷、气管向健侧偏移等肺受压症状,则提示血块阻塞引流管,应通过捏挤或使用负压间断抽吸引流瓶中的短玻璃管,促使其恢复通畅,并立即通知医师处理。

5)处理意外事件。①若引流管从胸腔滑脱,立即用手捏闭胸壁伤口处皮肤,消毒处理后,以凡士林纱布封闭伤口,并协助医师进一步处理。②若引流瓶损坏或引流管从胸壁引流管与引流装置连接处脱落,立即用双钳夹闭胸壁引流管,并更换引流装置。

6)拔管护理。①拔管指征:留置引流管48~72小时后,如果引流瓶中无气体逸出且引流液颜色变浅,24小时引流液量＜50mL,脓液＜10mL,胸部X线显示肺复张良好无漏气,患者无呼吸困难或气促,即可考虑拔管。②拔管方法:协助医师拔管,嘱患者先深吸一口气,在深吸气末屏气,迅速拔管,并立即用凡士林纱布和厚敷料封闭胸壁伤口,包扎固定。③拔管后护理:拔管后24小时内,应注意观察患者是否有胸闷、呼吸困难、发绀、切口漏气、渗液、出血和皮下气肿等,如发现异常及时通知医师处理。

(5)并发症的护理。

1)切口感染:保持切口敷料清洁、干燥并及时更换,同时观察切口有无红、肿、热、痛等炎症表现,如有异常,及时报告医师并采取抗感染措施。

2)肺部感染和胸腔内感染:因开放性损伤易导致胸腔或肺部感染,应密切观察体温变化及痰液性状,如患者出现畏寒、高热或咳脓痰等感染征象,及时通知医师并配合处理。

3.健康教育

(1)呼吸功能锻炼:指导患者练习深呼吸和有效咳嗽、咳痰的方法。嘱患者出院后仍应继续坚持腹式深呼吸和有效咳嗽。

(2)肢体功能锻炼:告知患者恢复期胸部仍有轻微不适或疼痛,应尽早开展循序渐进的患侧肩关节功能锻炼,促进功能恢复。但在气胸痊愈1个月内,不宜参加剧烈的体育活动,如打球、跑步、抬举重物等。

(3)定期复诊:胸部损伤严重者,出院后须定期来院复诊,发现异常及时治疗。伴有肋骨骨折者术后3个月应复查胸部X线,以了解骨折愈合情况。

(十)护理评价

通过治疗与护理,患者是否:①呼吸功能恢复正常,呼吸平稳;②疼痛减轻或消失;③并发症得以预防或得到及时发现和处理。

二、血胸

血胸是指胸膜腔积血。血胸与气胸可同时存在,称为血气胸。

(一)病因

胸膜腔积血主要来源于心脏、胸内大血管及其分支、胸壁、肺组织、膈肌和心包血管出血。多由胸部损伤引起,如肋骨骨折断端或利器损伤胸部。

(二)病理生理

体循环动脉、心脏或肺门部大血管损伤可导致大量血胸。胸膜腔积血后,随胸膜腔内血液积聚和压力增高,患侧肺受压萎陷,纵隔被推向健侧,致健侧肺也受压,阻碍腔静脉血液回流,严重影响患者呼吸和循环。肺组织裂伤出血时,因循环压力低,出血量少而缓慢,多可自行停止;胸廓内血管、肋间血管或压力较高的动脉损伤时,出血量多且急,常不易自行停止,可造成有效循环血量减少致循环衰竭,患者可因失血性休克短期内死亡。

(三)分类

按照病理生理特点,血胸分为4种类型。

1.进行性血胸

指大量持续出血所致的胸膜腔积血。

2.凝固性血胸

当血液在胸膜腔迅速积聚且积血量超过肺、心包及膈肌运动所起的去纤维蛋白作用时,胸膜腔内积血发生凝固,称为凝固性血胸。血凝块机化形成纤维板,限制肺及胸廓活动,进而损害呼吸功能。

3.迟发性血胸

受伤一段时间后,因活动致肋骨骨折断端刺破肋间血管或血管破裂处血凝块脱落,发生延迟出现的胸膜腔内积血。

4.感染性血胸

血液是良好的培养基,细菌经伤口或肺破裂口侵入后,会在血液中迅速滋生繁殖,形成感染性血胸,最终导致脓血胸。

(四)临床表现

1.症状

血胸的症状与出血量相关。

(1)小量血胸(成人出血量<0.5L):可无明显症状。

(2)中量血胸(成人出血量0.5~1.0L)和大量血胸(成人出血量>1.0L):患者可出现低血容量性休克,表现为面色苍白、脉搏细速、血压下降、四肢湿冷、末梢血管充盈不良等;同时伴有呼吸急促等胸腔积液的表现。血胸患者多并发感染,表现为高热、寒战、出汗和疲乏等全身表现。

2.体征

患侧胸部叩诊呈浊音、肋间隙饱满、气管向健侧移位、呼吸音减弱或消失等。

(五)辅助检查

1.实验室检查

血常规示血红蛋白和血细胞比容下降。继发感染者,血白细胞计数和中性粒细胞比值增高,积血涂片和细菌培养可发现致病菌。

2.影像学检查

(1)胸部X线:小量血胸者,胸部X线仅显示肋膈角消失。大量血胸时,显示胸腔有大片阴影,纵隔移向健侧;合并气胸者可见液平面。

(2)胸部超声:可明确胸腔积液的位置和量。

3.胸腔穿刺

抽得血性液体时即可确诊。

(六)处理原则

1.非进行性血胸

(1)小量积血不必穿刺抽吸,可自行吸收。

(2)中、大量血胸早期行胸腔穿刺抽出积血,必要时行胸腔闭式引流,以促进肺膨胀,改善呼吸。

2.进行性血胸

及时补充血容量,防治低血容量性休克;立即开胸探查、止血。

3.凝固性血胸

为预防感染和血块机化,于出血停止后数日内需经手术清除积血和血凝块;对于已机化的血块,待病情稳定后,早期行血块和胸膜表面纤维组织剥除术。

4.感染性血胸

改善胸腔引流,排尽积血、积脓;若效果不佳或肺复张不良,尽早手术清除感染性积血,剥离脓性纤维膜。

(七)护理措施

1.术前护理

(1)现场急救:包括心肺复苏、保持呼吸道通畅、止血、包扎和固定等。胸部有较大异物者,不宜立即拔除,以免出血不止。

(2)病情观察。

1)监测生命体征:尤其注意呼吸形态、频率及呼吸音的变化,有无缺氧征象,如有异常,立即报告医师予以处理。

2)发现活动性出血征象:观察胸腔引流液颜色、性状和量,若每小时引流量超过 200mL 并持续 3 小时以上,引流出的血液很快凝固,持续脉搏加快、血压降低,经补充血容量后血压仍不稳定,血红细胞计数、血红蛋白及血细胞比容持续下降,胸部 X 线显示胸腔大片阴影,则提示有活动性出血的可能,应积极做好开胸手术的术前准备。

(3)静脉补液:建立静脉通道,积极补充血容量和抗休克治疗;遵医嘱合理安排输注晶体和胶体溶液,根据血压和心肺功能状态等控制补液的量与速度。

2.术后护理

(1)病情观察:监测血压、脉搏、呼吸、体温及引流液变化,若发现有活动性出血的征象,应立即报告医师并协助处理;病情危重者,可监测中心静脉压(CVP)。

（2）维持呼吸功能。

1）密切观察呼吸形态、频率及呼吸音变化。

2）根据病情给予吸氧,观察血氧饱和度变化。

3）若生命体征平稳,可取半卧位,以利于呼吸。

4）协助患者叩背、咳痰,教会其深呼吸和有效咳嗽的方法,以清除呼吸道分泌物。

（3）并发症的护理:常见并发症为感染,其护理措施如下。

1）遵医嘱使用抗生素。

2）密切观察体温、局部伤口和全身情况的变化。

3）鼓励患者咳嗽、咳痰,保持呼吸道通畅,预防肺部并发症的发生。

4）在进行胸腔闭式引流护理过程中,严格遵循无菌操作原则,保持引流通畅,以防胸腔继发感染。

3.健康教育

（1）休息与营养:指导患者合理休息,加强营养,提高机体免疫力。

（2）呼吸功能锻炼:指导患者腹式呼吸及有效咳嗽的方法,教会其咳嗽时用双手按压患侧胸壁,以免切口疼痛。

（3）定期复诊:出现呼吸困难、高热等不适时及时就诊。

三、肋骨骨折

肋骨骨折是指肋骨的完整性和连续性中断,是最常见的胸部损伤。肋骨骨折可分为单根或多根骨折,同一肋骨也可有一处或多处骨折。肋骨骨折多见于第4～7肋,因其长而薄,最易折断;第1～3肋因较粗短,且有锁骨、肩胛骨及胸肌保护而较少发生骨折,但一旦骨折,常提示致伤暴力巨大;第8～10肋虽然长,但其前端肋软骨形成肋弓,与胸骨相连,弹性大,不易骨折;第11～12肋前端不固定而且游离,弹性也较大,故也较少发生骨折。

（一）病因

1.外来暴力

多数肋骨骨折为外来暴力所致。外来暴力又分为直接和间接两种。直接暴力是打击力直接作用于骨折部位,间接暴力则是胸部前后受挤压而导致的骨折。

2.病理因素

多见于恶性肿瘤发生肋骨转移的患者或严重骨质疏松者。此类患者可因咳嗽、打喷嚏或病灶肋骨处轻度受力而发生骨折。

（二）病理生理

单根或数根肋骨单处骨折时,其上、下仍有完整肋骨支撑胸廓,对呼吸影响不大;但若尖锐的肋骨断端内移刺破壁胸膜和肺组织,可导致气胸、血胸、皮下气肿、血痰、咯血等;若刺破肋间血管,尤其撕破动脉,可引起大量出血,致病情迅速恶化。

多根、多处肋骨骨折,尤其是前侧胸的肋骨骨折时,局部胸壁因失去完整肋骨的支撑而软化,可出现反常呼吸运动,又称为连枷胸,表现为吸气时软化区胸壁内陷,呼气时外凸。若软化区范围大,呼吸时双侧胸腔内压力不均衡,则可致纵隔左右扑动,影响换气和静脉血回流,导致体内缺氧和二氧化碳滞留,重者发生呼吸和循环衰竭。

(三)临床表现

1.症状

骨折部位疼痛,深呼吸、咳嗽或体位改变时加重;部分患者可有咯血。多根、多处肋骨骨折者可出现气促、呼吸困难、发绀或休克等。

2.体征

受伤胸壁肿胀,可有畸形;局部压痛;有时可触及骨折断端和骨摩擦感;多根、多处肋骨骨折者,伤处可有反常呼吸运动;部分患者可有皮下气肿。

(四)辅助检查

1.实验室检查

肋骨骨折伴血管损伤致大量出血者的血常规检查可示血红蛋白容量和血细胞比容下降。

2.影像学检查

胸部 X 线检查可显示肋骨骨折的断裂线或断端移位、血气胸等,但不能显示前胸肋软骨折断征象。

(五)治疗要点

1.闭合性肋骨骨折

(1)固定胸廓:目的是限制肋骨断端活动,减轻疼痛。可用多条胸带、弹性胸带或宽胶布条叠瓦式固定。

(2)止痛:必要时给予口服吲哚美辛、布洛芬、地西泮、可待因、曲马朵、吗啡等镇痛镇静药或中药三七片、云南白药等;也可用1%普鲁卡因做肋间神经阻滞或封闭骨折部位。

(3)处理合并症:处理反常呼吸。主要是牵引固定,即在伤侧胸壁放置牵引支架或用厚棉垫加压包扎,以减轻或消除胸壁的反常呼吸运动,促进患侧肺复张。

(4)建立人工气道:对有闭合性多根多处肋骨骨折、咳嗽无力、不能有效排痰或呼吸衰竭者,应实施气管插管或切开、呼吸机辅助呼吸。

(5)应用抗菌药物,预防感染。

2.开放性肋骨骨折

此类患者除经上述相关处理外,还需及时处理伤口。

(1)清创与固定:彻底清洁胸壁骨折处的伤口,缝合后包扎固定。多根、多处肋骨骨折者,清创后可用不锈钢丝对肋骨断端行内固定术。

(2)胸膜腔闭式引流术:用于胸膜穿破者。

(3)预防感染:应用敏感的抗菌药物。

(六)护理评估

1.健康史

(1)一般情况:患者的性别、年龄、职业、文化背景等。

(2)受伤史:了解患者受伤部位、时间、经过,暴力大小、方向,受伤后意识状况,是否接受过处理等。

(3)既往史:包括手术史、过敏史、用药史等。

2.身体状况

(1)局部:评估受伤部位及性质;有无开放性伤口;有无活动性出血,有无肿胀瘀血;骨折端是否外露;有无反常呼吸运动和纵隔扑动。

(2)全身:评估生命体征是否平稳,有无呼吸困难或发绀,有无意识障碍;有无咳嗽、咳痰,痰量和性质;有无咯血,咯血次数和量等。

(3)辅助检查:根据胸部X线等检查结果,评估骨折的部位、类型、数量;评估有无气胸、血胸或胸腔内其他脏器损伤。

(七)常见护理诊断/问题

(1)气体交换受损:与肋骨骨折导致的疼痛、胸廓运动受限、反常呼吸运动有关。

(2)疼痛:与胸部组织损伤有关。

(3)潜在并发症:肺部和胸腔感染。

(八)护理措施

1.维持有效气体交换

(1)现场急救:采取紧急措施对危及生命的患者给予急救。对于出现反常呼吸的患者,可用厚棉垫加压包扎以减轻或消除胸壁的反常呼吸运动,促进患侧肺复张。

(2)清理呼吸道分泌物,鼓励患者咳出分泌物和血性痰,对气管插管或切开者,应用呼吸机辅助呼吸者,加强呼吸道护理,包括吸痰和湿化。

(3)密切观察生命体征、神志、胸腹部活动以及气促、发绀、呼吸困难等情况,若有异常,及时报告医师并协助处理。

2.减轻疼痛

遵医嘱行胸带或宽胶布条固定,后者固定时必须由下向上叠瓦式固定,后起健侧脊柱旁,前方越过胸骨;遵医嘱应用镇痛、镇静剂或用1%普鲁卡因做肋间神经阻滞;患者咳痰时,协助或指导其用双手按压患侧胸壁。

3.预防感染

(1)密切观察体温,若体温超过38.5℃,应通知医师及时处理。

(2)鼓励并协助患者有效咳痰。

(3)对开放性损伤者,及时更换创面敷料,保持敷料洁净、干燥和引流管通畅。

(4)遵医嘱合理使用抗菌药物。

(赛晓丽)

第二节　脓胸的护理

脓胸是指脓性渗出液积聚于胸膜腔的化脓性感染。脓胸按病理发展过程分为急性脓胸、慢性脓胸;按致病菌的不同分为化脓性脓胸、结核性脓胸、特异病原性脓胸;按病变波及范围分为全脓胸、局限性脓胸。

一、病因与发病机制

(一)急性脓胸

致病菌多来自肺内感染病灶,常见的致病菌是金黄色葡萄球菌,其次是肺炎球菌、大肠杆菌等。致病菌进入胸膜腔途径如下。①直接由化脓病灶侵入或破入胸膜腔或因手术、外伤污染胸膜腔而感染;②经淋巴途径,如膈下脓肿、肝脓肿、化脓性心包炎等;③血源性播散,脓毒症时致病菌可经血液循环进入胸膜腔。

感染侵犯胸膜后,胸膜充血、水肿、渗出。早期渗出液含白细胞和纤维蛋白,呈浆液性。病情加重后,脓细胞及纤维蛋白增多,渗出液呈脓性。随后纤维蛋白沉积在脏、壁胸膜表面形成纤维素膜。

(二)慢性脓胸

慢性脓胸多由急性脓胸就诊太晚或未及时治疗、急性脓胸处理不当、脓腔内有异物存留使胸膜腔内感染难以控制、胸膜腔毗邻有慢性感染病灶、有特殊病原菌存在等原因引起。

随着病情发展,毛细血管及炎性细胞形成肉芽组织,纤维蛋白沉着在胸膜上机化形成致密的纤维板,构成脓腔壁,腔内有脓性沉淀物和肉芽组织。纤维板紧束肺组织,牵拉胸廓内陷,牵拉纵隔移向患侧,使肺的膨胀和胸廓的活动受限,从而影响呼吸功能。

二、护理评估

（一）健康史

评估患者胸部有无感染病灶、有无手术史及外伤史。

（二）身体状况

1.急性脓胸

常有高热、胸痛、气促、全身乏力、咳嗽、咳痰、胸闷等症状。体检患侧胸部语颤减弱，胸廓饱满，肋间隙增宽，叩诊浊音，脓气胸叩诊上部鼓音、下部浊音。听诊呼吸音减弱或消失。严重者出现发绀和休克。

2.慢性脓胸

有长期低热、食欲缺乏、消瘦、贫血、低蛋白血症等全身慢性感染中毒症状，有时还有胸部隐痛、气促、咳嗽、咳脓痰。体检患侧胸壁塌陷，气管向患侧移位，肋间隙变窄，呼吸运动受限，叩诊实音，呼吸音减弱或消失，脊柱侧弯，杵状指（趾）。

（三）辅助检查

1.急性脓胸

X线显示患侧胸膜腔有致密阴影。血白细胞计数及中性粒细胞比例增高。胸膜腔穿刺抽出脓液。

2.慢性脓胸

X线显示患侧胸膜腔有密度增高的阴影，患侧胸壁塌陷，气管移向患侧，肋间隙变窄，脊柱侧弯。血红蛋白、血细胞、血浆蛋白、白蛋白降低。

（四）治疗

1.急性脓胸

应用抗菌药控制感染，去除病因，加强全身支持治疗，胸膜腔穿刺或胸膜腔闭式引流排除脓液。

2.慢性脓胸

改善全身情况，消除中毒症状，纠正营养不良，积极对因治疗，必要时手术治疗以消灭脓腔，促使肺复张，恢复肺功能。

三、护理诊断及合作性问题

（一）低效性呼吸形态

与脓液压迫肺组织、纤维板束缚肺组织牵拉胸廓有关。

（二）体温过高

与感染有关。

（三）营养失调：低于机体需要量

与摄入不足、消耗增加有关。

四、护理目标

患者呼吸功能改善；体温恢复正常；营养状况改善。

五、护理措施

（一）非手术治疗护理及术前护理

1.心理护理

为患者提供好的治疗环境，给患者以宽松、愉快的感觉。与患者进行良好的沟通，关心体贴患者，动员其家属及亲友给患者心理、情感、经济上的支持，使患者能积极主动配合治疗，早日康复。

2.改善呼吸功能

（1）取半卧位，有利于呼吸和引流。

（2）指导训练患者有效咳嗽排痰，必要时行雾化吸入，保证呼吸道通畅，预防窒息。

（3）鼓励患者深呼吸、吹气球，促使肺膨胀，增加通气量。

（4）适当予以持续或间断吸氧。

3.维持正常的体温

高热者给予冷敷、乙醇擦浴等物理降温，鼓励患者多饮水，必要时遵医嘱进行药物降温。

4.加强营养

脓胸患者因长期感染和消耗，常有不同程度的营养不良。鼓励患者进食高蛋白、高热量、富含维生素的食物。根据口味与需要制订食谱，合理调配饮食，保证营养素的供给。必要时可给予少量多次输血、肠内或肠外营养支持。

（二）术后护理

1.胸膜纤维板剥脱术

术后易发生大量渗血，应严密观察患者的生命体征及引流液的量、颜色及性状。若血压下降、脉搏增快、尿量减少、烦躁不安且出现贫血貌或胸膜腔闭式引流2～3小时内，每小时引流量大于200mL且呈鲜红色，应立即通知医师，遵医嘱及时输血输液，酌情使用止血药，必要时做好再次手术止血的准备。

2.胸廓成形术

患者术后用厚棉垫、胸带加压包扎，在胸廓下垫硬枕或加沙袋1～3kg压迫，以控制反常呼吸。经常检查，随时调整包扎的松紧度。

3.做好胸腔引流的护理

保持引流通畅,彻底排出胸膜腔的积液以减轻患者的中毒症状。急性脓胸患者如能及时彻底排除脓液,使肺膨胀,脓腔闭合,一般可治愈。急性脓胸可每日或隔日一次行胸腔穿刺抽脓,脓液过多者,应分次抽吸,每次抽脓量不超过 1000mL。若脓液稠厚不易抽出或抽出后脓液不见减少,患者症状无明显改善,宜及早行胸膜腔闭式引流术。

六、健康教育

(1)为保证有效的引流,采取半卧位。

(2)指导患者进食高蛋白、高热量、富含维生素的食物,增强机体抵抗力。

(3)正确的康复训练。胸廓成形术后,由于手术破坏胸背部肌群及肋间肌,易导致脊柱侧弯及手术侧肩关节运动障碍。手术后第一天开始指导患者上肢的屈伸、抬高上举、旋转等运动。坚持练习头部前后左右回旋运动、上半身的前屈及左右弯曲运动,使之尽快恢复到健康时的水平。

(李明珍)

第三节　胆道疾病的护理

一、胆道的解剖生理概要

胆道系统分为肝内和肝外两大系统,包括肝内胆管、肝外胆管、胆囊以及奥迪括约肌等。胆道系统起于肝内毛细胆管,开口于十二指肠乳头。胆道系统具有分泌、储存、浓缩和输运胆汁的功能,对胆汁进入十二指肠起着非常重要的调节作用。

二、胆石症

胆石症指发生在胆囊和胆管的结石,是胆道系统的常见病、多发病,随着年龄增长发病率增高,女性发病率高于男性。胆囊结石多于胆管结石。

(一)病因与发病机制

胆石的形成与胆汁淤积、胆道内细菌感染和胆汁成分改变有关。脂类代谢异常可引起胆汁内胆盐、胆固醇、卵磷脂三者比例失调,使胆固醇呈过饱和状态而析出成为结石,称为胆固醇结石;胆道感染时,特别是大肠杆菌产生的 β-葡萄糖酸酶使可溶性的结合性胆红素水解为非水溶性的游离胆红素,后者能与钙结合,并以细菌、虫卵、炎症坏死组织的碎屑为结石的核心,沉淀为结石,称为胆色素结石;既有胆固醇沉积又有胆色素沉积形成的结石,称为混合性结石。

（二）护理评估

1.健康史

（1）胆囊结石：多见于中年妇女，尤其是肥胖和多次妊娠者，多有反复发作的病史。进食油腻高脂饮食往往是疾病发作的诱因。应注意询问是否出现过寒战、高热、黄疸及有无胰腺炎发作病史。了解患者有无暴饮暴食或进食油腻食物，有无胆道感染史等。

（2）肝内胆管结石：多与肝内感染、胆汁淤积、胆管变异、胆道蛔虫等因素有关，肝外胆管结石可原发于胆道，也可由胆囊结石和肝内胆管结石排出至胆总管，另外胆道蛔虫也可导致肝外胆管结石。应注意询问患者有无胆道感染、胆道蛔虫、胆囊结石病史。

2.身体状况

（1）胆囊结石：可无任何表现，也可表现为剧烈胆绞痛。常在饱餐、进油腻食物后或夜间发作，表现为右上腹阵发性绞痛，疼痛常放射至右肩或右背部，伴恶心、呕吐等，可有畏寒和发热，部分患者可有轻度黄疸。右上腹有压痛、反跳痛和肌紧张，墨菲征阳性，可在右上腹触及肿大的胆囊。如大网膜粘连包裹形成胆囊周围炎性团块时，则右上腹肿块界限不清，活动度受限；胆囊壁发生坏死、穿孔，则出现弥散性腹膜炎的体征。

（2）胆管结石：临床表现取决于胆道有无梗阻、感染及其程度。结石阻塞胆管并继发感染时可导致典型的胆管炎症状，即腹痛、寒战高热和黄疸，称为查科三联征。

1）腹痛：位于剑突下或右上腹部，呈阵发性、刀割样绞痛或持续性疼痛阵发性加剧，疼痛向右后肩背部放射，伴有恶心、呕吐。主要是结石嵌顿于胆总管下端或壶腹部，刺激胆管平滑肌，引起奥迪括约肌痉挛所致。

2）寒战、高热：胆管梗阻并发感染后，脓性胆汁和细菌逆流引起的全身中毒症状，发生在腹痛后，体温可高达 $39\sim40℃$，呈弛张热。

3）黄疸：胆管梗阻后胆红素逆流入血所致。黄疸的程度取决于梗阻的程度及是否并发感染。若结石梗阻不完全或有松动，则黄疸程度减轻，呈波动性。

4）消化道症状：多数患者有恶心、腹胀、嗳气、厌油腻食物。

5）单纯性肝内胆管结石梗阻或感染时症状无或较轻；范围较大与肝外胆管并存时可有肝外胆管结石的症状；引起脓肿时可出现慢性感染征象。

3.心理—社会状况

（1）患者是否因症状的反复发作和并发症的出现而感到焦虑，当症状明显或被告知手术时，患者是否感到恐惧。

（2）胆道结石患者可能多次手术治疗仍不能痊愈，而且经济负担加重，是否出现对治疗信心不足,甚至表现出不合作的态度。

(3)家庭成员能否提供足够的心理和经济支持。

(4)患者及其家属对胆石症的治疗和预防知识的了解程度。

4.辅助检查

(1)实验室检查:并发感染时,白细胞计数及中性粒细胞比例明显升高;肝细胞损害时,血清转氨酶和碱性磷酸酶增高。血清胆红素、尿胆红素升高,尿胆原降低或消失,粪中尿胆原减少。

(2)B超检查:胆囊结石显示胆囊增大和结石影像。胆管结石显示胆管内有结石影,近段扩张。

(3)其他检查:必要时可行 PTC、ERCP 检查,了解结石的部位、数量、大小和胆管梗阻的部位等。

5.治疗

(1)胆囊结石。

1)手术治疗:手术切除病变的胆囊,目前多采用腹腔镜胆囊切除术。手术时机最好在急性发作后缓解期。

2)非手术治疗:对症状较轻或不能耐受手术者,可采取溶石或排石等。

(2)胆管结石。

1)急诊手术:积极抗炎利胆治疗1~2天后病情仍恶化,黄疸加深,胆囊肿大,明显压痛,出现腹膜刺激征或出现雷诺五联征者应立即行胆总管切开取石及引流术。

2)择期手术:适用于慢性患者。

胆管结石的治疗原则是清除结石及解决因反复胆道感染及因此引起的胆道狭窄及肝脏病变。手术方法如下:①胆囊切除并胆总管切开取石加 T 形管引流术,适用于单纯胆总管结石;②奥迪括约肌成形术,适用胆总管下端结石嵌顿或开口狭窄者;③肝胆管与空肠 Roux-en-Y 吻合术,适用于肝内外胆管结石、复发或残留结石,肝内胆管狭窄者;④肝叶切除,适用于肝内结石造成某叶或段组织萎缩者;⑤胆总管十二指肠吻合术,目前少用。

3)采用纤维胆道镜微创手术。

(三)护理诊断

1.焦虑或恐惧

与病情的反复或加重,担忧手术效果及预后,生活方式和环境的改变等因素有关。

2.舒适的改变

腹痛、瘙痒等,与胆道结石、蛔虫、感染等有关。

3.体温过高

与胆道感染、手术后合并感染有关。

4.营养失调

低于机体需要量与肝功能损害、营养素摄入不足、消化吸收障碍有关。

5.有 T 形管引流异常的危险

与 T 形管的脱出、扭曲、阻塞、逆行感染等因素有关。

6.潜在并发症

肝功能障碍、体液平衡紊乱、肝脓肿、急性胰腺炎、胆管狭窄、残留结石、休克、出血、胆漏等。

7.知识缺乏

缺乏保健及康复知识。

(四)护理目标

(1)患者心理负担减轻,信心增强。

(2)患者腹痛、瘙痒等症状得到缓解。

(3)患者的体温恢复正常。

(4)患者的营养状况得到改善。

(5)保持 T 形管引流正常。

(6)患者未发生并发症或并发症能得到及时发现和处理。

(7)患者能叙述胆石症的保健及康复知识。

(五)护理措施

1.手术前护理

(1)心理护理:胆道疾病的检查方法复杂,治疗后也易复发,要鼓励患者说出自己的想法,消除其焦虑、恐惧及紧张心理,增强恢复健康的信心;向患者讲解医院的环境和病房的管理,及时与家属沟通,使患者能愉快地接受治疗;对危重患者及不合作者,要专人护理,关心体贴。

(2)病情观察:密切观察患者病情变化,若出现寒战、高热、腹痛加重、腹痛范围扩大等应考虑病情加重,要及时报告医生,积极进行处理。

1)生命体征及神志变化:胆道感染时,体温升高,呼吸、脉搏增快。此时应每 4 小时测量并记录体温、脉搏、呼吸、血压。如果血压下降,神志改变,说明病情危重,可能有休克发生。

2)腹部症状、体征变化:观察腹痛的部位、性质,有无诱因及持续的时间,注意黄疸及腹膜刺激征的变化,观察有无胰腺炎、腹膜炎、急性重症胆管炎的发生。

3)及时了解实验室检查结果。

（3）缓解疼痛。

1）针对患者疼痛的部位、性质、程度、诱因、缓解和加重的因素，有针对性地采取措施以缓解疼痛。先用非药物缓解疼痛的方法止痛，必要时遵医嘱应用镇痛药物，并评估其效果。

2）指导患者卧床休息，采取舒适卧位。

（4）改善和维持营养状态。

1）入院后即准备手术者，禁食、休息，并积极补充液体和电解质，以维持水、电解质及酸碱平衡。非手术治疗者根据病情决定饮食种类。

2）营养不良会影响术后伤口愈合，应给予高蛋白、高糖、高维生素、低脂的普通饮食或半流质饮食。不能经口饮食或进食不足者，可经胃肠外途径补充足够的热量、氨基酸、维生素、电解质，以维持患者良好的营养状态。

（5）对症护理。

1）黄疸患者皮肤瘙痒时，可外用炉甘石洗剂止痒，温水擦浴。

2）高热时物理降温。

3）胆绞痛发作时，按医嘱给予解痉、镇静和止痛药物，常用哌替啶 50mg、阿托品 0.5mg 肌内注射，但勿使用吗啡，以免胆道下端括约肌痉挛，使胆道梗阻加重。

4）有腹膜炎者，执行腹膜炎有关非手术疗法护理。

5）重症胆管炎者应加强休克的护理。

（6）并发症的预防。

1）拟行胆肠吻合术者，术前 3 日口服卡那霉素、甲硝唑等，术前 1 日晚行清洁灌肠，观察药物疗效及不良反应。

2）肌内注射维生素 K_1 10mg，每日 2 次。纠正凝血功能障碍，应观察其疗效及有无不良反应。

2.术后护理

（1）病情观察。

1）生命体征：注意心率和心律的变化。术后患者意识恢复慢时，注意有无因肝功能损害、低血糖、脑缺氧、休克等所致的意识障碍。

2）观察、记录有无出血和胆汁渗漏：包括量、速度、有无休克征象。胆道手术后易发生出血，出血量小时，表现为大便潜血或柏油样大便；量大时，可导致出血性休克。若有发热和严重腹痛，可能为胆汁渗漏引起的胆汁性腹膜炎，需立即报告医生处理。

3）黄疸程度、消退情况：观察和记录大便的颜色，检测胆红素的含量，了解胆汁是否流入十二指肠。

（2）T 形引流管护理：胆总管探查或切开取石术后，在胆总管切开处放置 T 形管做引流。其主要目的如下：①引流胆汁和减压，防止因胆汁排出受阻导致胆总管内压力增高、胆汁外漏而引起胆汁性腹膜炎；②引流残余结石，使胆道内残余结石，尤其是泥沙样结石通过 T 形管排出体外；③支撑胆道，防止胆总管切口处瘢痕性狭窄、管腔变小、粘连狭窄等；④经 T 形管溶石或造影等。

护理措施包括如下几项。

1)妥善固定，严格无菌：患者更换体位或活动时以及帮患者更换床单、更换敷料时，应防止 T 形管牵拉脱落。每日更换一次外接的连接管和引流瓶，更换时应注意无菌操作。

2)保持引流管通畅：如观察到胆汁突然减少，应注意是否有泥沙样结石或蛔虫堵塞，引流管是否扭曲受压。如有阻塞可用手由近向远挤压引流管或用少量无菌生理盐水缓慢冲洗，切勿用力推注。

3)观察并记录胆汁的量及性状：胆汁引流一般每天为 300～700mL(恢复饮食之初可较多)，引流液呈深绿色或棕黄色，较清晰无沉淀。量过少可能为 T 形管堵塞或肝功能衰竭所致；量过多可能是胆总管下端仍有梗阻；若胆汁颜色过淡、过于稀薄，表示肝功能不佳；若胆汁浑浊，提示有感染；若有泥沙结石流出，提示有肝内胆管结石。

4)拔管：一般术后 12～14 天，无特殊情况，可以拔管。拔管指征如下：黄疸消退，无腹痛、发热，大便颜色正常；胆汁引流量逐渐减少，颜色呈透明金黄色，无脓液、结石，无沉渣及絮状物，就可以考虑拔管。拔管前先在饭前、饭后各夹管 1 小时，拔管前 1～2 天全天夹管，如无腹痛、腹胀、发热及黄疸等症状，说明胆总管通畅，可拔管。拔管前还要在 X 线下经 T 形管胆道造影，造影后必须立即接好引流管，继续引流 2～3 天，以引流造影剂，减少造影后反应和继发感染，如情况正常，造影后 2～3 天即可拔管。拔管后局部伤口用凡士林纱布堵塞，1～2 天会自行封闭。一周内继续观察患者腹痛、体温及黄疸情况，警惕有无胆汁外漏甚至发生腹膜炎等。

(六)护理评价

(1)患者焦虑情绪是否得到解除，能否积极配合治疗和护理。

(2)患者腹痛、瘙痒等症状是否得到缓解。

(3)患者的体温是否恢复正常。

(4)患者营养状况是否得到改善。

(5)T 形管引流是否正常。

(6)患者是否发生肝功能障碍、体液平衡紊乱、肝脓肿、急性胰腺炎、胆管狭窄、残留结石、休克、出血、胆漏等并发症；若发生上述情况，能否得到及时的治疗。

(7)患者对防治胆石症的知识是否了解。

（七）健康指导

（1）胆道手术后患者应注意养成正确的饮食习惯，进低脂易消化食物，宜少量多餐、多饮水。平时宜低脂肪饮食。向患者及其家属介绍有关胆道疾病的书籍，并能使他们初步掌握基本的卫生科普知识，对健康有正确的认识。

（2）告诫患者结石复发率高，出现腹痛、发热、黄疸时应及早来院治疗。

（3）进行 T 形管留置者的家庭护理指导。应避免举重物或过度活动，防止 T 形管脱出。尽量穿宽松柔软的衣服，避免盆浴。淋浴时可用塑料薄膜覆盖置管处。敷料一旦浸透应更换。保持置管周围皮肤及伤口清洁干燥。指导患者及其家属每天同一时间倾倒引流液，观察记录引流液量及性状。若有异常或 T 形管脱出或突然无液体流出时，应及时就医。

（4）对于肝内胆管结石、手术后残留结石或反复手术治疗的患者，教育家属配合治疗和护理工作，给患者最好的心理支持，鼓励患者树立战胜疾病的信心。

三、急性胆囊炎

急性胆囊炎是胆囊管梗阻和细菌感染引起的急性胆囊炎症。约 95％ 以上的患者有胆囊结石，称结石性胆囊炎；约 5％ 的患者无胆囊结石，称非结石性胆囊炎。

（一）病因及发病机制

1.胆囊管梗阻

多由结石引起。当胆囊管突然梗阻，存留在胆囊内的胆汁排出受阻、淤滞、浓缩、高浓度的胆盐可损伤胆囊黏膜，引起急性炎症改变，结石嵌顿也可直接损伤黏膜引起炎症反应。当胆囊内已有细菌存在时，则胆囊的炎症过程将加快并加重。

2.细菌感染

细菌主要通过胆道逆行进入胆囊，也可经血液或淋巴途径进入，在胆汁流出不畅时引起感染。主要致病菌为革兰阴性杆菌，常合并厌氧菌感染。

3.多因素相互作用

如严重创伤、烧伤、长期胃肠外营养或大手术后等，胆囊内胆汁淤滞和缺血可能是发病的原因。

（二）病理生理

急性胆囊炎开始时均有胆囊管的梗阻，胆囊管梗阻使胆汁淤积，胆囊内压增高，胆囊肿大，黏膜充血水肿、渗出增多，此时为急性单纯性胆囊炎，若梗阻未解除或炎症未控制，病变波及胆囊壁全层，胆囊壁充血、水肿加重，出现瘀斑或脓苔，部分黏膜坏死脱落，甚至浆膜也有纤维素和脓性渗出物，即为急性化脓性胆囊炎；若梗阻仍未解除，胆囊内压力继续升高，胆囊壁血管受压导致血液循环障碍，整个胆囊呈片状缺血坏死，即为急性坏疽性胆囊炎；坏疽性胆囊炎常并发胆囊穿孔。

（三）身体状况

1.症状

①腹痛:常于饱餐、进油腻食物后或在夜间发作。典型的表现为突发性右上腹剧烈绞痛,阵发性加重,常向右肩背部放射。②消化道症状:常伴恶心、呕吐、食欲减退、腹胀、腹部不适等消化道症状。③发热:如胆囊积脓、坏疽、穿孔,常表现为畏寒、发热。

2.体征

墨菲征阳性。右上腹部可有压痛和肌紧张。若胆囊穿孔,则出现急性弥散性腹膜炎症状和体征。

（四）辅助检查

1.实验室检查

血常规可见白细胞计数升高,中性粒细胞比例升高。部分患者可有血清转氨酶、碱性磷酸酶、血清胆红素增高。

2.影像学检查

B超检查显示胆囊增大、壁厚,大部分可探及胆囊内有结石光团。CT、MRI可协助诊断。

（五）处理原则

主要治疗措施为手术。

1.非手术治疗

包括禁食、胃肠减压、补液;解痉、止痛;应用抗生素控制感染。

2.手术治疗

①胆囊切除术:胆囊炎症较轻者可采用腹腔镜胆囊切除术(LC),急性化脓性、坏疽穿孔性胆囊炎可采用开腹胆囊切除术。②胆囊造口术:患者情况极差,不能耐受胆囊切除术者,可先行胆囊造口术减压引流。③超声或CT引导下经皮经胆囊穿刺引流术:适用于病情危重不宜手术的化脓性胆囊炎患者。

四、慢性胆囊炎

慢性胆囊炎是胆囊持续的反复发作的炎症过程。超过90%的患者有胆囊结石。

（一）病理生理

由于胆囊受炎症和结石的反复刺激,胆囊壁炎性细胞浸润和纤维组织增生,胆囊壁增厚,可与周围组织粘连,最终胆囊萎缩,完全失去其生理功能。

（二）身体状况

临床表现常不典型,多数患者有典型胆绞痛史。表现为腹胀不适、厌食油腻,嗳气等消化不良症状及右上腹和肩背部隐痛。体检示右上腹轻压痛。

（三）辅助检查

B超检查显示胆囊壁增厚，胆囊缩小或萎缩，排空功能减退或消失，常伴有胆囊结石。

（四）处理原则

临床症状明显，并伴有胆囊结石者应行胆囊切除术。

五、急性梗阻性化脓性胆管炎

急性梗阻性化脓性胆管炎（AOSC）又称为急性重症胆管炎。其发病基础是胆道梗阻及细菌感染。最常见的梗阻原因是胆管结石，其次是蛔虫和胆管狭窄。患者多有胆道疾病和胆道手术史。胆道梗阻时，胆盐不能进入肠道，易造成细菌移位致急性化脓性炎症。细菌感染的途径为经十二指肠逆行进入胆道或经门静脉系统入肝到达胆道。

（一）病理生理

AOSC的基本病理变化是胆管梗阻和胆管内化脓性感染。胆管梗阻及随之而来的感染引起梗阻以上胆管扩张、黏膜肿胀，梗阻进一步加重并趋向完全性；胆管内压力升高，胆管壁充血、水肿，黏膜糜烂，形成溃疡，胆管内充满脓性胆汁；胆道内压力继续升高，当超过 $30cmH_2O$ 时，胆管内细菌和毒素即可逆行入肝窦，引起严重的脓毒血症、感染性休克，甚至多器官功能障碍综合征（MODS）。

（二）护理评估

了解患者的年龄、性别、职业、居住地及饮食习惯。既往有无类似疾病发作史，治疗及检查情况。

（三）身体状况

患者多有胆道疾病史或胆道手术史。起病急骤，病情进展快。临床表现除具有一般胆道感染的查科三联征（腹痛、寒战高热、黄疸）外，还可出现休克中枢神经系统抑制的表现，称雷诺五联征。患者为突发性剑突下或右上腹部胀痛或绞痛，继之寒战高热伴恶心、呕吐。若病情继续发展，多数患者可出现黄疸，但若为一侧肝内胆管阻塞，可不出现黄疸。近半数患者很快出现神经系统症状，如神志淡漠、烦躁、谵妄或嗜睡、神志不清，甚至昏迷，严重者可在短期内出现代谢性酸中毒、感染性休克的表现。若不及时救治可在短期内迅速死亡。

（四）辅助检查

1.实验室检查

白细胞计数升高，可超过 $20×10^9/L$，中性粒细胞比例明显升高。肝功能出现不同程度损害，凝血酶原时间延长。

2.影像学检查

B超检查显示肝和胆囊肿大,肝内、外胆管扩张,胆管内有结石光团。CT、内镜逆行胰胆管造影(ERCP)可协助诊断。

(五)心理—社会状况

1.心理承受能力

患者对本次发病的心理状态,有无因反复发作而焦虑、烦躁等。

2.家庭支持状况

家庭的经济承受能力及支持程度。

3.认识程度

患者对疾病的发展,治疗、护理措施及术后康复知识的了解程度。

(六)处理原则

急性梗阻性化脓性胆管炎紧急手术解除胆道梗阻,及时而有效地降低胆道压力。

1.非手术治疗

非手术治疗既是治疗的手段,又是术前准备措施。①联合应用足量有效的广谱抗生素;②纠正水、电解质及酸碱平衡失调;③恢复血容量,纠正休克;④应用糖皮质激素、血管活性剂,改善通气功能;⑤对症给予解痉、止痛剂,应用维生素 K 等处理。

2.手术治疗

首要目的在于抢救患者生命,手术应力求简单有效。常采用胆总管切开减压、取石、T 形管引流。

3.胆管减压引流

常用方法有经皮经肝胆管引流(PTCD)经内镜鼻胆管引流术(ENBD),当胆囊肿大时,也可行胆囊穿刺置管引流。

(七)护理诊断

1.急性疼痛

与结石突然嵌顿、胆囊或胆管强烈收缩及继发感染有关。

2.体液不足

与呕吐、禁食、胃肠减压及感染性休克等有关。

3.体温过高

与胆道感染有关。

4.营养失调:低于机体需要量

与呕吐、进食减少或禁食、应激消耗等有关。

5.潜在并发症

胆囊穿孔、胆道出血、胆瘘、多器官功能障碍或衰竭等。

(八)护理措施

1.术前护理

(1)病情观察:观察生命体征、神志及尿量的变化,观察腹部症状及体征变化,若出现寒战、高热、腹痛加剧、腹痛范围扩大、血压下降、意识障碍等,应及时报告医生,并配合抢救及治疗。

(2)缓解疼痛:嘱患者卧床休息,取舒适的体位;指导患者进行有节律的深呼吸,以达到放松和减轻疼痛的目的。对诊断明确且疼痛剧烈者,遵医嘱给予解痉、镇静和止痛,常用哌替啶 50mg、阿托品 0.5mg 肌内注射,但要注意不要使用吗啡,以免造成奥迪括约肌收缩,增加胆道压力。

(3)维持体液平衡。

1)加强观察:严密监测生命体征及循环状况,如血压、脉搏、每小时尿量,准确记录 24 小时出入液量。

2)补液扩容:有休克者,应迅速建立静脉通道,尽快恢复血容量;必要时应用血管活性药物,以改善和保证组织器官的血液灌注。

3)纠正水、电解质及酸碱平衡失调,根据病情、中心静脉压及每小时尿量等,遵医嘱补液,合理安排输液顺序和速度,维持水、电解质及酸碱平衡。

(4)降低体温:根据患者体温升高的程度,采用温水擦浴、冰敷等物理降温或药物降温。遵医嘱应用抗生素控制感染,使体温恢复正常。

(5)维持营养状态:病情轻者可给予清淡饮食。病情严重需要禁食和胃肠减压者,可经肠外营养途径补充足够的热量、氨基酸、维生素、水、电解质等,维持良好的营养状态。

(6)心理护理:解释各种治疗的必要性、手术方式、注意事项;鼓励患者表达自身感受。剧烈的疼痛和病情恶化常给患者心理造成很大的恐惧,用亲切适当的语言予以安慰、鼓励,并教会患者自我放松的方法;针对个体情况进行针对性心理护理;鼓励患者家属和朋友给予患者关心和支持。

2.术后护理

同胆石症患者术后护理,急性梗阻性化脓性胆管炎患者仍需严密观察病情变化,继续积极抗休克治疗。

3.健康指导

指导患者宜进低脂、高热量、高维生素、易消化饮食,如出现发热、腹痛、黄疸等情况,及时来医院就诊。

六、胆道蛔虫症

胆道蛔虫症指肠道蛔虫上行钻入胆道所引起的一系列临床症状,是常见的外科急腹症之一。该病多见于青少年和儿童。以往农村发病率明显高于城市,随着生活环境、卫生条件改善和防治工作的开展,本病的发生率已明显下降。

(一)病因与发病机制

蛔虫常寄生在人体小肠中下段内,有钻孔的习性,喜碱性环境,但机体高热、饥饿、恶心呕吐、腹泻和妊娠等因素可引起胃肠道功能紊乱或驱虫不当,胃酸度降低时,成虫因寄生环境的变化而上窜入胆道引起本病。

(二)护理评估

1.健康史

了解患儿发病前有无便虫史和驱虫不当史;有无胃肠道功能紊乱史;有无便、吐蛔虫史。

2.身体状况

本病的特点是剧烈的腹部绞痛与不相称的轻微腹部体征,即症状与体征不符。

(1)症状:突发性剑突下阵发性"钻顶样"绞痛,可向右肩背部放射。发作时患者辗转不安,全身大汗,疼痛异常,可伴恶心、呕吐,有时可呕出蛔虫。疼痛可突然缓解,间歇期宛如正常人。合并胆道感染时,出现胆管炎症状,严重者表现为重症型胆管炎。

(2)体征:腹部柔软,剑突下或稍偏右有轻度深压痛,无反跳痛及肌紧张。

3.心理—社会状况

(1)患者对突发的剧烈腹痛是否感到紧张和恐惧。

(2)患者是否配合医护人员的检查和治疗。

(3)患者及其家属对胆道蛔虫症防治知识的了解程度。

4.辅助检查

(1)实验室检查:血白细胞计数和嗜酸性粒细胞比例可增多;粪便及十二指肠引流液中有虫卵。

(2)影像学检查:首选 B 超,可见胆总管略扩张,有虫体。内镜下逆行性胰胆管造影术(ERCP)也可用于检查胆总管下端的蛔虫。

5.治疗要点及反应

(1)非手术治疗:具体如下。

1)解痉止痛:应用解痉剂阿托品或山莨菪碱,必要时可注射哌替啶。

2)利胆驱虫:除中药(乌梅汤)外,常用 33%硫酸镁、哌嗪、阿苯达唑等药物,氧气驱虫也常有效。驱虫最好在症状缓解期进行,选用左旋咪唑等。

3)抗感染:应用甲硝唑、庆大霉素等药物。

4)ERCP:通过 ERCP 观察,如蛔虫有部分留在胆道外,可用取石钳将虫体取出。

(2)手术治疗:手术切开胆总管探查、取虫和引流。胆囊炎多为继发的,一般无须手术切除。应注意手术中和手术后驱虫治疗,防止胆道蛔虫症复发。

(三)护理诊断

1.疼痛

与蛔虫刺激导致奥迪括约肌痉挛有关。

2.知识缺乏

缺乏饮食卫生保健知识。

(四)护理目标

(1)患者疼痛能得到及时缓解。

(2)患者及其家属能叙述饮食卫生保健知识。

(五)护理措施

1.减轻或控制疼痛

(1)卧床休息:协助患者卧床休息和采取舒适体位,指导患者进行有节律的深呼吸,达到放松和减轻疼痛的目的。

(2)解痉止痛:遵医嘱通过口服或注射等方式给予解痉或止痛药,以缓解疼痛。

2.对症处理

如患者有呕吐,应做好呕吐护理,大量出汗时应及时协助患者更衣。手术者按胆总管探查及 T 形管引流术后的护理措施进行护理。

(六)护理评价

(1)患者疼痛是否得到及时缓解。

(2)患者及其家属是否能正确叙述饮食卫生保健知识。

(七)健康指导

1.养成良好的饮食及卫生习惯

不喝生水,蔬菜要洗净煮熟,水果要洗净或削皮后吃,饭前便后要洗手。

2.正确服用驱虫药

应于清晨空腹或晚上睡前服用,服药后注意观察大便中是否有蛔虫卵排出。

(柳素云)

第四节　胰腺炎的护理

一、急性胰腺炎

(一)病因病理

1.病因

(1)梗阻因素:本病最常见的原因。由于胆总管与主胰管共同通路,梗阻使胆汁可逆流入胰管,使胰酶活化。引起梗阻最常见的原因为胆道疾病,如胆总管下端结石、胆道蛔虫症、十二指肠乳头水肿、奥迪括约肌痉挛、壶腹部狭窄等,以上原因引起的胰腺炎,又称为胆源性胰腺炎;此外还有胰管梗阻、胰管结石、肿瘤或十二指肠梗阻等。

(2)酒精中毒和暴饮暴食。

(3)十二指肠液反流:十二指肠内的压力增高时,反流到胰管内,其中的肠激酶等物质可激活胰液中的各种酶,从而引起急性胰腺炎。

(4)创伤:上腹部损伤或手术可直接或间接损伤胰腺组织。

(5)其他:特异性感染性疾病、药物因素、高脂血症、高钙血症等,有少数患者最终因找不到明确的发病原因,被称为特发性急性胰腺炎。

2.病理

本病的发展是胰腺分泌产物(主要是胰酶)自体消化的过程。急性胰腺炎的基本病理改变是水肿、出血和坏死。出血坏死性胰腺炎和严重的水肿性胰腺炎可继发多种并发症,如休克、化脓性感染、急性肾功能衰竭、急性呼吸窘迫综合征、多器官功能衰竭等。临床分型如下所述。

(1)水肿性胰腺炎(轻型):主要表现为腹痛、恶心、呕吐,腹膜炎体征,血和尿淀粉酶增高,经治疗后短期内可好转,病死率很低。

(2)出血坏死性胰腺炎(重型):除上述症状、体征继续加重外,高热持续不退,黄疸加深,神志模糊和谵妄,高度腹胀,血性或脓性腹水,两侧腰部或脐周出现青紫瘀斑,胃肠出血、休克、急性肾功能衰竭。病死率较高。但需注意个别重症出血坏死性胰腺炎患者早期临床表现不典型。局部并发症有胰腺坏死、急性胰腺假囊肿和胰腺脓肿。

(二)临床表现及辅助检查

1.临床表现

(1)腹痛:主要临床症状。腹痛剧烈,胰头以右上腹腹痛为主,向右肩部放射;胰体部以上腹部正中腹痛为主;胰体尾部以左上腹腹痛为主,向左肩部放射;累及全胰呈腰带状疼痛,向腰背部放射。腹痛为持续性并有阵发性加重。

(2)恶心、呕吐:剧烈而频繁,呕吐后腹痛不缓解为其特点。

(3)腹膜炎体征:水肿性胰腺炎时,压痛只限于上腹部,常无明显肌紧张;出血坏死性胰腺炎压痛明显,并有肌紧张和反跳痛,范围较广泛或漫及全腹。

(4)腹胀:初期为反射性肠麻痹,严重时可由腹膜炎、麻痹性肠梗阻导致。

(5)手足抽搐:为血钙降低所致。

(6)休克:多见于急性出血坏死性胰腺炎。

(7)其他:体温增高为感染和组织坏死所致;胆总管下端有结石、胆管炎或胰头肿胀压迫胆总管时可出现轻度黄疸;严重患者可出现休克;少数患者可在腰部出现青紫色斑(格雷-特纳征)或脐周围蓝色改变(卡伦征)。

2.辅助检查

(1)胰酶测定:目前常测定血、尿的淀粉酶和血清脂肪酶。血清淀粉酶值在发病后 3~12 小时开始升高,24~48 小时达高峰,2~5 天后恢复正常。但应注意,淀粉酶的高低与病变的轻重不一定成正比,胰腺广泛坏死后,淀粉酶生成减少,血、尿淀粉酶均不升高。

(2)血清脂肪酶测定:正常值 23~300U/L,发病后 24 小时开始升高,持续 5~10 天超过 1Cherry-Crandall 单位或 1.5Comfort 法单位有诊断价值。因其下降迟,对较晚就诊者测定其值有助诊断。

(3)血清钙下降:在发病后 2 天血钙开始下降,4~5 天后尤为显著,重型者可降至1.75mmol/L(7mg/dL)以下,提示病情严重,预后不良。

(4)血清正铁血红蛋白:重症患者常于起病后 12 小时出现,在重型急性胰腺炎患者该指标为阳性,水肿性胰腺炎患者该指标为阴性。

(5)实验室检查:白细胞计数增多(大于 $16×10^9/L$),血红蛋白和血细胞比容降低,血糖升高(大于 11.1mmol/L),血钙降低(低于 2.0mmol/L),PaO_2 低于8.0kPa(60mmHg),血尿素氮或肌酐增高。

(6)B 超和 CT:可以明确胰腺病变的性质、部位和范围,有无胰腺外浸润及范围、程度,定期 CT 检查可以观察病变演变的情况。

(三)治疗要点

根据病情轻重选择治疗方法。一般认为,水肿性胰腺炎可采用非手术疗法;出血坏死性胰腺炎,尤其合并感染者可采用手术疗法;胆源性胰腺炎大多需要手术治疗,以解除病因。

1.非手术疗法

(1)禁饮食与持续胃肠减压,严密观察和监测。

(2)减少胰腺的分泌:奥曲肽、施他宁能有效抑制胰腺的外分泌功能。西咪替丁也能间接抑制胰腺的外分泌。

（3）抗休克、补充液体、加强营养支持。

（4）抗生素应用：常用环丙沙星、甲硝唑等。

（5）解痉止痛：常用的药物有山莨菪碱、阿托品、哌替啶等。

（6）腹腔灌洗：通过腹腔或盆腔的置管、灌洗、引流，可以将含有大量胰酶及有害物质的腹腔渗出液稀释并排出体外。

2.手术疗法

清除胰腺及其周围坏死组织、充分引流，术后进行灌洗以继续引流坏死组织和渗液。手术指征如下：①胰腺坏死继发感染；②虽经保守治疗，临床症状继续恶化；③胆源性胰腺炎；④重症胰腺炎，合并多器官功能衰竭不易纠正；⑤病程后期合并肠瘘或胰腺假性囊肿；⑥不能排除其他外科急腹症。

（四）主要护理问题

1.急性疼痛

与胰腺及周围组织炎症、胆道梗阻有关。

2.体温过高

与胰腺坏死、继发感染或并发胰腺脓肿有关。

3.有体液不足的危险

与呕吐、禁食、胃肠减压、急性出血等有关。

4.营养失调——低于机体需要量

与呕吐、禁食、胃肠减压等有关。

5.焦虑

与患者剧烈腹痛、病情进展急骤、对疾病认识不足有关。

6.潜在并发症

多器官功能衰竭、出血、胰瘘、肠瘘等。

（五）护理目标

（1）患者主诉疼痛减轻或缓解。

（2）体温逐渐恢复至正常范围。

（3）患者体液平衡得以维持。

（4）维持患者营养需求。

（5）患者焦虑程度减轻。

（6）并发症能被及时发现和处理。

（六）非手术治疗的护理措施

1.心理护理

（1）护士应向患者讲解治疗的目的和必要性。

（2）鼓励患者树立战胜疾病的信心,对使用呼吸机的清醒患者使用写字板等文具进行有效交流。

（3）帮助患者保持良好的心态接受治疗并减轻患者及其家属的疑虑。

2.疼痛护理

（1）禁食、持续胃肠减压,减少胰液对胰腺及周围组织的刺激。

（2）给予抑制胰液分泌及抗胰酶药物。

（3）疼痛剧烈者给予解痉或镇痛药物,肠麻痹者慎用山莨菪碱和阿托品。

（4）给予舒适体位,生命体征平稳的患者给予半卧位。

3.补液治疗

（1）维持水、电解质平衡,准确记录 24 小时出入量,必要时监测中心静脉压及小时尿量。

（2）发生休克时给予及时有效的抗休克治疗。

4.病情观察及护理

（1）监测生命体征,密切关注心率、血压、呼吸变化。

（2）观察患者神志、腹部体征、皮肤黏膜的温度和色泽。

（3）吸氧、保持呼吸道通畅。

（4）保持胃肠减压引流通畅,观察胃液的颜色、性状及量。

（5）监测血糖,及时调整。

（6）对发热患者给予及时的药物及物理降温。

5.营养治疗

（1）禁食期间给予肠外营养支持。

（2）轻型急性胰腺炎一般 1 周后可开始进食无脂低蛋白流质饮食,并逐渐过渡到低脂饮食。

（3）重症急性胰腺炎待病情稳定、淀粉酶恢复正常、肠功能恢复后可通过空肠造瘘管给予肠内营养支持,并逐步过渡至全肠内营养及经口进食。

（4）肠内及肠外营养治疗期间加强观察,注意有无导管性、代谢性或胃肠道并发症的发生。

6.生活护理

（1）更换舒适体位,注意保持环境安静、维持充足睡眠。

（2）制订翻身计划,保护皮肤完整性。

（3）安置胃管期间,每日 2 次口腔护理。

（4）指导患者深呼吸及有效排痰,预防肺部感染。

（七）术后护理措施

1.术后护理常规

（1）全麻术后护理常规:①了解麻醉和手术方式、术中情况、手术切口情况;

②持续低流量吸氧；③持续心电监护；④床档保护防坠床。

（2）病情观察：①严密监测生命体征；②维持水、电解质平衡，准确记录 24 小时出入量；③观察腹部体征，了解有无腹痛、腹胀及腹膜刺激征等。

（3）伤口观察及护理：观察伤口有无渗血、渗液，如有渗液及时更换敷料，有渗血时根据出血量做相应处理。

（4）呼吸道管理：①生命体征平稳后给予半卧位休息；②协助患者床上翻身、活动；③指导患者进行有效咳嗽、咳痰，必要时遵医嘱给予雾化吸入。

（5）各管道观察及护理：①保持输液管道通畅，留置针或中心静脉置管妥善固定，注意观察穿刺部位皮肤有无肿胀及渗血；②留置尿管者按照尿管护理常规进行，患者病情平稳后可拔除尿管。

（6）疼痛护理：①提供安静舒适的环境；②评估患者疼痛情况；③有镇痛泵的患者，注意管道是否通畅，评价镇痛效果是否满意；④遵医嘱给予镇痛药物。

（7）基础护理：做好口腔护理、患者清洁等工作。

2.腹腔双套管的护理

（1）保持引流通畅：①持续低负压吸引，保持引流通畅；②勿折叠、扭曲、压迫管道；③保持引流管口与引流袋 60～70cm 的有效引流距离。

（2）妥善固定：①妥善固定腹腔引流管于床旁；②保持引流袋位置低于引流口平面，以防引流液逆流造成感染；③翻身活动时注意管道保护，防止牵拉引起脱管；④告知患者安置腹腔引流管的重要性，切勿自行拔管。

（3）观察和记录：①观察引流液颜色、性状及量，并准确记录；当发现引流液颜色及性状发生改变时，应警惕出血、胰瘘或肠瘘的发生；②观察腹腔引流管周围敷料情况，如有渗出及时更换；③定期更换引流袋，注意无菌技术操作，避免感染；引流袋上标注管道安置时间及引流袋更换时间。

（4）引流管的冲洗：①目的是冲洗脱落坏死组织、浓稠的脓液或血块；②常采用生理盐水加抗菌药持续冲洗，现配现用，20～30 滴/分；③准确记录冲洗液量及引流液量；④若有堵塞及时通知医生处理，必要时更换内套管。

（5）拔管：①根据患者病情及引流情况，由医生判断是否拔管；②拔管后保持局部敷料清洁、干燥。

3.胃管护理

（1）保持引流通畅：①定时挤捏管道，使之保持通畅；②勿折叠、扭曲、压迫管道；③保持胃肠减压的有效性，及时倾倒胃液。

（2）妥善固定：①妥善固定胃管于床旁，每班检查胃管安置的长度；②每日更换固定胃管的胶布，更换时调整胃管固定方向，避免鼻黏膜同一部位长期受压；③翻身活动对应防止牵拉引起胃管脱出；④告知患者安置胃管的重要性，切勿自行拔管;⑤若胃管不慎脱出,应通知医生查看患者后遵医嘱重置胃管。

(3)观察和记录:①观察胃液颜色、性状及量,并准确记录,胃肠减压引流液颜色通常为无色透明、淡黄色或墨绿色,若引流液为褐色、咖啡色或血性液体应警惕应激性溃疡或胃黏膜糜烂出血的发生;②观察患者胃肠功能恢复情况,注意有无腹胀;③监测患者电解质及酸碱平衡。

(4)拔管:轻型急性胰腺炎3~5天即可拔管,重症急性胰腺炎胃管安置时间较长,需根据胃肠功能恢复情况及症状消退情况综合判断。

4.空肠造瘘管的护理

(1)保持管道通畅、妥善固定。

1)勿折叠、扭曲、压迫管道,将空肠造瘘管妥善固定于腹壁。

2)翻身活动、更换衣服时应防止牵拉引起管道脱出。

3)每次滴注营养液前后应用生理盐水或温水冲洗管道,防止堵塞,持续输注时每4小时冲洗1次。

4)若发生滴注不畅或管道堵塞,可用生理盐水或温水行"压力冲洗"或负压抽吸,使之恢复通畅。

(2)观察和记录。

1)每天记录排便次数和量,听诊肠鸣音,观察有无恶心、呕吐、腹胀、腹泻等不良反应。

2)遵医嘱定时监测血糖、尿糖、电解质的变化。

3)准确记录24小时出入量。

(3)注意事项。

1)营养液现配现用,使用时间不超过24小时。

2)输注时注意营养液的速度、温度和浓度。

5.健康宣教

(1)减少诱因:积极治疗胆道疾病,戒酒,暴饮暴食者养成良好的饮食习惯,遵医嘱准确服用药物,防止再次诱发胰腺炎。

(2)休息及活动:出院后4~6周劳逸结合,保持良好心情,避免疲劳和情绪激动。

(3)饮食指导。

1)养成良好的饮食习惯,规律饮食。

2)少食油腻食物(肥肉、花生、核桃、芝麻、火锅等),忌食刺激、辛辣食物,绝对禁烟酒。

(4)控制血糖、血脂:监测血糖及血脂,定期复查,必要时可以使用药物控制。

(5)定期随访:定期到医院复查,出现胰腺假性囊肿、胰瘘、出血等并发症及时就诊。

(八)预防

(1)有胆道疾病患者积极治疗。

(2)酗酒者戒酒。

(3)高脂血症患者,改善饮食习惯,定期监测血脂浓度。

(4)养成良好的饮食习惯,避免暴饮暴食。

二、慢性胰腺炎

(一)概述

慢性胰腺炎(CP)是各种原因所致的胰实质和胰管的不可逆性的慢性炎症,特点为反复发作的腹部疼痛伴不同程度的胰腺内、外功能减退或丧失。近年来,随着生活水平的提高与饮食结构、生活方式的改变,慢性胰腺炎发病率呈上升趋势。

(二)病因

胆道疾病和慢性酒精中毒是导致慢性胰腺炎的主要病因。此外,甲状旁腺功能亢进、高脂血症、营养不良、急性胰腺炎造成的胰管狭窄等与本病的发生也有关。

(三)病理

典型的病变是胰腺萎缩,呈不规则结节样变硬。胰管狭窄伴节段性扩张,可有胰管结石或囊肿形成。显微镜下见腺泡组织呈不同程度的萎缩,间质弥散性纤维组织增生和淋巴细胞、浆细胞浸润;大小导管不同程度扩张,内含嗜酸性物质或白色结石。

(四)诊断要点

1.临床表现

腹痛、体重下降、糖尿病和脂肪泻称为慢性胰腺炎的"四联症"。

(1)腹痛:最常见,发作时持续剧烈疼痛,呈进行性加重。

(2)体重下降、消瘦:早期因进食后害怕疼痛而减少进食造成体重下降;晚期因胰腺外分泌功能损害导致吸收不良引起消瘦。

(3)糖尿病:为慢性胰腺炎晚期表现。

(4)腹泻:为慢性胰腺炎晚期症状。因胰腺外分泌功能下降导致脂肪及蛋白质消化吸收障碍所致,表现为排便次数增多,粪便量增加、恶臭或酸臭,上层可见发光油滴。

(5)黄疸:多见于胆源性及酒精性慢性胰腺炎。

(6)其他:腹部肿块、腹水。

2.辅助检查

(1)实验室检查:早期血、尿淀粉酶可增高;粪便在显微镜下见脂肪滴;部分患者尿糖和糖耐量试验阳性。

（2）影像学检查。

1）腹部 X 线片:胰腺的钙化或胰石影。

2）B 超:显示胰腺的体积、胰管结石、胰腺囊肿等。

3）CT:显示胰腺腺体形态改变,具有诊断价值。

4）经内镜逆行胰胆管造影(ERCP):可见胰管扩张或不规则的串珠状扩张。

（五）治疗

1.非手术治疗

（1）病因治疗:治疗胆道疾病,戒酒。

（2）饮食控制:少食多餐,高蛋白、低脂、高维生素饮食,注意补充脂溶性维生素。

（3）镇痛:可使用长效抗胆碱能药物或镇痛药控制腹痛。

（4）治疗糖尿病。

（5）补充胰酶制剂:对于脂肪泻患者补充外源性胰酶制剂。

（6）营养支持。

2.手术治疗

目的在于减轻或消除症状、治疗并发症、解除胰胆管和消化道梗阻及保存胰腺功能。手术治疗能延缓疾病进展,但不能逆转病理过程。

（1）胆道手术:适用于有胆管结石或奥迪括约肌狭窄者。

（2）胰管空肠侧侧吻合术:适用于胰管有多处狭窄者。

（3）胰腺切除术:适用于胰腺纤维化严重但胰管未扩张者。

（4）内脏神经破坏手术:仅用于其他方法不能缓解的顽固性疼痛者或作为其他手术方法的辅助手术。

（六）护理要点

1.非手术治疗护理

（1）心理护理:关心理解患者,及时了解其需要,尽可能满足患者日常生活需求,帮助患者树立战胜疾病的信心。

（2）饮食指导:说明合理饮食的重要性,指导患者严格戒酒、戒烟,限茶、咖啡、辛辣及过量饮食,保证热量,进食低脂饮食,如蔬菜、水果、粗粮等。糖尿病患者按糖尿病饮食进食。

（3）疼痛护理:疼痛剧烈者,遵医嘱给予镇痛药物。但注意禁用吗啡和可卡因,以免引起奥迪括约肌收缩。

2.术前护理

（1）禁食水、胃肠减压,引出胃内容物,避免呕吐并减少胃液刺激肠黏膜产生促胰腺分泌激素,使胰腺分泌增多加重自身消化。

(2)应用抑制胰腺分泌的药物。

(3)抗休克治疗:重症胰腺炎在监测中心静脉压和尿量下,补充血容量,补充钾、钙,纠正酸碱平衡紊乱。

(4)抗感染:遵医嘱应用抗生素。

(5)必要时做好术前准备。

3.术后护理

(1)禁食水,胃肠减压,保持引流管通畅,防止扭曲、折叠、阻塞,保持水、电解质平衡。

(2)营养护理患者需长期禁食,留置胃管,同时又有多根引流管机体消耗量大,因此要注意补充营养,使机体达到正氮平衡以利于组织修复。营养支持分三个阶段:第一个阶段完全胃肠外营养(TPN)2~3周,以减少对胰腺分泌的刺激。第二个阶段肠道营养(TEN),采用经肠道造口注入要素饮食,3~4周。第三阶段逐步恢复到经口饮食,应做好 TPN 与 TEN 护理,防止并发症。

(3)保持各种引流管通畅,彻底引流渗液和坏死组织以减轻病情,减少并发症的发生。

(4)腹腔灌洗:以生理盐水 1000mL 加庆大霉素 16 万 U,15 分钟内灌入腹腔,保留 30 分钟协助翻身放出灌洗液。记录灌入液的性质及引流液量,每次应准确记录,防止灌洗液潴留腹腔。每次灌洗将皮肤擦净并涂以氧化锌软膏保护皮肤。

(5)腹腔冲洗:以生理盐水 3000mL 加庆大霉素 24 万 U,经双套管 24 小时持续均匀冲洗腹腔,根据引流液性质调节冲洗速度,增加冲洗液量。

(赛晓丽)

第五节　胰腺损伤的护理

胰腺损伤占腹腔脏器损伤的 1%～2%。损伤的原因主要是上腹部强力挤压,暴力直接作用于脊柱。由于胰腺位于腹膜后,早期不易发现;损伤后常并发胰液漏或胰瘘,因胰液侵蚀性强,又影响消化功能,故胰腺损伤者的病死率高达 20% 左右。

一、临床表现

胰腺损伤后,胰液经网膜孔进入腹腔,致弥散性腹膜炎,出现上腹部压痛和腹肌紧张,部分患者伴有肩部放射痛。若未及时发现并处理,漏出的胰液被局限在网膜囊内,日久可形成具有纤维壁的胰腺假性囊肿。

二、辅助检查

腹腔液和血清淀粉酶升高对诊断有一定参考价值,但并非胰腺创伤所特有,上消化道穿孔也可有类似表现。B超可发现胰腺周围积血、积液。CT扫描能显示胰腺轮廓是否完整,有助于胰腺损伤的诊断。

三、治疗

高度怀疑或诊断为胰腺损伤者,应立即手术治疗,原则是全面探查,彻底清创、止血,制止胰液外漏及处理合并伤。根据胰腺受损的部位和程度选择不同的手术方式,包括胰腺缝合修补术、部分切除术、远端与空肠 Rou-x-Y 吻合术等。

四、主要护理问题

(一)体液不足
与严重腹膜炎症、呕吐及禁食有关。

(二)急性疼痛
与消化液刺激腹膜有关。

(三)恐惧
与意外损伤的打击和担心预后、剧烈疼痛有关。

(四)有休克的危险
与出血、感染、穿孔、脓肿的形成有关。

五、护理目标

(1)患者的体液平衡得到维持。

(2)患者自诉腹痛缓解或得到控制,舒适感增加。

(3)患者恐惧程度缓解或减轻,情绪稳定。

(4)患者未发生休克或被及时发现并处理。

六、非手术治疗/术前护理措施

(一)心理护理
(1)护士应向患者讲解治疗的目的和必要性。

(2)鼓励患者树立战胜疾病的信心。

(3)帮助患者保持良好的心态接受治疗并减轻患者及其家属的疑虑。

(二)疼痛护理
(1)禁食、持续胃肠减压以减少胰液对胰腺及周围组织的刺激。

（2）给予抑制胰液分泌及抗胰酶药物。

（3）疼痛剧烈者予解痉或镇痛药物,肠麻痹者慎用山莨菪碱及阿托品。

（4）予舒适体位,生命体征平稳的患者给予半卧位。

（三）补液治疗

（1）维持水、电解质平衡,准确记录 24 小时出入量,必要时监测中心静脉压及小时尿量。

（2）发生休克时给予及时有效的抗休克治疗。

（四）病情观察及护理

（1）监测生命体征,密切关注心率、血压、呼吸变化。

（2）观察患者神志、腹部体征、皮肤黏膜的温度和色泽。

（3）吸氧、保持呼吸道通畅。

（4）保持胃肠减压引流通畅,观察胃液的颜色、性状及量。

（5）监测血糖,及时调整。

（6）对发热患者给予及时的药物及物理降温。

（五）营养治疗

禁食期间给予肠外营养支持,注意有无导管性、代谢性等并发症发生。

（六）生活护理

（1）更换舒适体位,注意保持环境的安静、维持充足的睡眠。

（2）制订翻身计划,保护皮肤完整性。

（3）安置胃管期间,每日两次口腔护理。

（4）指导患者深呼吸及有效排痰,预防肺部感染。

（七）完善术前准备

完善各项术前检查、药物过敏试验等。

七、术后护理措施

（一）术后护理常规

1.全麻术后护理常规

（1）了解麻醉和手术方式、术中情况、切口和引流情况。

（2）持续氧气吸入。

（3）持续心电监护。

（4）床档保护,防坠床。

（5）严密监测生命体征。

2.病情观察

（1）监测生命体征变化,尤其是呼吸、循环和肾功能的监测和维护。

（2）注意观察腹部体征,有无腹胀腹痛等不适,及早发现出血、感染等并发症。

3.伤口观察及护理

观察伤口有无渗血渗液,若有渗液及时更换敷料,有渗血时根据出血量做相应处理。

4.各管道观察及护理

（1）输液管道保持通畅,留置针妥善固定。

（2）注意观察穿刺部位皮肤有无肿胀及渗血。

（3）留置尿管者按照尿管护理常规进行,病情平稳后即可拔除尿管,拔后应关注患者自行排尿情况。

5.呼吸道管理

（1）协助患者翻身、拍背,鼓励其深呼吸、咳嗽咳痰。

（2）必要时行雾化吸入,稀释痰液,促进痰液排出。

6.疼痛护理

（1）提供安静舒适的环境。

（2）提前镇痛,正确评估者疼痛程度,选择合适的镇痛药物。

（3）有镇痛泵（PCA）患者,注意检查管道是否通畅,评价镇痛效果。

7.营养支持

禁食期间给予肠外营养支持。

（二）腹腔引流管的护理

1.保持引流通畅

（1）定时挤捏腹腔引流管,保持通畅勿折叠、扭曲、压迫管道。

（2）保持引流管口与引流袋 60～70cm 的有效引流距离。

2.妥善固定

（1）妥善固定腹腔引流管于床旁。

（2）保持引流袋的位置要低于引流口平面,以防引流液逆流造成感染。

（3）翻身活动时注意管道保护,防止牵拉引起脱管。

（4）告知患者安置腹腔引流管的重要性,切勿自行拔管。

3.观察和记录

（1）观察引流液性状、颜色和量。

（2）观察腹腔引流管周围情况,如有渗出,及时更换敷料。

（3）观察患者腹部体征,了解患者有无腹痛、腹胀等情况。

（4）定期更换引流袋,注意无菌技术操作,避免感染。

（5）引流袋上要标明管道安置时间、引流袋更换时间。

4.拔管

(1)根据患者病情及引流情况,由医生判断是否拔管。

(2)拔管后患者应卧床休息。

(3)观察引流管口处渗血渗液情况,如有渗液及时更换敷料,在渗血时根据出血量做相应处理。

(三)空肠造瘘管的护理

1.保持管道通畅

勿折叠、扭曲、压迫管道,将空肠造瘘管妥善固定于腹壁。

2.妥善固定

(1)翻身活动、更换衣服时应防止牵拉引起管道脱出。

(2)每次滴注营养液前后应用生理盐水或温水冲洗管道,防止堵塞,持续输注时每 4 小时冲洗 1 次。

(3)若发生滴注不畅或管道堵塞,可用生理盐水或温水行"压力冲洗"或负压抽吸,使之恢复通畅。

3.观察和记录

(1)每天记录排便次数和量,听诊肠鸣音,观察有无恶心、呕吐、腹胀、腹泻等不良反应。

(2)遵医嘱定时监测血糖、尿糖、电解质的变化。

(3)准确记录 24 小时出入量。

4.注意事项

(1)营养液现配现用,使用时间不超过 24 小时。

(2)输注时注意营养液的速度、温度和浓度。

(四)胃管护理

1.保持引流通畅

(1)定时挤捏管道,保持引流通畅。

(2)勿折叠、扭曲、压迫管道。

(3)及时倾倒胃液,保持胃肠减压的有效性。

2.妥善固定

(1)妥善固定胃管于床旁,每班检查胃管安置的长度,及时发现胃管是否脱出。

(2)注意清洁患者脸部油脂,确保胃管固定妥当。

(3)更换胃管胶布时应调整胃管粘贴方向,避免鼻黏膜同一部位持续受压。

(4)翻身活动时应防止牵拉引起胃管脱出。

(5)告知患者安置胃肠减压的重要性,切勿自行拔管。

(6)若胃管不慎脱出,应立即通知主管医生查看,确定是否需重置胃管。

3.观察记录

(1)观察胃液颜色、性状及量:通常为无色透明、淡黄色或墨绿色,若引流液为褐色、咖啡色或血性液体应警惕应激性溃疡的发生。

(2)观察患者腹部体征及肠功能恢复情况。

4.拔管

待胃肠功能恢复,胃肠减压引流液颜色正常后可拔除胃管。

(五)体位与活动

1.全麻清醒前

去枕平卧位,头偏向一侧。

2.全麻清醒后手术当日

低平卧位,适当床上活动。

3.术后第 1 日

半卧位为主,增加床上运动,可在搀扶下适当下床,沿床边活动。

4.术后第 2 日

半卧位为主,可在搀扶下适当屋内活动,活动时注意引流管保护。

5.术后第 3 日起

适当增加活动度,可在搀扶下适当屋内活动。

注:活动能力应当根据患者自理能力评估得分及个体情况循序渐进,对于年老或体弱的患者,应当相应推后活动进度。

(六)健康宣教

1.饮食

(1)饮食规律、少食多餐、营养丰富、容易消化。

(2)忌刺激性、坚硬、易胀气食物,忌烟酒。

2.休息与活动

根据患者体力适当活动,保持良好心情,避免疲劳和情绪激动,注意睡眠。

3.复查

(1)术后定期门诊随访。

(2)术后每 3 个月复查一次,6 个月后每半年复查一次。

(张彩丽)

第六节　脾破裂的护理

脾破裂的发生率在腹部闭合性损伤中占 20%～40%,在开放性损伤中约占 10%。有慢性病理改变(如血吸虫病、疟疾、淋巴瘤等)的脾更易破裂。根据病理解剖脾破裂可分为3种:中央型破裂(破裂处位于脾实质深部)、被膜下破裂(破裂处在脾实质周边部)和真性破裂(破损累及被膜)。

一、临床表现

中央型破裂和被膜下破裂因被膜完整,出血量受到限制,故临床上并无明显内出血征象而不易被发现,可形成血肿而被吸收。少数中央型血肿可因并发感染而形成脓肿。有些血肿(尤其是被膜下血肿)在某些微弱外力的作用下,可突然转变为真性破裂,常发生在腹部外伤后1~2周。

临床上约85%为真性破裂。破裂部位多见于脾上极及膈面,有时在裂口对应部位有下位肋骨骨折存在。破裂如发生在脏面,尤其邻近脾门者,有撕裂脾蒂的可能。真性破裂出血量较大,可迅速发展为出血性休克,甚至未及抢救而死亡。

二、辅助检查

(一)诊断性腹腔穿刺

此法简单易行、安全、阳性率高,可抽出不凝固血液等。

(二)实验室检查

发现红细胞、血红蛋白和血细胞比容进行性降低,提示有内出血。

(三)诊断性腹腔灌洗

这是一种侵入性检查,虽不能提示损伤的部位,也不能说明损伤的程度,但是对决定剖腹探查的指征很有帮助,诊断准确率达90%以上。随着影像学技术的发展以及腹腔镜的应用,此方法已基本弃用。

(四)B超

这是一种非侵入性检查,具有高度的分辨力,临床上较常用。不仅能显示破裂的脾脏、较大的脾包膜下血肿及腹腔内积血情况,还可以了解其他脏器如肝脏、胰腺的损伤情况。同时还可以动态监测脾脏损伤的情况。

(五)CT 扫描及 MRI

能清楚地显示脾脏的形态和解剖结构,对诊断脾脏实质裂伤或包膜下血肿的准确性很高。

(六)选择性腹腔动脉造影

是一种侵入性检查,虽然操作较复杂,有一定危险性,但是诊断脾破裂的准确性高,能显示脾脏受损动脉和实质的部位。目前仅用于伤情稳定而其他方法未能明确诊断的闭合性损伤。

(七)腹腔镜检查

不仅能发现腹腔内病变,而且可以经腹腔镜行脾脏切除或修补术,同时具有创伤小、出血少、术后恢复快、并发症发生率低等优点。但因脾破裂后腹腔内积血造成视野不清,不易控制出血,需要严格把握适应证。

三、治疗

(一)非手术治疗

无休克或容易纠正的一过性休克,B 超或 CT 证实脾裂伤比较局限、表浅,无其他腹腔脏器合并伤者,可在严密观察血压、脉搏、腹部体征、血细胞比容及影像学变化的条件下行非手术治疗。

(二)手术治疗

非手术治疗观察中发现继续出血或发现有其他脏器损伤,应立即手术。

1.保留脾脏手术

经彻底查明伤情,可保留脾脏者,可采用生物胶黏合止血、物理凝固止血、单纯缝合修补、脾破裂捆扎、脾动脉结扎及部分脾切除术等。

2.脾切除术

有下列情况者,需迅速施行全脾切除术:①脾中心部碎裂,脾门撕裂或有大量失活组织,高龄及多发伤情况严重者;②野战条件下;③原先已呈病理性肿大的脾脏发生破裂;④脾被膜下破裂形成血肿和少数真性破裂后被网膜等周围组织包裹形成局限性血肿者。

四、主要护理问题

(一)体液不足

与脾损伤致腹腔内出血有关。

(二)外周组织灌注无效

与脾损伤导致腹腔出血,体液丢失有关。

(三)有休克的危险

与损伤后出血、感染、脓肿的形成等有关。

(四)急性疼痛

与脏器损伤及内出血刺激有关。

(五)恐惧

与意外损伤的刺激、出血的视觉刺激等有关。

(六)有感染的危险

与免疫力低下、腹腔脓肿继发感染等有关。

五、护理目标

(1)患者体液平衡得到维持。

(2)患者外周组织灌注有效。

(3)患者未发生休克或被及时发现并处理。

(4)患者自诉腹痛缓解或得到控制,舒适感增加。

(5)患者恐惧程度减轻或缓解,情绪稳定。

(6)患者未发生感染或被及时发现并处理。

六、非手术治疗/术前护理措施

(一)急救护理措施

1.原则

分清轻重缓急,首先处理危及生命的情况。

2.病情观察

(1)注意观察患者神志、生命体征、腹部体征。

(2)准确记录 24 小时出入量。

3.维持有效循环

(1)建立 2 条及以上有效静脉通道。

(2)输液速度开始宜快,应避免输液输血过多过快而引起肺水肿及心力衰竭。

(3)必要时输血。

4.妥善处理伤口

合并开放性腹部损伤患者伴有脏器或组织自伤口突出,切勿强行回纳,可用消毒碗或无菌敷料覆盖保护。

(二)非手术治疗/术前护理措施

1.休息及体位

(1)绝对卧床休息,不要随意搬动患者,以免加重伤情。

(2)出现休克体征者,采取休克体位。

(3)病情平稳,可采取半卧位。

2.病情观察

(1)持续心电监护及低流量吸氧。

(2)每 15～30 分钟监测 1 次脉搏、呼吸、血压。

(3)每 30 分钟检查 1 次腹部体征,注意观察腹膜刺激征的程度和范围变化。

(4)动态掌握各项实验室检查指标,以判断腹腔内有无活动性出血。

(5)观察每小时尿量变化,监测中心静脉压,准确记录 24 小时出入量。

3.维持体液平衡

(1)补充足量的液体及电解质,预防水、电解质、酸碱平衡失调。

(2)维持有效的循环血量,使收缩压升至 90mmHg 以上。

（3）监测中心静脉压结合血压变化,调整输液速度及量,避免过量过快补液,导致心力衰竭、肺水肿发生。

4.胃肠道管理

（1）安置胃肠减压,注意胃肠减压负压效果维持及胃液性状。

（2）做好口腔护理。

（3）腹部损伤患者可能出现胃肠道穿孔或肠麻痹,未明确诊断之前应绝对禁饮、禁食和禁灌肠。

5.预防感染

（1）规范正确合理使用抗生素。

（2）监测患者体温变化。

6.镇静、镇痛

（1）诊断未明时,禁用镇痛药。

（2）诊断明确后,可根据病情遵医嘱使用解痉或镇痛药物。

（3）合并空腔脏器损伤者安置胃肠减压可减少胃肠内容物漏出并达到缓解疼痛的作用。

（4）提供安静舒适的环境。

7.心理护理

（1）加强与患者交流,鼓励其说出内心感受并及时加以疏导。

（2）做好相关健康教育工作,使患者能正确认识疾病的发展过程以及各项检查、治疗和护理目的、注意事项等。

8.完善术前准备

完善各项术前检查、药物过敏试验等。

七、术后护理措施

（一）术后护理常规

1.全麻术后护理常规

（1）了解麻醉和手术方式、术中情况、切口和引流情况。

（2）持续氧气吸入。

（3）持续心电监护。

（4）床档保护,防坠床。

（5）严密监测生命体征。

2.病情观察

（1）监测生命体征变化,尤其是呼吸、循环和肾功能的监测和维护。

（2）注意观察腹部体征,有无腹胀腹痛等不适,及早发现出血、腹腔脓肿等并发症。

3.伤口观察及护理

观察伤口有无渗血渗液,若有渗液及时更换敷料,有渗血时根据出血量做相应处理。

4.各管道观察及护理

(1)输液管道保持通畅,留置针妥善固定。

(2)注意观察穿刺部位皮肤有无肿胀及渗血。

(3)留置尿管者按照尿管护理常规进行,病情平稳后即可拔除尿管,拔管后注意关注患者自行排尿情况。

5.呼吸道管理

协助患者翻身、拍背,鼓励其深呼吸、咳嗽、咳痰。

必要时行雾化吸入,稀释痰液,促进痰液排出。

6.疼痛护理

(1)提供安静舒适的环境。

(2)提前镇痛,正确评估患者疼痛程度,选择合适的镇痛药物。

(3)有镇痛泵(PCA)患者,注意检查管道是否通畅,评价镇痛效果。

7.营养支持

禁食期间给予肠外营养支持。

8.基础护理

做好口腔护理、定时翻身、保持皮肤清洁等工作。

(二)腹腔引流管的护理

1.保持引流通畅

(1)定时挤捏腹腔引流管,保持通畅,勿折叠、扭曲、压迫管道。

(2)保持引流管口与引流袋60~70cm的有效引流距离。

2.妥善固定

(1)妥善固定腹腔引流管于床旁。

(2)保持引流袋的位置低于引流口平面,以防引流液逆流造成感染。

(3)翻身活动时注意管道保护,防止牵拉引起脱管。

(4)告知患者安置腹腔引流管的重要性,切勿自行拔管。

3.观察和记录

(1)观察引流液性状、颜色和量。

(2)观察腹腔引流管周围情况,如有渗出,及时更换敷料。

(3)观察患者腹部体征,了解患者有无腹痛、腹胀等情况。

(4)定期更换引流袋,注意无菌技术操作,避免感染。

（5）引流袋上要标明管道安置时间、引流袋更换时间。

4.拔管

（1）根据患者病情及引流情况，由医生判断是否拔管。

（2）拔管后患者应卧床休息。

（3）观察引流管口处渗血渗液情况，如有渗液及时更换敷料，有渗血时根据出血量做相应处理。

（三）胃管护理

1.保持引流通畅

（1）定时挤捏管道，保持引流通畅。

（2）勿折叠、扭曲、压迫管道。

（3）及时倾倒胃液，保持胃肠减压的有效性。

2.妥善固定

（1）妥善固定胃管于床旁，每班检查胃管安置的长度，及时发现胃管是否脱出。

（2）注意清洁患者脸部油脂，确保胃管固定妥当。

（3）更换胃管胶布时应调整胃管粘贴方向，避免鼻黏膜同一部位持续受压。

（4）翻身活动时应防止牵拉引起胃管脱出。

（5）告知患者安置胃肠减压的重要性，切勿自行拔管。

（6）若胃管不慎脱出，应立即通知主管医生查看，确定是否需重置胃管。

3.观察记录

（1）观察胃液颜色、性状及量：通常为无色透明、淡黄色或墨绿色，若引流液为褐色、咖啡色或血性液体应警惕应激性溃疡的发生。

（2）观察患者腹部体征及肠功能恢复情况。

4.拔管

待胃肠功能恢复，胃肠减压引流液颜色正常后可拔除胃管。

（四）饮食护理

1.拔除胃管第 1 日

给予少量饮水及流质饮食。

2.第 2 日

给予半流质饮食。

3.第 3 日

进食软食。

4.第 4 日

逐渐过渡至正常饮食。

5.注意事项

(1)少食多餐,可进食高蛋白、高维生素、高热量、低脂肪的饮食。

(2)忌生冷、产气、刺激性食物。

注:饮食应当根据患者个体及肠功能恢复情况,循序渐进,注意倾听患者主述,观察患者腹部体征及排便情况。

(五)体位与活动

1.全麻清醒前

去枕平卧位,头偏向一侧。

2.全麻清醒后手术当日

低半卧位,适当床上活动。

3.术后第 1 日

半卧位为主,增加床上运动,可在搀扶下适当下床,沿床边活动。

4.术后第 2 日

半卧位为主,可在搀扶下适当层内活动。

5.术后第 3 日起

适当增加活动度。

注:活动能力应当根据患者自理能力评估得分及个体情况循序渐进,对于年老或体弱的患者,应当相应推后活动进度。

(六)健康宣教

1.饮食指导

(1)循序渐进、饮食规律,进食营养丰富、容易消化的食物。

(2)高蛋白、高维生素、高热量饮食。

(3)忌刺激性易胀气食物、忌烟酒。

2.活动

根据体力适当活动,注意休息和睡眠,劳逸结合,避免疲劳。

3.复查

术后定期门诊随访。

(勇 磊)

第七节 腹外疝的护理

腹外疝是指腹腔内的组织或器官经腹壁缺损或薄弱处向体表突出而形成的包块。其中以腹股沟疝最多见,男性多于女性。

一、解剖生理概要

（一）腹股沟管解剖

腹股沟管位于腹股沟韧带下半部的内侧,是由外上斜向内下的肌肉筋膜裂隙,相当于腹内斜肌、腹横肌弓状下缘与腹股沟韧带之间的空隙。男性腹股沟管长4～5cm,内含精索;女性因骨盆较宽,耻骨联合较高,故稍狭长,内有子宫圆韧带通过。腹股沟管有前、后、上、下四个壁及内、外两个口。前壁浅层为腹外斜肌腱膜,深层有腹内斜肌的部分肌纤维加强。治疗腹股沟疝时常用的 Ferguson 法即加强此壁。后壁为腹横筋膜,Bassini、McVay 及 Shouldice 等手术方法可加强此壁。上壁为腹内斜肌、腹横肌形成的弓状下缘。下壁为腹股沟韧带和陷窝韧带。内口为腹股沟深环,位于腹股沟韧带中点上方约一横指处,腹壁下动脉的外侧,是由腹横筋膜外突形成的卵圆形裂隙,是斜疝内容物的进出口。外口即腹股沟浅环,是腹外斜肌腱膜在耻骨结节外上方形成的三角形裂隙。

（二）直疝三角

直疝三角即 Hesselbaoh 三角,由三边组成:外侧边是腹壁下动脉,内侧边是腹直肌外缘,底边是腹股沟韧带。它与腹股沟管深环之间有腹壁下动脉和凹间韧带相隔。直疝由此三角突出。

（三）股管结构

股管是一个漏斗状筋膜间隙,实为股鞘内侧份,是股疝的通道。长 1～1.5cm,平均长度 1.3cm,有上、下二口及前、后、内、外四壁。上口即股环,有一薄层疏松结缔组织覆盖,其前缘为腹股沟韧带、后缘为耻骨梳韧带、内缘为腔隙韧带、外缘为股静脉内侧的纤维隔。股管下口为卵圆窝,位于腹股沟韧带内下方,大隐静脉在此进入股静脉。

二、病因与病理

（一）病因

腹壁强度降低和腹内压增高是腹外疝发病的主要原因。

1.腹壁强度降低

(1)先天性因素:胚胎发育过程中,某些外来因素导致腹壁发育迟缓或使腹壁缺损,造成局部腹壁强度降低。

(2)后天性因素:腹部手术切口愈合不良、腹壁外伤或感染造成的腹壁薄弱;年老体弱、营养不良、过度肥胖等造成的腹壁肌肉萎缩,均致腹壁强度降低。

2.腹内压增高

长期腹内压升高,使腹腔内的脏器和组织移位从腹壁薄弱处向体表突出,形成腹外疝。如便秘、排尿困难、慢性咳嗽、抬举重物、婴幼儿经常啼哭等可致腹内压升高。

(二)病理解剖

典型的腹外疝由疝环、疝囊、疝内容物、疝外被盖四部分组成。

1.疝环

疝环即疝突出体表的门户。通常以疝环所在的解剖部位作为命名疝的依据,如脐疝、股疝、切口疝。

2.疝囊

疝囊即包裹疝内容物的壁层腹膜,疝内容物推移壁层腹膜向体表突出所形成的囊状物。可分为疝囊颈、疝囊体、疝囊底三部分。

3.疝内容物

疝内容物即突入疝囊的腹腔内器官或组织。最常见的是小肠,其次是大网膜,还有结肠和膀胱。

4.疝外被盖

疝外被盖即覆盖疝囊外的腹壁各层组织。因疝突出的部位不同,疝外被盖的结构层次不同。通常有皮肤、皮下脂肪、肌肉、筋膜等。

(三)病理类型

1.易复性疝

疝内容物可反复进出腹腔的疝,称为易复性疝。当患者站立或腹内压增高时,疝内容物突出,进入疝囊;当患者腹内压降低或用手按压疝块时,疝内容物回入腹腔。临床上最常见。

2.难复性疝

腹内压降低时,疝内容物不能自行回纳或不能完全回纳入腹腔内,但并不引起严重症状者,称为难复性疝。常见原因是疝内容物与疝囊粘连。此外,病程长的巨大疝、疝环大因而失去抵挡疝内容物突出的作用,也难以回纳。少数巨大疝可将腹腔内脏器(盲肠、膀胱、乙状结肠)随疝内容物牵拉下坠成为疝囊壁的一部分,这种疝称为滑动性疝,也属于难复性疝。

3.嵌顿性疝和绞窄性疝

疝环狭小而腹内压突然增高时,疝内容物强行通过疝环而进入疝囊,随即疝环弹性回缩将疝内容物卡住,使其不能回纳腹腔,称为嵌顿性疝。若嵌顿过久,疝内容物血运障碍,发生缺血、坏死则称为绞窄性疝。嵌顿和绞窄性疝实际是同一病理过程的不同阶段,临床上很难区分。

三、护理评估

(一)健康史

注意了解有无腹部外伤或手术史,是否可能造成腹壁缺损、腹壁神经损伤或腹壁薄弱;是否存在年老体弱、过度肥胖、糖尿病等腹壁肌肉萎缩的因素;详细询问可能导致腹内压增高的病史,如慢性咳嗽、习惯性便秘、前列腺增生等,找出引起腹内压增高的原因。

(二)身体状况

1.易复性疝

患者多无自觉症状或仅有局部坠胀不适。主要表现为局部包块,无触痛;如疝内容物为肠管时,听诊可以闻及肠鸣音;回纳疝块后,可触及腹壁的缺损处;嘱患者咳嗽,检查者指尖能感知冲击感。

2.难复性疝

疝块不易或不能回纳,可有坠胀、隐痛不适。滑动性斜疝除疝块不能完全回纳外,尚有消化不良或便秘等症状。

3.嵌顿性疝和绞窄性疝

当腹内压骤然增高时,疝块突然增大,剧烈疼痛,平卧或用手推送不能使之回纳。肿块张力高且硬,有明显触痛。如嵌顿的内容物为肠襻,即伴有腹部绞痛、恶心、呕吐、腹胀、停止排便排气等机械性肠梗阻的表现。如嵌顿时间过久,疝内容物发生缺血坏死,形成绞窄性疝,此时患者有急性腹膜炎体征;发生肠管绞窄者可有血便,肠管绞窄穿孔者可因疝块压力骤降,疼痛暂时缓解,易误认为病情好转;严重者可并发感染性休克。

(三)心理—社会状况

患者是否因疝块反复突出影响工作和生活而感到焦虑不安;是否对手术存在顾虑;患者对预防腹内压增高的有关知识的掌握程度。

(四)辅助检查

了解阴囊透光试验结果。若为鞘膜积液,多为透光(阳性),而疝块不能透光;周围血白细胞计数和中性粒细胞比例是否升高;大便常规检查是否显示潜血试验阳性或可见白细胞;X线检查是否有肠梗阻表现。

(五)治疗要点及反应

腹外疝一般应及早采用手术治疗。1岁以内的患儿,随着生长发育,腹壁肌逐渐增强,腹外疝可望自愈,可暂时采用压迫疝环的方法,如腹股沟斜疝用棉束带包扎压迫,避免疝内容物脱出,予以观察。年老体弱或伴有严重疾病不能耐受手术者,可佩戴特制的疝带或用其他压迫方法,阻止疝内容物脱出。儿童期腹外疝手术治疗可采用单纯的疝囊高位结扎术。成人腹外疝手术治疗可采用传统疝修补术、无张力疝修补术及经腹腔镜疝修补术。嵌顿性疝的患者,如嵌顿时间在 3～4 小时内,在确认无绞窄的情况下,可先试行手法回纳,以后再择期手术治疗;如手法回纳失败者应立即手术治疗。绞窄性疝则必须紧急手术治疗。

四、护理诊断

(一)知识缺乏
缺乏预防腹外疝复发的有关知识。

(二)急性疼痛
与疝块嵌顿或绞窄及手术创伤有关。

(三)体液不足
与嵌顿疝或绞窄性疝引起的机械性肠梗阻有关。

(四)潜在并发症
术后阴囊血肿、切口感染。

五、护理措施

(一)非手术治疗的护理

1.棉束带压迫治疗的护理

婴幼儿的腹股沟疝采用棉束带压迫治疗期间,应和家属一起经常检查束带的松紧度,过松达不到治疗作用,过紧患儿会感到不适而哭闹;束带被粪、尿污染后需立即更换,以免浸渍过久发生皮炎。脐疝可用 5 分硬币外裹柔软棉布压迫脐环处,再用棉束带或绷带固定,固定后要经常检查,防止移位导致压迫失效。

2.疝带压迫治疗的护理

采用疝带压迫治疗时,应向患者阐明疝带由弹性钢板外裹帆布制成,有左右之分,指导患者正确佩戴,防止压迫移位而起不到效果。疝带压迫有不适感,长期佩戴疝带患者会产生厌烦情绪,应劝慰患者,说明使用疝带的意义,使其能配合治疗和护理。

3.密切观察病情变化

对嵌顿性疝手法复位的患者,应密切观察腹部情况变化,如患者腹痛不能缓解或疼痛加重,甚至出现腹膜炎的表现,要及时和医生联系,以得到处理。

(二)手术前护理

1.一般护理

(1)休息与活动:择期手术的患者术前一般体位和活动不受限制,但巨大疝的患者应卧床休息 2～3 日,回纳疝内容物,使局部组织松弛,减轻充血与水肿,有利于术后切口愈合。

（2）饮食护理：进普食、多饮水、多吃蔬菜等富含纤维素的食物，以保持大便通畅。怀疑嵌顿性或绞窄性疝者应禁食。

2.病情观察

观察腹部情况，患者若出现明显腹痛，伴疝块明显增大，紧张发硬且触痛明显，不能回纳腹腔，应高度警惕嵌顿疝发生的可能，需立即通知医生，及时处理。

3.治疗配合

（1）控制诱因：术前有咳嗽、便秘、排尿困难等引起腹内压增高的因素存在时，除急诊手术外，均应做出相应处理，待症状控制后方可施行手术，否则术后易复发；对吸烟者，术前2周开始戒烟；注意保暖、防止感冒。

（2）严格备皮：严格的备皮是防止切口感染、避免疝复发的重要措施。术前嘱患者沐浴，按规定的范围严格备皮，对会阴部、阴囊皮肤的准备更要仔细，既要剔净阴毛又要防止剔破皮肤。手术日晨需再检查一遍皮肤准备情况，如有皮肤破损应暂停手术。

（3）灌肠和排尿：术前晚灌肠，清除肠内积粪，以免术后便秘、腹胀而诱发疝的复发。送患者进手术室前，嘱患者排尽尿液，预防术中误伤膀胱。

（4）嵌顿性或绞窄性疝准备：嵌顿性或绞窄性腹外疝，特别是合并急性肠梗阻的患者，往往有脱水、酸中毒和全身中毒症状，甚至发生感染性休克，应遵医嘱对腹胀、呕吐者行胃肠减压；术前有体液失衡者应予纠正；病情严重者需抗感染、备血等处理。

（三）手术后护理

1.一般护理

（1）体位与活动：术后取平卧位，膝下垫一软枕，使髋关节微屈，减少腹壁张力。一般于手术后3～6日后可考虑离床活动。采用无张力修补术的患者可以早期离床活动。年老体弱、复发性疝、绞窄性疝、巨大疝患者卧床时间延长至术后10日方可下床活动，以防止术后初期疝复发。卧床期间要加强对患者的日常生活和进食、排便的照顾，并注意翻身和适度的床上活动。

（2）饮食：术后6～12小时可进流质饮食，逐步改为半流质饮食、普食。

2.病情观察

（1）预防阴囊血肿：术后切口部位常规压沙袋（重0.5kg）24小时以减轻渗血；使用丁字带或阴囊托托起阴囊，减少渗血、渗液的积聚，促进回流和吸收。经常观察伤口有无渗血、阴囊是否肿大，如有异常应报告医生处理。

（2）预防感染：注意观察体温及切口情况，保持敷料清洁、干燥，避免大小便污染，尤其是婴幼儿更应加强护理。如发现敷料脱落或污染，应及时更换，以防切口感染。嵌顿性疝或绞窄性疝手术后,易发生切口感染,遵医嘱常规应用抗生素。

(3)预防复发:术后应注意保暖,以防受凉而引起咳嗽。如有咳嗽应及时用药治疗,并嘱患者在咳嗽时用手掌按压切口,减少腹内压增高对切口愈合的不利影响。保持大小便通畅,如有便秘应及时处理。

(4)其他观察处理:如术后患者出现急性腹膜炎或有排尿困难、血尿、尿外渗表现时,可能为术中肠管损伤或膀胱损伤,应及时报告医生处理。

(四)心理护理

向患者及其家属解释腹外疝的发病原因和诱发因素、手术治疗的必要性和手术治疗原理以及预防复发的有效措施,消除其紧张情绪和顾虑。若患者希望用无张力补片修补,应向其介绍补片材料的优点和费用等。对于非手术治疗者,应鼓励患者耐心配合。

(五)健康指导

(1)患者出院后逐渐增加活动量,3个月内应避免重体力劳动或提举重物。

(2)平时生活要有规律,避免过度紧张和劳累;保持大便通畅,多饮水,多进食高纤维素的食物,养成每日定时排便的习惯。

(3)预防和及时治疗使腹内压增高的各种疾病,如有咳嗽、便秘、排尿困难等症状,应及时治疗,以防疝复发。若疝复发,应及早诊治。

(丛婉君)

第八节　急性化脓性腹膜炎的护理

一、概述

(一)解剖生理概要

腹膜是一层很薄的浆膜,分为相互连续的壁腹膜和脏腹膜两个部分。壁腹膜黏附于腹壁、横膈脏面和盆壁内面;脏腹膜覆盖于内脏表面,成为脏器的浆膜层。腹膜腔是壁腹膜和脏腹膜之间潜在的腔隙,是人体最大的体腔。腹膜腔分为大、小两个部分,即腹腔和网膜囊,由网膜孔相通。正常情况下,腹膜腔内含少量液体,病变发生时,腹膜腔可容纳数升液体或气体。

腹膜具有润滑、吸收和渗出、防御和修复等生理功能。这些功能可减少胃肠道蠕动时摩擦,可吸收大量积液、血液、空气和毒素,严重腹膜炎时,大量毒性物质的吸收可致感染性休克。

腹膜炎是发生于腹膜腔壁腹膜与脏腹膜的炎症,由细菌、化学因素(如胃液、胆汁、血液)或物理性因素等引起。

(二)病因及分类

按发病机制分为原发性和继发性两类;按病因分为细菌性与非细菌性两类;按临床过程分为急性、亚急性和慢性三类;按累及范围分为弥散性与局限性两类;各型之间在一些情况下可以互相转化。

1.原发性腹膜炎

腹膜腔内无原发病灶,细菌经泌尿道、血液及女性生殖道等途径传播至腹膜腔引起炎症,称为原发性腹膜炎,约占 2%。病原菌常为溶血性链球菌、肺炎双球菌或大肠杆菌。

2.继发性腹膜炎

继发性腹膜炎是急性化脓性腹膜炎中最为常见的一种,大约占 98%。继发性腹膜炎的主要致病菌是胃肠道内常驻菌群,其中以大肠杆菌最为多见,其次是厌氧菌和链球菌等。

(1)腹腔内脏器穿孔或破裂:胃、十二指肠溃疡急性穿孔、腹部损伤引起内脏破裂是继发性腹膜炎最常见的原因,常引起化学性腹膜炎,继发感染后形成化脓性腹膜炎;急性坏疽性胆囊炎时胆囊壁坏死、穿孔常造成严重的胆汁性腹膜炎。

(2)腹腔内脏器缺血、渗出及炎症扩散:见于绞窄性疝、绞窄性肠梗阻、急性化脓性阑尾炎及急性胰腺炎时病变器官缺血、含有细菌的渗出液在腹腔内扩散引起的腹膜炎。

(3)其他:如腹部手术污染腹腔,胃肠道、胆管吻合口渗漏,腹前、后壁严重感染等引起的腹膜炎。

(三)病理生理

腹膜受到细菌或胃肠道内容物的刺激以后迅速出现充血、水肿等反应,并失去原有的光泽;继而产生大量浆液性渗出液,以稀释腹膜腔内毒素;渗出液中因有大量吞噬细胞、中性粒细胞及坏死组织、细菌和凝固的纤维蛋白使渗出液变得浑浊而形成脓液。

腹膜炎时腹膜的严重充血、水肿可引起水、电解质代谢失调;脏器浸润在脓液中可形成麻痹性肠梗阻;肠管扩张可使膈肌上移而影响心肺功能;肠腔内形成大量积液使血容量明显减少;细菌感染和毒素吸收可致感染性休克,严重者可导致死亡。病变较轻者,病灶被大网膜包裹或填塞而被局限,形成局限性腹膜炎。若脓液在腹腔内积聚并被肠袢、网膜或肠系膜粘连包围,与游离腹膜腔隔开而形成腹腔脓肿,如膈下脓肿、盆腔脓肿和肠间隙脓肿。

二、护理评估

(一)健康史

了解患者有无转移性右下腹痛、反酸、嗳气、黑便、外伤、手术等情况。对于儿童要了解性别、年龄及有无营养不良、上呼吸道感染、猩红热等可导致抵抗力下降的情况。

(二)身体状况

1.腹痛

最主要的临床表现。腹痛的程度和性质与发病原因、炎症的程度、年龄、身体素质等有关。一般为持续性剧烈腹痛。深呼吸、咳嗽、体位改变可使腹痛加重,所以患者腹部拒按,多不愿意改变体位。

2.恶心、呕吐

腹膜炎开始为反射性的恶心、呕吐,呕吐物为胃内容物。发生肠麻痹时可能吐出黄绿色、棕褐色粪样物。

3.脱水和感染

患者可出现口干、皮肤干燥、眼窝凹陷、少尿等渗性脱水的症状。体温升高,表示原有病变为炎性病变,如阑尾炎或者由化学性转变成细菌性腹膜炎,如胃十二指肠溃疡穿孔。年老体弱患者体温,可不升高。如果脉搏加快体温反而下降,这是病情恶化的征象之一。病情进一步发展,可出现高热、脉速、呼吸急促、四肢发冷、口唇发绀、血压下降等感染中毒症状。

4.腹部体征

具体如下。

(1)望诊:明显腹胀,腹式呼吸减弱或消失。腹胀加重是病情恶化的一项重要标志。

(2)触诊:腹部压痛、腹肌紧张和反跳痛称为腹膜刺激征,是腹膜炎的标志性体征。腹部压痛和反跳痛以原发病变部位最为明显。腹肌紧张程度与病因和患者全身情况有关。胃肠或胆囊穿孔可引起强烈的腹肌紧张,甚至呈"板状腹"强直。

(3)叩诊:呈鼓音。胃十二指肠溃疡穿孔时,膈下有游离气体积聚,使肝浊音界缩小或消失。腹水超过 1000mL 时,可叩出移动性浊音。

(4)听诊:肠鸣音减弱或消失。

(5)直肠指检:直肠前窝饱满,有触痛。提示盆腔已有感染或形成盆腔脓肿。

(三)实验室检查及其他

(1)白细胞计数及中性粒细胞比例增高,重者可出现核左移和中毒颗粒。电解质测定、血气分析可以判断水、电解质及酸碱失衡的情况。

（2）X 线、CT 检查：可见麻痹性肠梗阻使肠内广泛积气，出现多个液—气平面。空腔脏器穿孔可见膈下游离气体。

（3）腹部 B 超检查：可见腹水。

（4）诊断性腹腔穿刺：在 B 超引导下腹腔穿刺或腹腔灌洗可协助诊断。根据 B 超检查进行定位，在两侧下腹部髂前上棘内下方穿刺。若抽出草绿色透明腹水，为结核性腹膜炎；胃十二指肠溃疡急性穿孔，抽出黄色、浑浊、含胆汁、无臭味液体；急性阑尾炎穿孔，抽出稀脓性略带臭味的液体；急性重症胰腺炎，抽出血性液体，胰淀粉酶高；绞窄性肠梗阻，抽出血性液体，臭味重。

（5）腹腔镜检查：必要时使用腹腔镜可以协助诊断。同时也可以通过腹腔镜来处理病灶，进行腹腔灌洗和腹腔引流。

（四）治疗要点与反应治疗

分为非手术和手术治疗两种方法。

1.非手术治疗

适用于病情较轻或病程较长超过 24 小时，且腹部体征已减轻或有局限趋势者或不能耐受手术者。常采取半卧位，禁食、禁饮，持续胃肠减压、纠正水、电解质及酸碱失衡，合理使用抗生素，支持对症治疗。

2.手术治疗

适用于非手术治疗 6～8 小时后（一般不超过 12 小时），腹膜炎无局限趋势反而加重者，腹腔内有病灶、大量积液者。采取手术去除腹腔病灶，清理并引流腹腔。

（五）心理—社会状况

由于病情重，剧烈腹痛、恶心、呕吐、腹胀等，常使患者有烦躁、焦虑或恐惧。患者对病情、诊疗过程和预后不了解，会产生不配合治疗、拒绝接受手术的不良情绪。患者及其家属因诊断未明确，不能使用止痛剂，而产生不理解的情绪或言行。

三、护理诊断及合作性问题

（一）疼痛

与腹膜的炎症刺激或手术有关。

（二）体液不足

与腹膜渗出、呕吐或肠内积液有关。

（三）体温过高

与细菌感染、坏死组织、毒素吸收有关。

（四）清理呼吸道无效

与痰液黏稠、患者因疼痛不敢咳嗽有关。

(五)低效性呼吸形态

与疼痛、腹胀、肠麻痹有关。

(六)营养失调:低于机体需要量

与不能进食和腹膜炎时的高代谢有关。

(七)潜在并发症

切口感染、腹腔脓肿、感染性休克、粘连性肠梗阻。

四、护理目标

(1)疼痛缓解或得到控制。

(2)水、电解质及酸碱失衡得到恢复。

(3)体温逐渐下降或恢复正常。

(4)腹胀减轻,呼吸改善,痰液能自行咯出。

(5)患者营养状况得到改善。

(6)并发症及时发现并处理。

五、护理措施

(一)非手术治疗的护理

1.体位

患者采取半坐卧位。可以使膈肌下降,有利于呼吸和循环,有利于脓液的积聚,避免形成膈下脓肿,同时可以减少毒素的吸收。休克患者采取平卧位或头、躯干和下肢各抬高 20°。鼓励患者经常活动双下肢,以免深静脉血栓形成。

2.饮食

胃肠道穿孔的患者必须禁食、禁饮。

3.胃肠减压

胃肠道穿孔、腹胀的患者,应留置胃管持续胃肠减压,抽出胃肠道内容物和积气,减少消化道内容物继续流入腹腔,减轻腹胀,改善呼吸和循环,有利于炎症的局限和吸收。胃肠减压管一般在胃肠道功能恢复正常、肛门排气后拔除。

4.输液和监测

迅速建立有效的静脉通道,遵医嘱补液,纠正水、电解质及酸碱失衡,必要时多补充血浆、白蛋白或全血,以补充因腹腔大量血浆渗出引起的低蛋白血症和贫血。注意监测患者的脉搏、血压、尿量、CVP、血细胞比容、电解质、血气分析等,以调整输液的成分和速度,使尿量保持在 30mL/h 以上。

5.抗生素的使用

遵医嘱输入抗生素,做好药物皮试,注意药物配伍禁忌,合理调整给药的浓度和间隔时间。

6.镇静、止痛

可减轻患者的痛苦和恐惧心理。诊断明确的患者可以使用哌替啶类止痛剂。诊断不清或要进行观察时,暂不用止痛剂,以免掩盖病情。

7.观察病情变化

定时测体温、呼吸、脉搏、血压,观察腹部的症状和体征的变化及伴随症状,监测血细胞比容、电解质和血气分析的变化。重点观察腹痛的部位、性质和程度的变化以及腹胀、腹部压痛、肌紧张的变化。观察期间禁止灌肠、热敷,禁服泻药。

(二)手术治疗后的护理

(1)饮食、胃肠减压:手术后继续禁食、禁饮,持续胃肠减压。胃肠功能恢复正常,肛门排气后进食,少食多餐,循序渐进。

(2)体位:生命体征平稳后改半卧位,以减轻切口疼痛,有利于呼吸、引流及脓液积聚。

(3)活动:病情允许的情况下,鼓励、帮助患者早期下床活动,促进肠蠕动的恢复,减轻腹胀,预防肠粘连。

(4)腹腔引流管的护理:妥善固定引流管,经常检查引流管有无堵塞、扭曲和脱出,保持引流管的通畅,观察并记录引流液的性质和量,视具体情况决定引流管拔除时间。

(5)遵医嘱继续补液、营养支持、合理使用抗生素。

(6)观察患者有无发热、腹痛、腹泻、里急后重,有无尿频、尿急、尿痛,有无肝区疼痛等腹腔脓肿形成的征象。腹部敷料是否清洁,有无渗出。定时换药,观察切口愈合情况。

六、护理评价

(1)患者腹痛是否缓解。

(2)患者体液失衡是否及时纠正。

(3)患者是否发生并发症,如腹腔内脓肿、切口感染,发生后是否及时发现、处理和护理。

七、健康教育

(1)向患者宣讲半卧位、早期下床活动的重要性。

(2)告知患者注意饮食调节,循序渐进,少食多餐,避免暴饮暴食。

(3)出院后,若出现腹痛、恶心、呕吐等症状时,应及时到医院复诊,定期门诊复查。

(王安娜)

第九节 低血容量性休克的护理

一、概述

(一)病因

低血容量性休克大多是由于大出血及大量体液丢失。例如,大血管破裂、肝脾破裂、异位妊娠破裂出血、食管—胃底静脉曲张破裂大出血等引起的休克,称为失血性休克;如由大面积烧伤、严重腹泻、严重呕吐等引起的体液大量丢失而致的休克,称为失液性休克,创伤性休克也暂列此类。

(二)病理生理

各类休克的共同病理生理改变包括有效循环血量锐减和组织灌注不足以及由此引起的微循环障碍、代谢紊乱和内脏器官功能障碍等。微循环变化分为 3 期。

1.微循环收缩期

休克早期(休克代偿期)由于有效循环血量锐减,血压下降,机体通过一系列代偿机制调节发生的病理变化,使心率加快,并选择性地使外周和内脏小血管收缩,其毛细血管前括约肌收缩,动静脉间短路开放,增加了回心血量,以保证重要器官的供血。微循环处于"少进多出"的低灌注状态。

2.微循环扩张期

若休克继续发展,组织灌注更为不足,细胞无氧代谢,大量酸性产物蓄积,同时释放舒张血管的递质。这些物质使毛细血管前括约肌舒张,而后括约肌敏感性低,处于相对收缩状态。血液滞留在毛细血管内,同时由于毛细血管静水压升高及通透性增强,使回心血量进一步减少,血压下降,心、脑重要脏器灌注不足。微循环处于"多进少出"的再灌注状态,休克加重而进入抑制期。

3.微循环衰竭期

停滞在毛细血管内的血液浓缩,黏滞度增加,处于酸性环境时呈高凝状态,红细胞与血小板容易发生凝集形成微血栓,可引起弥散性血管内凝血(DIC);同时各种凝血因子的大量消耗,使纤维蛋白溶解系统被激活,酸性代谢产物和内毒素的作用,导致细胞因严重缺氧和能量缺乏而坏死,引起广泛的组织损害甚至多器官功能受损。微循环处于"不进不出"的停滞状态,此期又称为休克失代偿期。

二、护理评估

(一)健康史

评估引起休克的原因,如有无大量失血、失液、严重烧伤、损伤等;了解休克发生的时间及诊疗经过,了解患者既往史和家族史等。

(二)身体状况

1.休克早期

表现为精神紧张、兴奋或烦躁不安;面色苍白、四肢湿冷;呼吸急促;脉率增快;收缩压稍高或正常,舒张压升高,脉压减小;尿量正常或减少。若此期处理及时,休克可纠正。

2.休克期

表现为表情淡漠、反应迟钝;口唇肢端发绀、四肢冰冷;呼吸急促;脉搏细速;血压进行性下降;尿量减少;表浅静脉萎陷;患者出现代谢性酸中毒。此期若能及时正确处理,休克有逆转的可能。

3.休克晚期

出现意识模糊或昏迷;皮肤黏膜出现瘀点、瘀斑、四肢厥冷;呼吸不规则;脉搏微弱;血压测不出;少尿或无尿。并发 DIC 者,可出现出血倾向、内脏出血。此期患者常继发多器官多系统衰竭而导致死亡。

(三)心理—社会状况

休克患者起病急、病情危重,并发症较多,加之监护仪器多,易使患者及其家属产生焦虑、恐惧心理。评估患者及其家属的情绪反应、心理承受能力、对疾病治疗和预后的认知程度等。

(四)辅助检查

1.血、尿常规检查

红细胞计数、血红蛋白值和血细胞比容测定,可了解血液稀释或浓缩程度;白细胞计数增多和中性粒细胞比例增高提示有感染的存在;尿比重增高常提示血容量不足。

2.动脉血气分析

了解呼吸功能和酸碱平衡情况。休克患者可出现体内二氧化碳积聚使 $PaCO_2$ 升高;因组织细胞缺氧,血 pH 和 PaO_2 降低。

3.中心静脉压(CVP)

代表右心房或胸腔内上、下腔静脉的压力。CVP 正常值为 $5\sim10cmH_2O$ $(0.49\sim0.98kPa)$。如中心静脉压小于 $5cmH_2O$,提示血容量不足;如大于 $15cmH_2O$ 而血压低时,提示心功能不全。

4.凝血功能检查

血小板计数、凝血酶原时间、纤维蛋白原等测定,有助于对 DIC 的诊断。

5.其他检查

如电解质、肝肾功能检查,可了解患者体液的丢失类型以及肝、肾等器官的功能状况;肺毛细血管楔压反映肺静脉、左心房的功能状态。

(五)治疗要点

治疗休克的关键是尽早去除病因,迅速恢复有效循环血量,纠正微循环障碍,增强心肌功能,恢复人体正常代谢。

1.现场急救

根据急救原则优先处理危及生命的伤处,如创伤制动、大出血止血;保持呼吸道通畅,呼吸困难严重者,可做气管插管或气管切开;采取休克体位以增加回心血量及减轻呼吸困难。

2.补充血容量

补充血容量是纠正休克的最基本、最有效的措施。一般先快速输入扩容作用迅速的晶体液(首选平衡盐),再输入扩容作用持久的胶体液。根据监测指标估算输液量及判断补液效果。

3.积极处理原发病

外科疾病引起的休克,如失血性休克在恢复有效循环血量后,需手术治疗原发病。严重情况下,在抗休克的同时进行手术治疗。

4.纠正酸碱平衡失调

休克早期轻度酸中毒者补足血容量后无须再应用碱性药物。但严重酸中毒需应用碱性药物纠正,常用的碱性药物为 5% 碳酸氢钠溶液 $100 \sim 200 mL$,以后根据动脉血气分析结果,决定是否继续使用。

5.应用血管活性药物

(1)血管收缩药:去甲肾上腺素、多巴胺、间羟胺等。可暂时升高血压,但可使组织缺氧更加严重,应慎重选用。避免血管收缩药漏到皮下造成组织坏死。

(2)血管扩张药:①α受体阻断药,如酚妥拉明;②抗胆碱药,如阿托品。可以解除小动脉痉挛,关闭动静脉短路,改善微循环。血管扩张药只有在血容量补足的基础上才能使用,否则会导致血压急剧下降。

(3)强心药:休克发展到一定程度后会伴有不同程度的心肌损害,应用强心药毛花苷 C,增强心肌收缩力,减慢心率。

6.治疗 DIC

DIC 阶段改善微循环需应用肝素抗凝治疗;DIC 晚期纤维蛋白溶解系统亢进,可使用抗纤维蛋白溶解药,如氨甲苯酸、氨基己酸等。

7.皮质激素的应用

用于调节休克患者的应激反应,严重休克者可适当延长应用时间。

三、护理措施

（一）补充血容量，恢复有效循环血量

（1）专人护理休克患者：病情严重者应置于危重病室，并设专人护理。

（2）建立静脉通道：迅速建立2条或2条以上静脉通道。

（3）合理补液：补液原则是先晶体后胶体，先盐后糖，同时根据心肺功能、失血、失液量、血压及CVP来调整输液量和补液速度，防止肺水肿及心力衰竭。

（4）记录出入量：输液时，尤其在抢救过程中，应有专人准确记录。

（5）严密观察病情变化。

（二）改善组织灌注

（1）休克体位。

（2）使用抗休克裤，使血液回流入心脏，增加组织灌注。

（3）应用血管活性药物，可提升血压，改善微循环。使用时注意监测血压，调整输液速度。

（三）增强心肌功能

心功能不全者，遵医嘱给予增强心肌功能的药物，并注意观察心率变化及药物的不良反应。

（四）保持呼吸道通畅

（1）鼻导管或面罩吸氧仍不能改善缺氧症状者，应予气管插管或气管切开机械辅助呼吸改善通气，观察呼吸形态，监测动脉血气，了解缺氧程度。

（2）及时协助患者有效咳嗽、排痰，必要时予口、鼻腔吸痰，气管插管或气管切开者及时吸尽气管内痰液，避免误吸、窒息。

（五）预防感染

（1）严格执行无菌技术操作规程。

（2）遵医嘱全身应用有效抗生素。

（六）调节体温

（1）密切观察体温变化。

（2）保暖：休克体温降低时，应予以保暖。室内温度以20℃左右为宜。

（3）库存血的复温：输血前应将库存血复温后再输入。

（4）降温：感染性休克高热时，应予以物理降温，必要时采用药物降温。

（七）预防意外损伤

对于烦躁或神志不清的患者，应加床旁护栏，以防坠床；必要时，四肢以约束带固定于床旁。

（八）用药护理

遵医嘱及时使用抗生素、血管活性药物、止血药、皮质激素等，注意观察药物的疗效及不良反应。

（蔡洋洋）

第十节　感染性休克的护理

感染性休克是指由感染灶的病原微生物及其释放的毒素进入人体引起的一种微循环障碍、组织缺氧、代谢紊乱和细胞损害。常见致病菌为革兰阴性菌，释放内毒素导致休克的发生，故又称为内毒素休克。内毒素促使体内多种炎性递质的释放，可引起全身炎症反应综合征（SIRS），具体可表现为：①体温突然上升达到 39～40℃或小于 36℃；②心率加快，心率超过 90 次/分；③呼吸急促，呼吸超过 20 次/分或过度通气，$PaCO_2<4.3kPa$；④白细胞计数$>12\times10^9/L$ 或$<4\times10^9/L$ 或未成熟白细胞超过 10%。SIRS 继续发展会导致 MODS 的发生，病死率可超过 50%。

一、病因

常见于急性化脓性腹膜炎、胆道化脓性感染、绞窄性肠梗阻、泌尿系统感染及败血症等。

二、病理生理与分类

感染性休克患者的血流动力学变化复杂，微循环障碍常缺乏典型的三期表现，可一开始就出现微循环衰竭期，DIC 出现较早。临床上常见的分类可根据血流动力学分为低排高阻型休克和高排低阻型休克（表 2-1）。

表 2-1　感染性休克的分类

类型	低排高阻型休克（低动力型休克）	高排低阻型休克（高动力型休克）
致病菌	革兰阴性菌	革兰阳性菌
心排血量	↓	↑
外周阻力	↑	↓
皮肤	苍白、湿冷	温暖、潮红
临床发生	多见	感染性休克早期可见

（一）低排高阻型休克

又称为低动力型休克，是感染性休克最常见的类型。其病理生理主要表现为外周血管收缩、阻力增高，微循环淤滞，毛细血管通透性增高，渗出增加，以致心排血量和血容量减少。

（二）高排低阻型休克

又称为高动力型休克,临床较少见,仅见于部分革兰阳性菌感染引起的休克早期。其病理生理主要表现为外周血管扩张、阻力降低,心排血量正常或增高,血流短路开放增多,血流分布异常,动静脉短路开放增多,存在细胞代谢障碍和 ATP 合成不足。

三、治疗要点

纠正休克与控制感染并重。在休克未纠正之前,将抗休克放在首位,同时抗感染治疗;休克纠正以后,重点为控制感染。

（一）补充血容量

首先快速输入平衡盐溶液或等渗盐水,再适当补充胶体溶液,如血浆、全血等。补液期间应严密监测 CVP,调整输液种类、量和速度。

（二）控制感染

尽早处理原发病灶。对未明确病原菌的患者,可根据临床判断选用抗生素或应用广谱抗生素,再行药物敏感试验,根据试验结果调整为窄谱抗生素。

（三）纠正酸碱平衡失调

感染性休克患者常有不同程度的酸中毒,应给予纠正。轻度酸中毒者,一般在补充血容量后即可自行纠正;严重酸中毒者,需补充碱性药物,可经静脉适当输入 5％碳酸氢钠溶液,复查血气分析等指标再调整用量。

（四）应用血管活性药物

经补充血容量和纠正酸中毒后休克未见好转,可考虑使用血管扩张剂。联合使用 α 受体和 β 受体激动剂,增加心肌收缩力,改善组织灌流。若患者心功能受损,表现为心功能不全时,可给予毛花苷 C、多巴酚丁胺等。

（五）应用糖皮质激素

早期、大剂量、短时间应用糖皮质激素能抑制体内多种炎性递质的释放、稳定细胞内溶酶体、减轻细胞损害、缓解 SIRS。一般不超过 48 小时,否则有发生应激性溃疡、免疫抑制等并发症的可能。临床常用地塞米松、氢化可的松或甲泼尼龙静脉注射。

（六）其他

包括营养支持、DIC 治疗和重要器官功能不全的治疗等。

四、护理评估

（一）健康史

了解患者是否发生腹膜、胆道、肠道、呼吸道、泌尿道等严重感染及大面积烧伤。了解有无感染的诱因;如老年人或婴幼儿使用免疫抑制剂、皮质激素等药物及免疫系统的慢性疾病等。

(二)身体状况

高排低阻型休克患者表现为意识清楚;面色潮红、肢端皮肤温暖等。低排高阻型休克表现为烦躁不安,甚至淡漠、昏迷;体温下降、皮肤湿冷;面色苍白、发绀或花斑样改变;毛细血管充盈时间长;脉细速,血压下降,脉压缩小;尿量减少(小于25mL/h),甚至无尿。

(三)心理—社会状况

感染性休克病情严重,发展变化快,患者及其家属易产生紧张、恐惧、濒危感等心理反应。

五、护理措施

(1)了解引起感染性休克的各种原因。如有无腹痛、发热,因严重烧伤或感染等引起的大量失血、失液。患者发病后的救治情况。

(2)严密监测患者意识状态。观察患者是否呈兴奋或烦躁不安状态,必要时应用镇静药物,并每2小时进行 SAS 或 Ramsay 镇静评分,以防镇静过浅或过深。未镇静患者进行 Glasgow 昏迷评分,以便随时掌握意识变化情况。

(3)定时观察、记录生命体征。实时监测患者血压或脉压是否正常,维持血压在相对稳定的水平,注意上臂袖带血压比桡动脉血压高 10~20mmHg。观察有无脉率增快,若出现脉搏细弱,提示病情加重。记录呼吸频率、节律,有无呼吸急促、变浅、不规则等。体温不升或高热者,及时进行复温或降温。

(4)观察皮肤色泽和温度。观察皮肤、口唇黏膜是否苍白、发绀,四肢湿冷有无好转。

(5)严密观察尿量变化。记录每小时尿量,尿液颜色、性质。尿量<25mL/h时,提示血容量不足。尿量>30mL/h 时,表示休克有改善。

(6)做好专科病情观察。如腹部创伤引起的感染性休克,应注意观察有无腹膜刺激征或移动性浊音等。

(7)及时追踪各项实验室相关检查和血流动力学监测结果,及时、准确判断患者水、电解质、酸碱平衡紊乱情况和病情转归情况。

(8)做好心理护理。患者起病急,病情进展快,并发症多,加之抢救过程中使用监护仪器多,易使患者及其家属产生紧张、焦虑或恐惧,应充分评估其情绪变化、对治疗和预后的了解程度,及时进行心理干预。

(丛亮波)

第三章

妇科护理

第一节　生殖系统炎症的护理

一、非特异性外阴炎

（一）病因

首先，由于解剖的特点，女性外阴部与尿道、阴道、肛门邻近，经常受到经血、阴道分泌物、尿液、粪便的刺激，若不注意皮肤清洁易引起外阴炎；其次，尿瘘、粪瘘患者的尿粪，糖尿病患者的含糖尿液，穿紧身化纤内裤导致局部通透性差、局部潮湿以及经期使用卫生巾的刺激等均可引起非特异性外阴炎。

（二）临床表现

外阴皮肤瘙痒、疼痛、烧灼感，于活动、性交、排尿及排便时加重。炎症多发生于小阴唇内、外侧和大阴唇，严重时可波及整个外阴部。检查可见外阴皮肤肿胀、局部充血、糜烂，常有抓痕，严重者形成溃疡或湿疹，甚至外阴部蜂窝织炎、外阴脓肿，伴腹股沟淋巴结肿大。慢性炎症可使皮肤增厚、粗糙、皲裂，甚至苔藓样变。

（三）辅助检查

1.一般检验项目

因粪便、糖尿等的刺激可引发外阴炎。因此，通过尿糖、大便常规等一般检验诊断项目的检查，可以了解或排除引起外阴炎的某些原因。

2.特殊检验项目

（1）阴道分泌物显微镜检查：包括阴道清洁度检查、阴道分泌物涂片检查病原体。

（2）阴道分泌物细菌培养：包括细菌的分离培养及鉴定、病原菌药物敏感试验。

（四）诊断

根据病史及临床表现，诊断不难。有条件时应检查阴道分泌物，了解是否因滴虫、念珠菌、淋病奈瑟菌、衣原体、支原体、细菌等感染引起；对中老年患者应查尿糖，以除外糖尿病伴发的外阴炎；对年轻患者及幼儿应检查肛周有无蛲虫卵，以排除蛲虫引起的外阴部不适。

（五）治疗

1.病因治疗

积极寻找病因,针对不同感染选用敏感药物;若发现糖尿病应积极治疗糖尿病;由尿瘘、粪瘘引起的外阴炎,应及时行修补;由阴道炎、宫颈炎引起者则应对其治疗。

2.局部治疗

(1)急性期应卧床休息,避免性生活。可用 0.1％聚维酮碘液或 1：5000 高锰酸钾液坐浴,每日 2 次,每次 15～30 分钟,也可选用其他具有抗菌消炎作用的药物外用。

(2)有外阴溃疡或黏膜破损可予硼酸粉坐浴、VE 霜等促进黏膜愈合。

3.物理治疗

可行微波、红外线等局部物理治疗。

（六）护理评估

1.病史评估

评估患者本次发病的诱因,有无合并症状,目前的治疗及用药;评估既往史、家族史、过敏史、手术史、输血史,有无糖尿病或粪瘘、尿瘘;了解患者有无烟酒嗜好、性格特征等。

2.身体评估

评估患者意识状态、神志与精神状况、生命体征、营养及饮食情况、BMI、排泄形态、睡眠形态、强迫体位、外阴皮肤情况,有无皮疹、破溃等。

3.风险评估

患者入院 2 小时内进行各项风险评估,包括患者压疮危险因素评估、患者跌倒/坠床危险因素评估、日常生活能力评定。

4.心理—社会状况评估

了解患者的文化程度、工作性质、患者家庭状况以及家属对患者的理解和支持情况。

5.其他评估

评估患者的个人卫生、生活习惯、对疾病认知以及自我保健知识掌握程度。

（七）护理措施

1.一般护理

(1)皮肤护理:外阴皮肤出现皮疹破溃的患者,密切观察皮损大小、严重程度及消退情况,保持皮肤清洁,床单位平整。告知患者内裤应柔软洁净,需每日更换,污染的内裤单独清洗,避免交叉、重复感染。

（2）饮食：禁酒；优化膳食结构，避免进食油腻、辛辣刺激性食物。

（3）生活护理：如患者因局部皮肤破溃活动受到限制，协助患者大小便，将呼叫器置于患者易触及处，并采取预防跌倒、坠床护理措施；保持会阴部清洁，遵医嘱给予会阴擦洗、冲洗、烤灯等；及时更换清洁病号服、床单位及中单等。

2.病情观察

（1）皮肤：关注患者主诉；密切观察外阴皮肤有无皮疹、破溃、局部充血、肿胀（包括皮损大小，严重程度及消退情况）。

（2）分泌物：观察患者外阴皮损及阴道分泌物的性状、气味、量，警惕异常情况预防感染。

3.应用高锰酸钾的护理

（1）药理作用：本品为强氧化剂，对各种细菌、真菌等病原体有杀灭作用。

（2）用法：取高锰酸钾加温水配成 40℃ 1：5000 溶液，肉眼观为淡玫瑰红色，每次坐浴 15～30 分钟，每日 2 次。

（3）适应证：用于急性皮炎或急性湿疹，特别是伴继发感染时的湿敷及清洗小面积溃疡。

（4）禁忌证：月经期禁用、禁口服。

（5）注意事项：①本品仅供外用，因其腐蚀口腔和消化道，出现口内烧灼感、上腹痛、恶心、呕吐、口咽肿胀等；②本品水溶液易变质，故应临用前用温水配制，并立即使用；③配制时不可用手直接接触本品，以免被腐蚀或染色，切勿将本品误入眼中；④应严格在医生指导下使用，长期使用高锰酸钾，会引起阴道菌群紊乱，如浓度过高会刺激皮肤及黏膜；⑤用药部位如有灼烧感、红肿等情况，应停药，并将局部药物洗净，必要时向医生咨询；⑥不可与碘化物、有机物接触或并用，尤其是晶体，否则易发生爆炸。

（6）不良反应：高浓度反复多次使用可引起腐蚀性灼伤。

4.心理护理

倾听患者主诉，耐心解答患者的疑问，消除患者顾虑，使其积极配合治疗。许多有非特异性外阴炎的患者普遍觉得羞于启齿，患者在医生为其检查、治疗等过程中易产生复杂的心理反应，为了尽快使患者适应陌生的环境，护士应有针对性地实施有效的心理护理。对患者的尊重与关爱是建立良好医患关系的关键，护士应给予患者安全感和信任感，在态度上应该和蔼可亲。通过身心护理使患者得到人性化的服务，提高医疗和护理服务的质量。

5.健康教育

（1）饮食：①禁烟酒；②优化膳食结构，避免进食辛辣刺激性食物（辣椒、姜、葱、蒜等），应多食新鲜蔬菜和水果，以保持大便通畅；③多饮水，防止合并泌尿系感染。

（2）休息与活动：急性期应卧床休息。养成劳逸结合的生活习惯。避免骑自行车等骑跨类运动,减少摩擦。

（3）高锰酸钾坐浴指导：注意配制的浓度不宜过高,以免灼伤皮肤,每次坐浴15～30分钟,每日2次。坐浴时要使会阴部浸没于溶液中,月经期禁止坐浴。

（4）出院指导：指导患者注意个人卫生,勤换内裤,保持外阴清洁干燥。局部严禁搔抓,勿用刺激性药物或肥皂擦洗。做好经期、孕期、分娩期及产褥期卫生,不穿化纤类及过紧内裤。

（5）感染防控：外阴破溃者要预防继发感染,使用柔软无菌会阴垫,减少摩擦和混合感染的机会。外阴溃疡或有烧灼感时,建议硼酸粉坐浴、VE霜外用。

二、滴虫性阴道炎

（一）病因

滴虫性阴道炎是由阴道毛滴虫引起的常见阴道炎症。阴道毛滴虫适宜在温度25～40℃、pH 5.2～6.6的潮湿环境中生长,在pH<5或pH>7.5的环境中则不生长。滴虫的生活史简单,只有滋养体而无包囊期,滋养体生存力较强,能在3～5℃生存21日,在46℃生存20～60分钟,在半干燥环境中约生存10小时,在普通肥皂水中也能生存45～120分钟。滴虫有嗜血及耐碱的特性,故于月经前、后阴道pH发生变化(经后接近中性)时,隐藏在腺体及阴道皱襞中的滴虫子月经前、后常得以繁殖,引起炎症发作。滴虫能消耗、吞噬阴道上皮内的糖原,并可吞噬乳杆菌,阻碍乳酸生产,使阴道pH升高。滴虫阴道炎患者的阴道pH 5～6.5。滴虫不仅寄生于阴道,还常侵入尿道或尿道旁腺,甚至膀胱、肾盂以及男方的包皮皱褶、尿道或前列腺中。滴虫性阴道炎往往与其他阴道炎并存,美国报道约60%的患者同时合并细菌性阴道病。

（二）传播途径

1.性传播

与女性患者有一次非保护性交后,近70%的男子发生感染,通过性交男性传染给女性的概率可能更高。由于男性感染滴虫后常无症状,易成为感染源。

2.间接传播

经公共浴池、浴盆、浴巾、游泳池、坐式便器、衣物、污染的器械及敷料等间接传播。

（三）发病机制

早在1938年研究人员即发现了阴道毛滴虫,但直到1947年才认识到阴道毛滴虫可引起阴道炎。由于缺乏理想的动物模型,对滴虫性阴道炎的发病机制了解较少。滴虫主要通过其表面的凝集素(AP65、AP51、AP33、AP23)及半胱氨酸蛋白酶黏附于阴道上皮细胞,进而经阿米巴样运动的机械损伤以及分泌的蛋白水解酶、蛋白溶解酶的细胞毒性作用,共同摧毁上皮细胞,并诱导炎性递质的产生,最后导致上皮细胞溶解、脱落、局部炎症发生。

(四)临床表现

潜伏期为 4～28 日。感染初期 25%～50% 的患者无症状,其中 1/3 将在 6 个月内出现症状,症状轻重取决于局部免疫因素、滴虫数量及毒力强弱。主要症状为阴道分泌物增多及外阴瘙痒,间或有灼热、疼痛、性交痛等。分泌物特点为稀薄脓性、黄绿色、泡沫状、有臭味。分泌物呈脓性是因为分泌物中含有白细胞;呈泡沫状、有臭味是因为滴虫无氧酵解碳水化合物,产生腐臭气体。瘙痒部位主要为阴道口及外阴。若尿道口有感染,可有尿频、尿痛,有时可见血尿。阴道毛滴虫能吞噬精子,并能影响精子存活,可致不孕。检查见阴道黏膜充血,严重者有散在出血斑点,甚至宫颈有出血点,形成"草莓样"宫颈,后穹隆有多量白带,呈灰黄色、黄白色稀薄液体或黄绿色脓性分泌物,常呈泡沫状。带虫者阴道黏膜无异常改变。

(五)诊断

典型病例容易诊断,若在阴道分泌物中找到滴虫即可确诊。最简单的方法是生理盐水悬滴法:显微镜下见到呈波状运动的滴虫及增多的白细胞,有症状者阳性率达 60%～70%。对可疑患者,若多次悬滴法未能发现滴虫时,可送培养,准确性达 98% 左右。取分泌物前 24～48 小时避免性交、阴道灌洗或局部用药,取分泌物时窥器不涂润滑剂,分泌物取出后应及时送检并注意保暖,否则滴虫活动力减弱,造成辨认困难。目前聚合酶链反应(PCR)也可用于滴虫的诊断,敏感度为 90%,特异度为 99.8%。

(六)治疗

因滴虫性阴道炎者可同时有尿道、尿道旁腺、前庭大腺滴虫感染,欲治愈此病,需全身用药,主要治疗药物为甲硝唑及替硝唑。

1.全身用药

初次治疗推荐甲硝唑 2g,单次口服,或替硝唑 2g,单次口服。也可选用甲硝唑 400mg,每日 2 次,连服 7 日,或替硝唑 500mg,每日 2 次,连服 7 日。女性患者口服药物的治愈率为 82%～89%,若性伴侣同时治疗,治愈率达 95%。服药后偶见胃肠道反应,如食欲减退、恶心、呕吐。此外,若出现头痛、皮疹、白细胞减少等时应停药。治疗期间及停药 24 小时内禁饮酒,因其与乙醇结合可出现皮肤潮红、呕吐、腹痛、腹泻等戒酒样反应。甲硝唑能通过乳汁排泄,若在哺乳期用药,用药期间及用药后 24 小时内不宜哺乳。服用替硝唑者,服药后 3 日内避免哺乳。

2.性伴侣的治疗

滴虫性阴道炎主要由性行为传播,性伴侣应同时进行治疗,治疗期间禁止性交。

3.随访

治疗后无症状者无须随诊,有症状者需进行随诊。部分滴虫性阴道炎治疗后可发生再次感染或于月经后复发,治疗后需随访至症状消失,对症状持续存在者,治疗后 7 日复诊。对初次治疗失败患者增加药物剂量及疗程仍有效。初次治疗失败者可重复应用甲硝唑 400mg,每日 2～3 次,连服 7 日。若治疗仍失败,给予甲硝唑 2g,每日 1 次,连服 3～5 日。

4.妊娠期滴虫性阴道炎治疗

妊娠期滴虫性阴道炎可导致胎膜早破、早产及低出生体重儿,但甲硝唑治疗能否改善以上并发症尚无定论。妊娠期治疗可以减轻症状,减少传播,防止新生儿呼吸道和生殖道感染。美国疾病控制中心建议甲硝唑 2g,单次口服,中华医学会妇产科感染协作组建议甲硝唑 400mg 口服,每日 2 次,共 7 日,但用药前最好取得患者知情同意。

5.顽固病例的治疗

有复发症状的病例多数为重复感染。为避免重复感染,内裤及洗涤用的毛巾,应煮沸 5～10 分钟以消灭病原体,并应对其性伴侣进行治疗。对极少数顽固复发病例,应进行培养及甲硝唑药物敏感试验,可加大甲硝唑剂量及应用时间,每日 2～4g,分次全身及局部联合用药(如 1g 口服,每日 2 次,阴道内放置 500mg,每日 2 次),连用 7～14 日。也可应用替硝唑或奥硝唑治疗。

6.治愈标准

滴虫性阴道炎常于月经后复发,故治疗后检查滴虫阴性时,仍应每次月经后复查白带,若经 3 次检查均阴性,方可称为治愈。

(七)评估和观察要点

1.评估要点

(1)健康史:了解个人卫生习惯,评估有无诱发滴虫性阴道炎的相关因素;既往有无阴道炎相关病史;月经周期与发病的关系。

(2)身体评估:评估患者有无外阴瘙痒、分泌物增多等症状。

2.观察要点

(1)观察患者外阴情况,有无阴道黏膜充血、出血点等。

(2)观察阴道分泌物的量、性状、气味。

(八)护理措施

1.指导患者进行自我护理

(1)保持外阴清洁干燥,勤换内裤,避免搔抓外阴部,以免皮肤破损继发感染。

(2)患者及其性伴侣治愈前避免无保护性行为。

（3）患者内裤、坐浴等用物应煮沸 5～10 分钟消灭病原体，以避免交叉感染及重复感染的概率。

2.告知患者正确用药

甲硝唑：用药期间及停药 24 小时内，禁止饮酒；哺乳妇女用药期间及停药 24 小时内应停止哺乳；如服药期间发生胃肠道反应及皮疹，应及时告知医师。替硝唑：用药期间及停药 72 小时内，禁止饮酒；哺乳妇女服药后 72 小时内应停止哺乳。

3.指导患者配合检查

取分泌物前 24～48 小时避免性生活、阴道清洗或局部用药。

4.指导患者预防感染

滴虫性阴道炎主要由性行为传播，应建议患者性伴侣同时治疗，避免相互传染，影响治疗效果。

5.治愈标准

为连续 3 次月经干净后，复查阴道分泌物中滴虫均为阴性。

（九）健康教育

（1）告知患者取分泌物前 24～48 小时避免性生活、阴道清洗或局部用药，以免影响检查结果。

（2）给予患者个人卫生指导，保持外阴清洁、干燥。内裤、毛巾等个人专用物品清洗后宜煮沸 5～10 分钟，消灭病原体。

（3）告知患者阴道内用药方法，注意浓度、剂量。经期暂停阴道冲洗、坐浴和阴道内用药。

（4）告知患者治疗后需定期复查，了解治疗效果。

三、细菌性阴道炎

细菌性阴道炎（BV）为阴道内正常菌群失调所致的一种混合感染。但临床及病理无炎症改变。正常阴道内以产生过氧化氢的乳杆菌占优势。细菌性阴道炎时，阴道内能产生过氧化氢的乳杆菌减少，导致其他细菌大量繁殖，主要有加德纳菌、厌氧菌（动弯杆菌、普雷沃菌等）及人型支原体，其中以厌氧菌居多，厌氧菌数量可增加 100～1000 倍。促使阴道菌群发生变化的原因仍不清楚，推测可能与频繁性交、多个性伴侣或阴道灌洗使阴道碱化有关。

（一）临床表现

10%～40% 的患者无临床症状，有症状者主要表现为阴道分泌物增多，有鱼腥臭味，尤其性交后加重，可伴有轻度外阴瘙痒或烧灼感。分泌物呈鱼腥臭味是由于厌氧菌繁殖的同时可产生胺类物质。检查见阴道黏膜无充血的炎症表现，分泌物特点为灰白色,均匀一致,稀薄,常黏附于阴道壁,但黏度很低,容易将分泌物从阴道壁拭去。

细菌性阴道炎除导致阴道炎症外,还可引起其他不良结局,如妊娠期细菌性阴道炎可导致绒毛膜羊膜炎、胎膜早破、早产;非孕妇可引起子宫内膜炎、盆腔炎、子宫切除术后阴道顶端感染。

(二)诊断

目前使用最广泛的是 Amsel 诊断标准。

(1)均质、稀薄、白色阴道分泌物,常黏附于阴道壁。

(2)线索细胞阳性:取少许阴道分泌物放在玻片上,加一滴 0.9%氯化钠注射液混合,高倍显微镜下寻找线索细胞,与滴虫性阴道炎不同的是白细胞极少。线索细胞即阴道脱落的表层细胞与细胞边缘贴附颗粒状物,即各种厌氧菌,尤其是加德纳菌,细胞边缘不清。

(3)阴道分泌物 pH>4.5。

(4)胺臭味试验阳性:取阴道分泌物少许放在玻片上,加入 10%氢氧化钾溶液 1~2 滴,产生烂鱼肉样腥臭气味,系因胺遇碱释放氨所致。

具备上述标准的 3 条就可诊断 BV,其中第 2 条是必备的。其中阴道的 pH 是最敏感的指标,胺臭味试验是最具有高度特异性的指标,但该方法在实际工作中却常受到多种因素的干扰而影响临床诊断的准确性。除临床诊断标准外,还可应用革兰染色,根据各种细菌的相对浓度进行诊断。细菌性阴道炎为正常菌群失调,细菌定性培养在诊断中意义不大。本病应与其他阴道炎相鉴别(表 3-1)。

表 3-1　细菌性阴道炎与其他阴道炎鉴别

临床表现	细菌性阴道炎	外阴阴道假丝酵母菌病	滴虫性阴道炎
症状	分泌物增多,无或轻度瘙痒	重度瘙痒,烧灼感	分泌物增多,轻度瘙痒
分泌物特点	灰白色,稀薄,腥臭味	白色,豆腐渣样	稀薄、脓性、泡沫状
阴道黏膜	正常	水肿、斑块	散在出血点
阴道 pH	>4.5	<4.5	>5
胺臭味试验	阳性	阴性	阴性
显微镜检查	线索细胞,极少白细胞	芽生孢子及假菌丝,少量白细胞	阴道毛滴虫,多量白细胞

(三)治疗

治疗原则为选用抗厌氧菌药物,主要有甲硝唑、克林霉素。甲硝唑抑制厌氧菌生长,不影响乳杆菌生长,是较理想的治疗药物,但对支原体效果差。

1.口服药物

首选甲硝唑 400mg,每日 2 次,口服,共 7 日,或克林霉素 300mg,每日 2 次,连服 7 日。甲硝唑 2g 顿服的治疗效果差,目前不再推荐应用。

2.局部药物治疗

含甲硝唑的栓剂,每晚 1 次,连用 7 日,或 2% 克林霉素软膏阴道涂布,每次 5g,每晚 1 次,连用 7 日。口服药物与局部用药效果相似,治愈率 80% 左右。

3.微生物及免疫治疗

国内外大量研究证实,传统抗生素的应用或多或少地影响了阴道菌群的恢复,而应用乳酸杆菌制剂治疗细菌性阴道炎及预防其复发效果显著。因此,从微生态学的角度出发,通过生态制剂调整疗法,扶正和保护阴道内的正常菌群的组成和比例,恢复其自然的抵抗外来菌侵扰的能力,促进其本身的自净作用是治疗此类疾病的趋势。目前临床上常用的阴道用乳杆菌活菌胶囊即为此类制剂,用法:每日 1 粒,用 10 日,阴道置入。

4.性伴侣的治疗

本病虽与多个性伴侣有关,但对性伴侣给予治疗并未改善治疗效果及降低其复发率,因此,性伴侣不需要常规治疗。

5.妊娠期细菌性阴道炎的治疗

由于本病与不良妊娠结局有关,如绒毛膜羊膜炎、胎膜早破、早产,任何有症状的细菌性阴道炎孕妇及无症状的高危孕妇(有胎膜早破、早产史)均需治疗。由于本病在妊娠期有合并上生殖道感染的可能,多选择口服用药,甲硝唑 200mg,每日 3 次,连服 7 日,或克林霉素 300mg,每日 2 次,连服 7 日。

6.随访

治疗后无症状者不需常规随访。细菌性阴道炎复发较常见,对症状持续或症状重复出现者,应告知患者复诊,接受治疗。可选择与初次治疗不同的药物。

(四)评估和观察要点

1.评估要点

(1)健康史:询问患者有无诱发细菌性阴道炎的相关因素。

(2)身体评估:评估患者有无外阴瘙痒、烧灼感等症状及其程度。

2.观察要点

观察患者外阴情况,皮肤有无搔抓痕迹或破溃;阴道分泌物的量、性状、气味等。

(五)护理措施

(1)指导患者遵医嘱按照治疗方案周期正确用药。

(2)注意个人卫生,使用流动水清洁外阴,勤洗换内裤,避免搔抓会阴部造成皮肤损伤。

（3）治疗期间禁止游泳、盆浴，防止逆行感染。

（4）指导患者治疗期间性行为应采取保护性措施，防止交叉感染。

（5）指导选择清淡易消化、高维生素饮食，忌辛辣刺激性食物。

（6）给予患者心理护理及疾病知识的宣教，提高患者治疗的依从性，减少疾病的复发。

（六）健康教育

（1）给予患者个人卫生指导，保持外阴清洁，禁用肥皂清洗外阴，不宜经常使用药液清洗阴道；勤洗换内裤，不穿化纤内裤和紧身衣；避免不洁性行为。

（2）告知患者规范治疗的重要性，进行用药治疗指导。

四、前庭大腺炎

（一）病因及发病机制

前庭大腺位于两侧大阴唇下 1/3 深部，腺管开口于处女膜与小阴唇之间。因解剖部位的特点，在性交、分娩等情况外阴部受到污染时，病原体容易侵入前庭大腺而引起前庭大腺炎。以育龄妇女多见，幼女及绝经后妇女少见。主要病原体为内源性病原体及性传播疾病的病原体，前者如葡萄球菌、大肠埃希菌、链球菌、肠球菌；后者主要为淋病奈瑟菌及沙眼衣原体。急性炎症发作时，病原体首先侵犯腺管，腺管呈急性化脓性炎症，腺管开口往往因肿胀或渗出物聚集而阻塞，使脓液不能倒流而形成脓肿，即前庭大腺脓肿。

（二）临床表现

炎症多为一侧。初起时局部肿胀、疼痛、灼热感，行走不便，有时会致大小便困难。检查见局部皮肤红肿、发热、压痛明显，患侧前庭大腺开口处有时可见白色小点。当脓肿形成时，疼痛加剧，脓肿呈鸡蛋大小肿块，局部可触及波动感。当脓肿增大时，表面皮肤发红、变薄，脓肿可自行破溃。部分患者出现发热等全身症状。

（三）辅助检查

1.触诊

前庭大腺炎首先侵犯腺管，局部有红、肿、热、痛表现，腺管口往往因肿胀或渗出物聚集发生阻塞，使脓液不能外流而形成脓肿，局部可有波动感。腹股沟淋巴结可触及肿大。

2.实验室检查

（1）检查血常规。

（2）细菌培养：培养取材应尽可能靠近脓肿壁，必要时可切取少许脓肿壁坏死组织送培养，也可进行药敏试验。

（3）分泌物涂片检查：在前庭大腺开口处及尿道口尿道旁腺各取分泌物做涂片，查病原菌。

（四）诊断

根据病史及局部外观与指诊，一般不难诊断。应注意尿道口及尿道旁腺有无异常。

（五）治疗

（1）急性炎症发作时，需卧床休息，局部保持清洁。可取前庭大腺开口处分泌物做细菌培养，确定病原体，根据病原体选用口服或肌内注射抗生素。

（2）脓肿形成后需行切开引流及造口术，并放置引流条。外阴用 0.5% 碘伏棉球擦洗，每日 2 次。伤口愈合后改用 1∶5000 高锰酸钾坐浴，每日 2 次。

（六）护理评估

1.病史评估

评估患者本次发病的诱因，有无流产、分娩、外阴阴道手术后感染史，有无局部肿胀、疼痛、灼热感，了解疼痛的性质、部位及局部皮肤情况，了解目前的治疗及用药；评估既往史、家族史、过敏史、手术史、输血史。

2.身体评估

评估患者的意识状态、神志、精神状况、生命体征，营养及饮食情况、BMI、排泄物形态、睡眠状况；了解有无大小便困难、是否采取强迫体位、有无行走不便、有无发热等全身症状。

3.风险评估

患者入院 2 小时内进行各项风险评估，包括患者压疮危险因素评估、患者跌倒/坠床危险因素评估、日常生活能力评定。

4.心理—社会状况评估

了解患者的文化程度、工作性质、患者家庭状况及其家属对患者的理解和支持情况。

5.其他评估

评估患者的个人卫生习惯、生活习惯、性格特征，有无烟酒嗜好，对疾病认知以及自我保健知识掌握程度等。

（七）护理措施

1.一般护理

（1）皮肤护理：保持皮肤清洁、床单位平整，内裤柔软洁净、每日更换，污染内裤单独清洗。

（2）饮食：禁酒，忌辛辣食物。

（3）休息与活动：急性期嘱患者卧床休息，活动时减少局部摩擦。

（4）生活护理：如患者因局部肿胀、疼痛、烧灼感而导致行动不便时，协助患者大小便，并将呼叫器置于患者易触及处；脓肿切开引流及造口术后，遵医嘱擦洗或协助患者坐浴；实施预防跌倒、坠床护理措施；及时更换清洁病号服、床单位及中单等。

2.病情观察

（1）皮肤：关注患者主诉，密切观察外阴部局部充血、肿胀或破溃情况（包括脓肿严重程度及消退情况）。

（2）行脓肿切开引流及造口术后，观察引流液的性质、气味及引流量，警惕感染加重。

（3）注意观察有无发热等全身症状。

3.用药护理

（1）遵医嘱给予抗生素及镇痛剂。

（2）脓肿切开引流及造口术后，外阴用 0.5％碘伏棉球擦洗，每日 2 次。伤口愈合后改用 1：5000 高锰酸钾坐浴，每次坐浴 15～30 分钟，每日 2 次。

4.坐浴指导

实施坐浴时先将坐浴盆刷洗干净，并做到专人专用。盆内放入清洁的热水约八分满，温度 41～43℃，注意不要过烫，以免烫伤。坐浴前清洁外阴及肛周，坐浴时将伤口完全浸入药液中，每次坐浴 15～30 分钟，中间可以加入热水以维持水温，每日坐浴 1～2 次。

5.心理护理

许多有前庭大腺炎的患者普遍觉得羞于启齿，患者在医生为其检查、治疗等过程中易发生复杂的心理反应。倾听患者主诉，耐心解答患者的疑问，消除患者顾虑，使其积极配合治疗。尽快使患者适应陌生的环境，护士应有针对性地实施有效的心理护理。

6.健康教育

（1）饮食：禁烟、酒，避免进食辛辣刺激性食物。应多食新鲜蔬菜和水果，以保持大便通畅；多饮水，防止合并泌尿系感染。

（2）休息与活动：急性期卧床休息；非急性期也要劳逸结合，避免骑自行车等骑跨类运动，以减少局部摩擦。

（3）用药指导：严格遵照医嘱用药，坚持每天坐浴直至痊愈，避免病情反复或产生耐药。

（4）卫生指导：指导患者注意个人卫生，勤换内裤，不穿化纤类及过紧内裤，保持外阴清洁干燥。

（5）感染防控：局部严禁搔抓，勿用刺激性药物或肥皂擦洗，指导患者注意经期、孕期、分娩期及产褥期卫生,勤换内裤,保持外阴清洁干燥,预防继发感染。

五、子宫颈炎

（一）概述

慢性子宫颈炎是生育期妇女最常见的疾病之一,多由急性子宫颈炎未治疗或治疗不彻底转变而来,常因分娩、流产或手术损伤子宫颈后,病原体侵入而引起感染。卫生习惯不良或因雌激素缺乏,局部抵抗力差,也易引起慢性子宫颈炎。其病理特点如下。

1.子宫颈肥大

炎症的长期刺激使子宫颈组织充血、水肿,腺体和间质增生导致子宫颈肥大。肥大的子宫颈质较硬,表面多光滑。

2.子宫颈息肉

炎症刺激宫颈管局部黏膜增生,向子宫颈外口突出形成带蒂的赘生物。息肉色红、舌形、质软而脆、易出血、蒂细长,除去后易复发。

3.子宫颈腺体囊肿

子宫颈糜烂愈合过程中发生,检查时见子宫颈表面突出形成多个青白色小囊泡,内含透明黏液。

4.子宫颈黏膜炎

子宫颈黏膜炎又称为宫颈管炎,表现为子宫颈口充血,可见脓性分泌物。

（二）护理评估

1.健康史

询问患者有无分娩、流产或手术损伤子宫颈后的感染史,评估患者日常卫生习惯。

2.身体评估

（1）临床表现:白带增多为主要症状,白带呈乳白色黏液状或淡黄色脓性,可有血性白带。轻者多无不适感,严重者可伴有腰骶部疼痛和下腹坠痛,甚至性交后出血或不孕。妇科检查可见子宫颈有不同程度的肥大、息肉或子宫颈腺体囊肿等。

（2）心理—社会状况:由于病程较长,白带多致外阴不适,患者思想压力大;因性交后出血或怀疑恶变,使患者焦虑不安。

3.辅助检查

行子宫颈刮片细胞学检查,必要时进行子宫颈活检,以排除宫颈癌。

（三）护理诊断

（1）组织完整性受损:与炎症及分泌物刺激有关。

（2）焦虑:与病程长或害怕恶变有关。

(3)舒适度改变：与分泌物增多有关。

（四）护理措施

1.配合治疗,促进组织修复,以缓解症状

(1)做好检查和治疗的解释工作：慢性子宫颈炎以局部治疗为主。药物治疗适用于炎症浸润较浅的病例;手术治疗适用于子宫颈息肉行息肉摘除术、子宫颈肥大行锥形切除术并送病理检查。子宫颈腺体囊肿可选用物理疗法破坏囊壁。

(2)配合物理治疗,告知患者注意事项。①治疗时间选择月经干净后3～7天。②术后阴道黄水样排液较多,应保持外阴清洁,2个月内禁止性生活和盆浴。③治疗后1～2周脱痂时可有少量出血,出血多者应及时到医院就诊。④一般于2次月经干净后3～7天复查,未痊愈者可择期再做第二次治疗。

2.心理护理

向患者及其家属解释发病原因及防治措施,积极配合治疗,防止恶变发生。

3.健康指导

指导妇女定期做妇科检查,发现炎症及时治疗;保持良好的个人卫生习惯,注意性生活卫生。

六、盆腔炎

盆腔炎(PID)是指女性上生殖道及其周围组织的一组感染性疾病,主要包括子宫内膜炎、输卵管炎、输卵管卵巢脓肿(TOA)、盆腔腹膜炎。炎症可局限于一个部位,也可同时累及几个部位,最常见的是输卵管炎。PID大多发生在性活跃期、有月经的妇女,初潮前、绝经后或未婚者很少发生PID。若发生PID也往往是邻近器官炎症的扩散。

（一）病因及发病机制

1.急性盆腔炎

产后或流产后感染、宫腔内手术操作后感染、性生活不洁或过频、经期卫生不良、邻近器官炎症蔓延等。

2.慢性盆腔炎

常为急性盆腔炎未经彻底治疗或患者体质较差病程迁延所致,但也可无急性盆腔炎病史。

（二）临床表现

1.急性盆腔炎

(1)症状：下腹痛伴发热,严重者可出现高热、寒战。

(2)体征：患者体温升高,心率加快,下腹有压痛、反跳痛,宫颈充血有举痛,双侧附件压痛明显,呈急性病容。

2.慢性盆腔炎

(1)症状:全身症状多不明显,有时出现低热、乏力。有些患者可有神经衰弱症状,如精神不振、周身不适、失眠等。局部组织主要是下腹部坠痛、腰骶部酸痛,且在月经前后加重;月经量增多,可伴有不孕。

(2)体征:子宫及双侧附件有轻度压痛,子宫一侧或双侧有增厚。

(三)辅助检查

实验室检查;B超检查;X线检查;分泌物涂片检查;心电图等。

(四)诊断

1.急性盆腔炎

有急性感染病史;下腹隐痛、肌肉紧张,有压痛、反跳痛,阴道出现大量脓性分泌物,伴心率加快、低热,病情严重时可有高热、头痛、寒战、食欲缺乏,大量的黄色白带、有异味,小腹胀痛,压痛,腰部酸痛等;有腹膜炎时出现恶心、呕吐、腹胀、腹泻等;有脓肿形成时,可有下腹包块及局部压迫刺激症状,包块位于前方可有排尿困难、尿频、尿痛等,包块位于后方可致腹泻。

2.慢性盆腔炎

全身症状为有时低热、易疲劳,部分患者由于病程长而出现神经衰弱症状,如失眠、精神不振、周身不适等,下腹部坠胀、疼痛及腰骶部酸痛,常在劳累、性交后、月经前后加剧。由于慢性炎症而导致盆腔淤血,月经往往过多,卵巢功能损害时会出现月经失调,输卵管粘连会导致不孕症。

(五)治疗

于PID发作48小时内开始联合应用广谱抗生素,一次性彻底治愈。

1.门诊治疗

若患者一般状况好,症状轻,能耐受口服抗生素,并有随访条件,可在门诊给予口服或肌内注射抗生素治疗。

2.住院治疗

若患者一般情况差,病情严重,伴有发热、恶心、呕吐,或伴有盆腔腹膜炎、输卵管卵巢囊肿,或经门诊治疗无效,或不能耐受口服抗生素,或诊断不清者均应住院给予抗生素药物治疗为主的综合治疗。

3.中药治疗

主要为活血化瘀、清热解毒药物,如银翘解毒汤、安宫牛黄丸或紫雪丹等。

4.其他治疗

合并盆腔脓性包块且抗生素治疗无效者,可行超声引导下包块穿刺引流术。

（六）护理评估

1.病史评估

评估患者本次发病的诱因,有无急性感染病史,有无发热,有无尿频、尿痛、腹泻等;评估病程长短,月经情况,有无不孕等情况;了解目前的治疗及用药;评估既往史、家族史、过敏史、手术史、输血史等。

2.身体评估

评估意识状态、神志、精神状况、生命体征、营养及饮食情况、BMI、排泄物形态、睡眠状态,有无大小便困难,是否采取强迫体位。

3.风险评估

患者入院 2 小时内进行各项风险评估,包括患者压疮危险因素评估、患者跌倒/坠床危险因素评估、日常生活能力评定。

4.心理—社会状况评估

了解患者的文化程度、工作性质、患者家庭状况及其家属对患者的理解和支持情况。评估个人卫生、生活习惯,有无烟酒嗜好,对疾病认知以及自我保健知识掌握程度。

（七）护理措施

1.一般护理

(1)皮肤、黏膜护理:高热患者,皮肤长期处于潮湿状态,全身抵抗力也下降,易发生压疮、感染,应及时更换潮湿的衣裤、床单,保持床单位平整,定时翻身;高热患者的唾液分泌减少,口腔黏膜干燥,口腔内食物残渣易发酵,细菌易生长繁殖,应嘱患者多饮水,多漱口,必要时给予口腔护理;行冰袋降温时,选择合理部位(如腋下、额头、腹股沟等),禁忌用于枕后、耳廓、心前区、腹部、足底等处,并定时更换冷敷部位,避免冻伤,酒精擦浴浓度不宜过高,以 25%～35% 为宜,注意酒精过敏者禁用,避免对皮肤造成损伤。盆腔炎患者有时会伴阴道大量脓性分泌物,长期刺激外阴皮肤会出现皮疹、破溃,应密切观察会阴部皮肤情况,告知患者保持清洁,每日更换内裤,污染的内裤单独清洗,避免交叉、重复感染。

(2)饮食:高热期间应选择高营养易消化的流食,如豆浆、藕粉、果泥、菜汤等;体温下降或病情好转时,可进食半流食或普食,如面条、粥,配以高蛋白、高热量、高维生素、易消化的菜肴,如精瘦肉、豆制品、蛋黄及各种新鲜蔬菜等。

(3)生活护理:保持室内清洁舒适、通风良好,合理降低室温,有利于降低患者体温;高热、大汗时注意保暖;必要时遵医嘱给予口腔护理,预防口腔疾病;长期高热者,机体处于高代谢状态,食欲不佳,活动耐力下降,更应加强生活护理,如协助患者起床、如厕等;将呼叫器置于患者手边,实施预防跌倒、坠床护理措施;保持会阴部清洁,遵医嘱给予会阴擦(冲)洗,及时更换清洁、干燥的病号服、床单位及中单等。

2.病情观察

(1)生命体征:密切观察体温的变化,有预见性地给予护理干预,体温过高时给予物理降温;监测患者的出入量,预防脱水。

(2)疼痛:观察患者疼痛的性质、程度,及早发现病情变化给予积极处理。

(3)皮肤、黏膜:观察口腔黏膜情况,预防口腔炎症;观察高危部位皮肤情况,预防压疮。

(4)并发症:警惕因长期高热导致严重脱水、高热惊厥甚至循环衰竭、酸中毒等情况的发生;预防局部感染控制不佳造成的全身感染,如菌血症、败血症等。

3.用药护理

(1)头霉素类或头孢菌素类药物:头霉素类,如头孢西丁钠 2g,静脉滴注,每 6 小时 1 次,或头孢替坦二钠 2g,静脉滴注,每 12 小时 1 次。常加用多西环素 100mg,每 12 小时 1 次,静脉滴注或口服。头孢菌素类,如头孢呋辛钠、头孢唑肟钠、头孢曲松钠,头孢噻肟钠也可选用。临床症状改善至少 24 小时后转为口服药物治疗,多西环素 100mg,每 12 小时 1 次,连用 14 日。对不能耐受多西环素者,可用阿奇霉素替代,每次 500mg,每日 1 次,连用 3 日。对输卵管卵巢脓肿的患者,可加用克林霉素或甲硝唑,从而更有效地对抗厌氧菌。

(2)克林霉素与氨基苷类药物联合方案:克林霉素 900mg,每 8 小时 1 次,静脉滴注;庆大霉素先给予负荷量(2mg/kg),然后给予维持量(1.5mg/kg),每 8 小时 1 次,静脉滴注。临床症状、体征改善后继续静脉应用 24~48 小时,克林霉素改为口服,每次 450mg,每日 4 次,连用 14 日,或多西环素 100mg,口服,每 12 小时 1 次,连服 14 日。

4.专科指导

预防炎症扩散,禁止阴道冲洗,尽量避免阴道检查。严格执行无菌操作,防止医源性感染。

5.心理护理

盆腔炎患者一般病程较长,患者心理较为复杂,多有焦虑,应做好心理疏导,减轻患者心理压力。注意倾听患者主诉,耐心解答患者疑问,消除患者顾虑,有针对性地实施有效的心理护理,使其积极配合治疗。患者多会担心发生盆腔炎后遗症,影响家庭生活和夫妻感情,护士应获取患者的信任,告知患者疾病及预防知识,使患者树立治疗疾病的信心,保持乐观情绪。

6.健康教育

(1)饮食:健康合理的饮食调理有利于患者免疫力以及体质的增强。患者应加强营养,多饮水,避免进食生冷、辛辣等刺激性食物,定时定量进食。发热时选择高营养、易消化的流食,如豆浆、藕粉、果泥、菜汤等,体温下降或病情好转时,可进半流食或普食,如面条、粥,配以高蛋白、高热量、高维生素、易消化的菜肴,如精瘦肉、豆制品、蛋黄及各种新鲜蔬菜等。

(2)休息活动:急性期采取半卧位卧床休息使感染局限。得到控制后应加强锻炼,增加机体抵抗力,预防慢性盆腔炎急性发作。

(3)用药指导:指导患者连续彻底用药,及时治疗盆腔炎,防止后遗症发生。

(4)宣讲疾病相关知识:①讲解盆腔炎发病原因及预防复发的相关知识。②急性期应避免性生活及阴道操作;指导患者保持外阴清洁,养成良好的经期及性生活卫生习惯。③对沙眼衣原体感染高危妇女进行筛查和治疗可减少盆腔炎的发病率。虽然细菌性阴道炎与盆腔炎相关,但检测和治疗细菌性阴道炎能否降低盆腔炎发病率,至今尚不清楚。④及时治疗下生殖道感染。

(王林霞)

第二节　闭经的护理

闭经是妇科疾病中的常见症状,表现为月经停止或无月经。根据既往有无月经来潮,将闭经分为原发性闭经和继发性闭经两类。原发性闭经诊断标准在不同人群中稍有差异,美国生殖学会闭经指南中定义为年龄超过 13 岁,第二性征尚未发育,月经未来潮者或者年龄超过 15 岁,第二性征已发育,而月经仍未来潮者;而我国中华妇产科学会内分泌学组根据我国国情,将闭经定义为年龄超过 14 岁,第二性征尚未发育,月经未来潮者或者年龄超过 16 岁,第二性征已发育,而月经仍未来潮者。继发性闭经则指以往曾建立正常月经,但此后月经停止 6 个月或按自身原来月经周期计算停止 3 个周期以上者。

一、分类

按生殖轴病变和功能失调的部位分类,闭经可分为下丘脑闭经、垂体性闭经、卵巢性闭经、子宫性闭经和下生殖道发育异常导致的闭经。世界卫生组织(WHO)将闭经分为三种类型:Ⅰ型为无内源性雌激素产生,卵泡刺激素(FSH)水平正常或低下,催乳素(PRL)正常,无下丘脑—垂体病变的依据;Ⅱ型为有内源性雌激素产生,FSH 及 PRL 均正常水平;Ⅲ型为 FSH 升高,提示卵巢功能衰竭。

二、病因

正常月经的建立和维持有赖于下丘脑—垂体—卵巢轴的神经内分泌调节以及靶器官子宫内膜对性激素的周期性反应和下生殖道通畅,任何一个环节发生障碍就会导致月经失调,甚至导致闭经。

(一)原发性闭经

较为少见,多为遗传学原因或先天发育缺陷引起。根据第二性征的发育情况,分为第二性征存在和第二性征缺乏两类。

1.第二性征存在的原发性闭经

(1)米勒管发育不全综合征:又称为 Mayer-Rokitansky-Kuster-Hauser syndrome,约占 20%的青春期原发性闭经,患者促性腺激素正常,女性第二性征正常,外生殖器、输卵管、卵巢发育正常,主要异常表现为始基子宫或无子宫、无阴道。15%的患者伴肾畸形及 5%~12%的患者伴骨骼畸形。这是由于副中肾管发育障碍引起的先天性畸形,可能为基因突变所致,但染色体正常,为 46,XX。

(2)雄激素不敏感综合征:又称为睾丸女性化完全型。为男性假两性畸形,染色体核型为 46,XY,性腺为睾丸,但未下降而位于腹腔内或腹股沟。睾酮水平虽在男性范围,由于胞质缺乏睾酮受体,故睾酮不发挥生物学效应,但睾酮仍能通过芳香化酶转化为雌激素,故表型为女型,至青春期虽乳房隆起丰满,但乳头发育不良,乳晕苍白,阴毛、腋毛稀少。阴道为盲端,较浅短或呈凹陷状,子宫及输卵管缺如。

(3)对抗性卵巢综合征:也称为卵巢不敏感综合征,由于卵巢的胞膜受体缺陷,卵巢对促性腺激素无反应,不能负反馈抑制垂体。临床特征:①卵巢形态饱满,内多为始基卵泡及少数初级卵泡;②内源性促性腺激素特别是 FSH 升高;③卵巢对外源性促性腺激素不敏感;④多表现为原发性闭经,女性第二性征存在。

(4)生殖道闭锁:任何生殖道闭锁引起的横向阻断均可导致闭经:如阴道横隔、无孔处女膜等。

(5)真两性畸形:罕见,同时存在男性和女性性腺,染色体核型可为 46,XX 或 46,XY 或 46,XX/46,XY 嵌合体。女性第二性征存在。

2.第二性征缺乏的原发性闭经

(1)低促性腺激素性腺功能减退:多因下丘脑 GnRH 分泌不足或垂体分泌促性腺激素不足而引起。其中最常见者是体质性青春发育延迟,其次为嗅觉缺失综合征,为下丘脑 GnRH 分泌不足伴有嗅觉减退或丧失。以低促性腺激素、低性激素为特征,而女性内生殖器分化正常。

(2)高促性腺激素性腺功能减退:原发于性腺衰竭所致的性激素分泌减少,可引起反馈性的 FSH 和 LH 升高,常与生殖道异常合并出现。

1)特纳综合征:属先天性性腺发育不全。性染色体异常,核型为 45,XO 或 45,XO/46,XX 嵌合型或 45,XO/47,XXX 嵌合型。表现为原发性闭经、卵巢不发育及第二性征发育不良。患者身材矮小,常有蹼颈、盾胸、后发际低、肘外翻、腭高耳低、鱼样嘴等体征,可伴主动脉缩窄及肾畸形、骨骼畸形、自身免疫性甲状腺炎、听力下降和高血压等。

2)46,XX单纯型生殖腺发育不全:体格发育无异常,卵巢呈条索状无功能实体,内无生殖细胞和卵泡,子宫发育不良,外生殖器为女型,第二性征发育差。

3)46,XY单纯型生殖腺发育不全:又称Swyer综合征。主要表现为条索状性腺及原发性闭经。体格发育无异常,具有女性生殖系统,但无青春期性发育,女性第二性征发育不良。由于存在Y染色体,患者在10~20岁时发生性腺母细胞瘤或无性细胞瘤的危险增高,确诊后应切除条索状性腺。

(二)继发性闭经

继发性闭经发生率明显高于原发性闭经。其病因复杂,根据控制正常月经周期的5个主要环节,以下丘脑性闭经最常见,其他依次为垂体、卵巢、子宫及下生殖道发育异常所致的闭经。

1.下丘脑性闭经

下丘脑性闭经为最常见的一类闭经,以功能性原因为主。

(1)精神应激:突然或长期精神压抑、紧张、忧虑、过度劳累、情感变化或环境变化等因素均引起神经内分泌障碍而导致闭经。其机制可能与应激状态下下丘脑分泌的促肾上腺皮质激素释放激素和皮质素分泌增加,进而刺激内源性阿片肽和多巴胺分泌,抑制下丘脑分泌促性腺激素释放激素和垂体分泌促性腺激素有关。

(2)体重下降和神经性厌食:中枢神经对体重急剧下降极为敏感,1年内体重下降10%左右,即使在正常范围内也可引起闭经。严重的神经性厌食常由于内在情感的剧烈矛盾或为保持体形而强迫节食时发生,临床表现为厌食、极度消瘦、低促性腺激素性闭经、皮肤干燥,低体温、低血压、各种血细胞计数及血浆蛋白低下,重症者可危及生命,其病死率达9%。持续进行性消瘦还可使GnRH降至青春期前水平,使促性腺激素和雌激素水平低下。过度节食,可导致体重急剧下降,最终导致下丘脑多种神经激素分泌降低,引起腺垂体激素分泌下降。

(3)运动性闭经:长期剧烈运动或高强度的训练等易致闭经,与患者心理背景、应激反应程度及体脂下降有关。初潮发生和月经的维持有赖于一定比例(17%~22%)的机体脂肪,肌肉—脂肪比率增加或总体脂肪减少可使月经异常。另外,运动剧增后GnRH的释放受到抑制,进一步致使LH释放受抑制,从而引起下丘脑性闭经。目前,研究认为体内脂肪减少和营养不良引起瘦素水平下降,是生殖轴功能受抑制的机制之一。

(4)药物性闭经:长期应用甾体类避孕药和其他某些药物,如吩噻嗪衍生物(奋乃静、氯丙嗪)、利血平等可导致闭经,偶尔也可出现异常乳汁分泌。其机制是药物抑制下丘脑分泌GnRH或多巴胺的释放,使催乳素升高而导致闭经和溢乳。药物性闭经通常是可逆的,一般在停药3~6个月后月经自然恢复。

(5)颅咽管瘤:位于蝶鞍上的垂体柄漏斗部前方可发生颅咽管瘤,由先天性残余细胞发展形成,为垂体、下丘脑性闭经的罕见原因。瘤体增大压迫下丘脑和垂体柄时,可引起闭经、生殖器官萎缩、肥胖、颅内压增高、视力障碍等症状,称为肥胖生殖无能营养不良症。

2.垂体性闭经

主要病变在垂体。腺垂体器质性病变或功能失调可影响促性腺激素的分泌,继而影响卵巢功能而引起闭经。

(1)垂体梗死:常见的为希恩综合征。由于产后大出血休克,使垂体缺血坏死,尤以腺垂体为敏感,促性腺激素分泌细胞发生坏死,也可累及促甲状腺激素、促肾上腺皮质激素分泌细胞,于是出现闭经、无溢乳、性欲减退、毛发脱落等症状,第二性征衰退,生殖器官萎缩以及肾上腺皮质、甲状腺功能减退,出现畏寒、嗜睡、低血压及基础代谢率降低,可伴有严重而局限的眼眶后方疼痛、视野缺损及视力减退等症状。

(2)垂体肿瘤:位于蝶鞍内的腺垂体各种腺细胞可发生肿瘤,包括催乳素腺瘤、生长激素腺瘤、促甲状腺激素腺瘤、促肾上腺皮质激素腺瘤以及无功能的垂体腺瘤。不同类型的肿瘤可出现相应激素所引起的不同症状,但都有闭经表现,这是因为肿瘤分泌激素抑制 GnRH 分泌或瘤体压迫分泌细胞,使促性腺激素分泌减少所致。常见的垂体催乳素细胞肿瘤可引起闭经溢乳综合征。

(3)空蝶鞍综合征:因蝶鞍隔先天性发育不全、肿瘤或手术等,使脑脊液流向蝶鞍的垂体窝,垂体受压缩小而蝶鞍扩大,称为空蝶鞍。因压迫垂体而发生高催乳素血症,常见症状为闭经,有时溢乳。X 线检查仅见蝶鞍稍增大,CT 或 MRI 检查可精确显示在扩大的垂体窝中见萎缩的垂体和脑脊液。

3.卵巢性闭经

卵巢分泌的性激素水平低下,子宫内膜不发生周期性变化而导致闭经。

(1)卵巢功能早衰:40 岁前,由于卵巢内卵泡耗竭或医源性损伤导致卵巢功能衰竭称为卵巢功能早衰。病因可因遗传因素、自身免疫性疾病、医源性损伤(放疗、化疗对性腺的破坏或手术所致的卵巢血供受影响)或特发性原因引起。以低雌激素及高促性腺激素为特征,表现为继发性闭经,常伴围绝经期症状,卵巢内无卵母细胞或虽有原始卵泡,但对促性腺激素无反应或低反应。

(2)卵巢功能性肿瘤:分泌雄激素的卵巢支持—间质细胞瘤,产生过量的雄激素抑制下丘脑—垂体—卵巢轴功能而导致闭经。分泌雌激素的颗粒—卵泡膜细胞瘤,因持续分泌雌激素抑制了排卵,使子宫内膜持续增生而闭经。

(3)多囊卵巢综合征:以长期无排卵及高雄激素血症为特征。临床表现为闭经、不孕、多毛和肥胖。

4.子宫性闭经

闭经的原因在子宫。月经调节功能正常,第二性征发育也正常,但子宫内膜受到破坏或对卵巢激素不能产生正常的反应,从而引起闭经。

(1)阿谢曼综合征:为子宫性闭经中最常见原因。因人工流产刮宫过度或产后、流产后出血刮宫损伤子宫内膜,导致宫腔粘连无月经产生而闭经。流产后感染、产褥感染、子宫内膜结核和宫腔手术后感染均可造成子宫性闭经。

(2)子宫切除后或放疗后破坏子宫内膜而闭经。

(3)宫颈管粘连:宫颈管锥切手术等可并发宫颈管狭窄、粘连,患者有月经产生,但不能流出,表现为闭经。

5.其他内分泌功能异常

甲状腺、肾上腺等功能紊乱也可引起闭经,常见的疾病为甲状腺功能减退或亢进、肾上腺皮质功能亢进、肾上腺皮质肿瘤等。

三、治疗

(一)全身治疗

女性生殖器官是整体的一部分,闭经的发生与神经内分泌的调控有关。因此,全身体质性治疗和心理学治疗在闭经中占重要地位。若闭经由于潜在的疾病或营养缺乏引起,应积极治疗全身性疾病,提高机体体质,供给足够的营养,保持标准体重。若闭经由应激或精神因素引起,则应进行耐心的心理治疗,消除精神紧张和焦虑;肿瘤、多囊卵巢综合征等引起的闭经,应进行相应的特异性治疗。

(二)激素治疗

明确病变环节及病因后,给予相应激素治疗以补充机体激素不足或者拮抗剂过多,达到不同的治疗目的。

1.性激素替代治疗

目的:①维持女性全身健康及生殖健康,包括心血管系统、骨骼及骨代谢、神经系统等;②促进和维持第二性征和月经。

主要治疗方案如下。

(1)雌激素替代治疗:适用于无子宫者。妊马雌酮 0.625mg/d 或戊酸雌二醇 1mg/d,连服 21 日,停药 1 周后重复用药。

(2)雌、孕激素人工周期治疗:适用于有子宫者Ⅱ度闭经。上述激素连服 21 日,最后 10 日同时给予醋酸甲羟孕酮 6~10mg/d 或地屈孕酮 10mg,2 次/日。

(3)孕激素疗法:适用于体内有一定内源性雌激素水平的Ⅰ度闭经患者,可于月经周期后半期(或撤退出血第 16~25 日)口服醋酸甲羟孕酮,每日 6~10mg 或地屈孕酮 10mg,1 日 2 次,共 10 日。

2.促排卵

促排卵适用于有生育要求的患者。

(1)氯米芬:最常用的促排卵药物。适用于体内有一定内源性雌激素水平的无排卵患者。作用机制是通过竞争性结合下丘脑细胞内的雌激素受体,以阻断内源性雌激素对下丘脑的负反馈作用,促使下丘脑分泌更多的 GnRH 及垂体促性腺激素,从而促进卵泡发育。用法:50～200mg/d,口服,连续 5 日,自撤退出血第 5 日开始。用药剂量根据体重、BMI、年龄选择,从小量开始,若无效,下一周期可逐步加量。氯米芬主要的不良反应有:黄体功能不足、抗雌激素作用而导致的内膜生长不良和宫颈黏液变化和黄素化未破裂卵泡综合征等。

(2)促性腺激素:适用于低促性腺激素闭经及氯米芬促排卵失败者,促卵泡发育的制剂。①尿促性素(hMG):内含 FSH 和 LH 各 75U。②促卵泡激素,包括尿提取 FSH、纯化 FSH、基因重组 FSH。促成熟卵泡排卵的制剂为绒毛膜促性腺激素(hCG)。常用 hMG 或者 FSH 和 hCG 联合用药促排卵。hMG 和 FSH 一般每日剂量为75～150U,于撤退出血第 3～5 日开始,连续7～12 日,通过 B 超等监测卵泡成熟时,再使用 hCG 5000～10000U 促排卵。可能的并发症为卵巢过度刺激综合征(OHSS)。

(3)促性腺激素释放激素(GnRH):用脉冲皮下注射或静脉给药,适用于下丘脑性闭经患者。

3.溴隐亭

为多巴胺受体激动剂,适用于高催乳素血症伴正常垂体或垂体微腺瘤者。机制为通过与垂体多巴胺受体结合,直接抑制垂体 PRL 分泌,同时还可以直接抑制垂体分泌 PRL 的肿瘤细胞生长。单纯高 PRL 血症患者,每日 2.5～5mg,一般在服药第 5～6 周月经恢复。垂体催乳素瘤患者,每日 5～7.5mg,敏感者在服药 3 个月后肿瘤明显缩小,一般无须手术治疗。

4.其他激素治疗

(1)肾上腺皮质激素:适用于先天性肾上腺皮质增生所致的闭经,一般用泼尼松或地塞米松。

(2)甲状腺素:适用于甲状腺功能减退引起的闭经,如甲状腺素片。

(三)手术治疗

针对各种器质性病因,应先采取相应的手术治疗,必要时结合药物治疗达到相应的目的。

1.生殖道畸形

如处女膜闭锁、阴道横隔或阴道闭锁,均可通过手术切开或成形,使经血通畅。宫颈发育不良者若无法手术矫正,则应行子宫切除术。

2.阿谢曼综合征

多采用宫腔镜直视下分离粘连,随后加用大剂量雌激素和放置宫腔内支撑的治疗方法。每日口服妊马雌酮 2.5mg 或戊酸雌二醇 4mg,第 3 周始用醋酸甲羟孕酮每日 10mg,共 7 日,根据撤药出血量,重复上述用药 3～6 个月。宫颈狭窄和粘连可通过宫颈扩张治疗。

3.肿瘤

卵巢肿瘤一经确诊应予以手术治疗。对于垂体肿瘤患者,应根据肿瘤部位、大小及性质确定治疗方案。催乳素瘤常采用药物治疗,手术多用于药物治疗无效或者巨腺瘤产生压迫症状者。其他中枢神经系统肿瘤多采用手术和(或)放疗。含 Y 染色体的高促性腺激素闭经者,性腺易发生肿瘤,应行手术治疗。

四、护理

(一)护理评估

1.健康史

询问患者月经史、婚育史、服药史、家族史及发病的可能诱因如环境变化、精神心理创伤、职业、营养状况等。原发性闭经者还应了解其青春期和第二性征发育情况。

2.身体评估

(1)临床表现:年龄超过 16 岁,第二性征已发育但月经尚未来潮或正常月经建立后停经 6 个月以上。

(2)心理—社会状况评估:无法判定确切病因的闭经患者,因担心自身健康而忧心忡忡、焦虑不安;频繁的检查和治疗使患者丧失生活的勇气。由于对于未来能否生育的不确定性,年轻患者常表现出悲伤、焦虑。

3.辅助检查

(1)功能试验。

1)药物撤退试验:用于评估体内雌激素水平,以确定闭经程度。①孕激素试验:口服醋酸甲羟孕酮或肌内注射孕酮 5 天,停药后 3～7 天观察结果。出现阴道出血为阳性反应,提示体内有一定水平的雌激素;无阴道出血者为阴性反应,进一步做雌激素、孕激素序贯试验。②雌激素、孕激素序贯试验:口服雌激素 21 天,最后 10 天加用孕激素,停药 3～7 天发生阴道出血为阳性,提示患者体内雌激素水平较低;无阴道出血者为阴性,可重复一次,结果相同者,提示子宫内膜有异常,为子宫性闭经。

2)垂体兴奋试验:阳性说明垂体功能正常,病变在下丘脑;阴性说明垂体功能减退,如希恩综合征。

(2)影像学检查:通过 B 超检查观察盆腔情况。通过蝶鞍 X 线摄片、CT 或 MRI 检查了解下丘脑、垂体情况。

(3)其他。

1)血甾体激素测定、基础体温测定、子宫颈黏液结晶检查、阴道脱落细胞检查等。

2)诊断性刮宫:适用于已婚妇女,可用于了解子宫腔大小、有无粘连及子宫内膜对激素的反应,必要时行子宫腔镜检查。

3)根据病因选择染色体核型检查或其他内分泌检查。

(二)护理诊断

1.焦虑

与担心闭经影响健康、性生活及生育有关。

2.功能障碍性悲伤

与长期闭经及治疗效果不佳有关。

(三)护理措施

1.心理护理

允许患者说出不良感受,与患者及时进行沟通,提供信息及帮助。使患者放松心情,树立信心,走出疾病的阴影,积极配合治疗。

2.治疗配合

指导合理用药,向患者说明合理使用性激素治疗的方法、剂量、时间、不良反应等。子宫腔粘连者行扩张分离术,生殖器畸形、卵巢肿瘤等需手术治疗者做好手术配合。

(四)健康指导

鼓励患者加强锻炼,合理饮食,生活规律,保持心情舒畅,保持体重适中,积极接受正规治疗。

(王　佳)

第三节　子宫内膜异位症的护理

子宫内膜异位症是指具有生长功能的子宫内膜组织(腺体和间质)出现在子宫腔被覆内膜及宫体肌层以外的其他部位。该病临床表现多样,组织学上虽然是良性,但却有增生、浸润、转移及复发等恶性行为,是育龄妇女最常见的疾病之一。异位子宫内膜可以侵犯全身任何部位,但大多数位于盆腔内。多见于 25～45 岁的育龄妇女,发病率为 10%～15%。近年来,其发病率有明显上升趋势。子宫内膜异位症患者不孕率高达 50%,其受孕者约 40%发生自然流产。

一、病因及发病机制

异位子宫内膜来源至今尚未完全阐明。目前比较一致的意见是用多因子的发病理论来解释其发病机制。

(一)种植学说

经血逆流、医源性种植、淋巴及静脉播散。

(二)诱导学说

子宫内膜发生异位后,能否形成子宫内膜异位症可能还与遗传因素、免疫因素、炎症和在位内膜的特性有关。

二、临床表现

子宫内膜异位症可因病变部位不同,而有多种多样的临床表现,但多与月经周期密切相关。约 25％的子宫内膜异位症患者无任何症状。

(一)症状

1.痛经和慢性盆腔痛

继发性痛经是子宫内膜异位症的典型症状。典型痛经常于月经来潮前 1～2 日开始,经期第 1 日最剧,以后逐渐减轻,至月经干净时消失。偶有下腹痛出现在月经将尽或已尽者。疼痛多位于下腹部及腰骶部,可放射至阴道、会阴、肛门或大腿。部分患者伴有直肠刺激症状,表现为里急后重感、稀便。疼痛剧烈者可伴有恶心呕吐、面色苍白、出冷汗等。疼痛程度与病灶大小并不一定成正比,如较大的卵巢子宫内膜异位囊肿可能疼痛较轻,而散在的盆腔腹膜小结节病灶却可导致剧烈痛经。多数患者疼痛程度随局部病变加重而逐年加剧,少数患者逐渐发展为慢性盆腔痛,经期加剧。

2.不孕

正常妇女不孕率约为 15％,子宫内膜异位症患者可高达 50％。引起不孕的原因复杂,主要相关因素如下。①盆腔解剖结构异常:重度子宫内膜异位症病灶可引起卵巢、输卵管周围广泛粘连,输卵管伞端僵硬、封闭,直肠子宫陷凹封闭,导致输卵管拾卵和受精卵的运输障碍。②盆腔内微环境改变:子宫内膜异位症患者盆腔微环境表现为巨噬细胞主导的局部免疫激活引起一系列级联效应,从而导致多种炎性因子、炎症细胞异常,干扰排卵、受精等过程。③卵巢功能异常:受腹腔内 IL-1、IL-6 等炎症因子的影响,子宫内膜异位症患者常合并卵泡发育异常,导致受精率下降、胚胎质量欠佳、种植率降低。黄素化未破裂卵泡综合征(LUFS),是一种排卵功能障碍,存在于 18％～79％的子宫内膜异位症患者。此病症为卵泡发育成熟且卵泡出现黄素化,患者基础体温呈双相,子宫内膜呈分泌期改变,但成熟的卵子不能排出,因此无受孕可能。另外,25%～45%的子宫内膜异位症患者存在黄体功能不全,可能与卵泡发育不良、血催乳素升高等相关。④宫腔内环境异常:子宫内膜异位症患者存在明显的子宫内膜结构、宫腔内免疫环境受相关分子表达异常,从而影响胚胎的着床和植入,也与高自然流产率相关。

3.性交痛

约30%的患者可出现性交痛。多见于直肠子宫陷凹、宫骶韧带或直肠阴道隔有异位病灶或因病变导致子宫后倾固定的患者。性交时由于碰撞、挤压病灶而引起疼痛。一般表现为深部性交痛,月经来潮前性交痛更明显。

4.月经失调

15%～30%的患者有经量增多、经期延长或经前点滴出血。月经失调可能与盆腔内环境紊乱或卵巢子宫内膜异位症囊肿破坏卵巢组织,导致卵巢排卵异常、黄体功能不全等有关,部分患者可能与同时合并子宫腺肌病有关。

5.急腹痛

卵巢子宫内膜异位症囊肿常多次出现小的破裂。由于破口可立即被周围组织粘连包裹,故仅造成一过性下腹部或盆腔深部疼痛。如破口较大,大量囊液流入盆腹腔可引起突发性剧烈腹痛,伴恶心、呕吐和肛门坠胀。破裂多发生在经期及其前后,与经期囊内出血、压力增高有关。部分也可发生在排卵期,破裂前多有性生活或其他腹压增加的情况。其症状类似输卵管妊娠破裂,但穿刺见咖啡色囊液,而非不凝血。

6.其他特殊症状

盆腔外子宫内膜异位症多表现为结节样肿块,伴周期性疼痛、出血。肿块在经期明显增大,月经后又缩小,可产生压迫症状。肠道子宫内膜异位症患者可出现周期性腹痛、腹泻或便秘,甚至便血。严重者可因病变压迫肠管而出现肠梗阻症状。膀胱子宫内膜异位症可在经期出现血尿,尿痛、尿频症状多因严重的痛经症状而被掩盖。异位内膜累及输尿管,可出现血尿,一侧腰痛,甚至形成肾积水、无功能肾。呼吸道子宫内膜异位症可出现经期咯血及气胸。瘢痕子宫内膜异位症可见瘢痕处结节于经期增大,疼痛加重。

(二)体征

腹部体检多无阳性体征。巨大的卵巢子宫内膜异位症囊肿偶可在腹部扪及。囊肿破裂时可出现腹膜刺激征。盆腔检查时,典型的盆腔子宫内膜异位症可表现为子宫后倾固定,直肠子宫陷凹、宫骶韧带或子宫后壁下段等部位扪及触痛性结节。在一侧或双侧附件区扪及囊块,活动度差,往往有轻压痛。若病变累及直肠阴道隔,可在阴道后穹窿部扪及触痛性结节,甚至可看到隆起的紫蓝色斑点、结节。腹壁或会阴瘢痕处子宫内膜异位症病灶可在切口附近触及结节状肿块,边界不清,较固定,可有压痛。

三、诊断

凡育龄期女性出现继发性痛经进行性加重、慢性盆腔痛、不孕、性交痛等,同时盆腔检查时扪及盆腔内有触痛性结节或子宫旁有不活动的囊性包块,即应高度怀疑子宫内膜异位症。确诊需手术结合病理综合判断。对于临床表现及术中所见高度怀疑子宫内膜异位症,而病理未见异位内膜证据的,也可诊断。

(一)影像学检查

经阴道或腹部B超是卵巢子宫内膜异位症囊肿的重要检查手段。它有助于判断囊肿的位置、大小、形状、囊内容物以及囊肿与周围脏器特别是子宫的关系。子宫内膜异位症囊肿的超声声像图一般表现为单房或多房的圆形或椭圆形囊肿,壁较厚,粗糙不平,活动度差,囊内可见细密光点。盆腔CT和MRI对盆腔子宫内膜异位症尤其是直肠阴道隔病灶有诊断价值,但费用较昂贵。

(二)血清CA125测定

血清CA125水平可在中重度子宫内膜异位症患者中升高,但大多不高于100U/mL。由于CA125敏感度及特异度均不高,故诊断价值有限。对于CA125升高患者,这一指标可用来监测病情活动。

(三)抗子宫内膜抗体

抗子宫内膜抗体是子宫内膜异位症的标志抗体。靶抗原是内膜腺体细胞中的一种孕激素依赖性糖蛋白。其诊断子宫内膜异位症的特异度为90%～100%,但敏感度只有60%左右。

(四)腹腔镜检查

腹腔镜检查是目前诊断子宫内膜异位症的最佳方法。在腹腔镜下见到典型病灶或对可疑病灶进行活检即可确诊。术中所见也是临床分期的重要依据。腹腔镜下可以同时进行诊断和治疗。对于临床高度怀疑子宫内膜异位症引起不孕、慢性盆腔痛而B超无阳性发现的患者可首选腹腔镜检查作为确诊手段。

(五)其他

如膀胱镜、结肠镜等有助于特殊部位子宫内膜异位症的诊断。

四、鉴别诊断

(一)卵巢恶性肿瘤

患者早期无症状,有症状时多呈持续性腹胀、腹痛。病情发展快,一般情况差,多伴腹水。B超提示包块为混合性或实性。CA125多高于200U/mL。腹腔镜检查或剖腹探查可鉴别。

（二）盆腔炎性包块

多有急性或反复发作的盆腔感染史,疼痛无周期性,多为持续性下腹部隐痛,劳累、受凉后加重,可伴发热和白细胞增高,抗生素治疗有效。

（三）子宫腺肌病

痛经症状相似,但多位于下腹正中且更剧烈,常伴经量增多,子宫多呈球形增大,质硬,后壁较明显,经期检查子宫触痛明显。此病常与子宫内膜异位症并存。

五、治疗

迄今为止,除了根治性手术,尚无一种治疗方法能够治愈子宫内膜异位症。药物和保守性手术均有较高的复发率,因此,子宫内膜异位症应被视为一种慢性疾病,需要终身的管理方案以最大化地利用药物治疗、避免反复的手术。子宫内膜异位症治疗的根本目的在于:缩减和去除病灶,减轻和控制疼痛,治疗和促进生育,预防和减少复发。治疗策略应根据患者年龄、症状、病变部位和范围以及对生育要求等不同情况加以全面考虑。原则上症状轻微且无生育要求者采用期待疗法;有生育要求的轻症患者先行药物治疗,病变较重者行保守手术;年轻无继续生育要求的重度患者可采用保留卵巢功能手术,辅以药物治疗;症状和病变均严重的无生育要求患者可考虑根治性手术。手术治疗子宫内膜异位症后应辅以药物治疗,以提供更长时间的症状缓解。

（一）对症治疗

非甾体抗炎药、针灸等能够缓解痛经或腹痛,但无法阻止病变的进展。因此,仅适用于症状轻微、病变较轻且无生育要求者。接受期待疗法的患者应密切随访。有生育要求者不推荐期待疗法。

（二）药物治疗

由于妊娠和闭经能够避免经血逆流,导致异位内膜萎缩退化,故采用性激素治疗造成患者较长时间闭经已成为临床上治疗子宫内膜异位症的常用药物疗法。目前临床上采用的性激素疗法如下。

1.口服避孕药

目前常用的口服避孕药为低剂量高效孕激素和炔雌醇的复合片,能够通过抑制促性腺激素分泌并直接作用于在位和异位内膜,引起异位内膜萎缩。长期连续服用能够造成类似妊娠的长期闭经,因此称为"假孕疗法"。服用期间不但可抑制排卵起到避孕作用,且可起到缓解痛经和减少经量的作用。服法可为一般短效口服避孕药的周期用药,也可连续用药。连续用药的疗效较肯定。与 GnRH-a 相比,口服避孕药对慢性盆腔痛和性交痛的效果与 GnRH-a 相当,但对痛经的效果略差。常见的不良反应包括恶心、乳房胀痛、体重增加、情绪改变和阴道点滴出血,通常程度较轻。

2.促性腺激素释放激素激动剂（GnRH-a）

GnRH-a 为人工合成的十肽类化合物，其作用与天然的 GnRH 相似，但其稳定性好、半衰期长、效价是天然 GnRH 的 100 倍。长期足量的 GnRH-a 通过与垂体 GnRH 受体结合引起受体减少、促性腺激素减量调节以及垂体脱敏，最终达到"药物垂体切除"的效果，使卵泡停止发育，卵巢甾体激素降到绝经水平，从而引起异位内膜组织萎缩。目前我国常用的 GnRH-a 类药物有亮丙瑞林、戈舍瑞林、曲普瑞林等。用法均为月经第 1 天注射 1 支后，每 28 天注射一次，共 3～6 次。一般用药 3～6 周后体内雌激素到达绝经水平，可使痛经缓解。不良反应主要有潮热、阴道干燥、性欲减退、情绪改变等绝经症状，停药后可消失。但骨量丢失需一年甚至更长时间才能逐渐恢复。雌激素对不同组织具有不同的作用阈值。体内雌激素水平在 20～50pg/mL 时，能够抑制子宫内膜生长的同时不影响骨代谢。因此，GnRH-a 治疗同时或 3 个月时应使用雌激素反向添加疗法，以维持体内雌激素水平在合适的治疗窗口内。

3.高效孕激素

其作用机制是抑制垂体促性腺激素分泌，同时直接作用于在位和异位子宫内膜诱导其蜕膜化，继而萎缩退化、闭经。常用药物有醋酸甲羟孕酮每天口服 30mg 或甲地孕酮每天口服 40mg 或炔诺酮每天口服 5mg，连用 6 个月。在缓解症状方面，其疗效与 GnRH-a 相当。通常不良反应轻微，主要有阴道不规则流血、恶心、乳房胀痛、液体潴留、体重增加等。停药后月经恢复正常。

4.达那唑

达那唑为合成的 17a-乙炔睾酮衍生物，能阻断垂体促性腺激素的合成和释放，直接抑制卵巢甾体激素的合成以及直接与子宫内膜的雄激素和孕激素受体结合，抑制内膜增生，导致内膜萎缩和闭经。用法为每次 200mg，每日 2～3 次，从月经第一日开始，持续用药 6 个月。药物不良反应与卵巢功能抑制和雄激素样作用有关，主要有体重增加、乳房缩小、痤疮、皮脂增加、多毛、声音改变、头痛、潮热、肌痛性痉挛、肝功能损伤等。长期应用可影响脂质代谢，增加心血管病风险。男性化改变在停药后可能不消失。目前有阴道给药制剂，可减少不良反应的发生。

5.孕三烯酮

孕三烯酮为 19-去甲睾酮甾类药物，有抗孕激素和抗雌激素作用，能降低体内雌激素水平，增加游离睾酮含量，使异位内膜萎缩吸收。用法为月经第 1 天起，每次 2.5mg 口服，每周两次，连续 6 个月。该药疗效与达那唑相近，但不良反应较低，对肝功能影响较小且可逆。

6.米非司酮

米非司酮是人工合成的孕激素拮抗剂,与孕激素受体高度亲和力结合后对人子宫内膜细胞有直接抑制作用。长期连续用药能够有效地抑制排卵和干扰子宫内膜的完整性,诱发闭经导致子宫内膜和异位内膜的萎缩。但用药期间血清雌二醇保持在早、中期卵泡期水平,故不会引起骨质疏松和低雌激素综合征。用法为10～50mg/d口服,连续3～6个月。不良反应轻,主要为不典型的潮热,偶有一过性转氨酶增高。由于其抗糖皮质激素作用,长期使用者应考虑肾上腺功能减退的可能。

7.其他

芳香化酶抑制剂能够抑制异位内膜的雌激素合成,从而导致异位病灶萎缩。但其应用仍处于探索阶段。

(三)手术治疗

除通过诊断性腹腔镜检查术以确诊子宫内膜异位症和进行手术分期外,子宫内膜异位症的手术治疗适用于:①药物治疗后症状不缓解,局部病变加剧或生育功能仍未恢复者;②卵巢内膜异位囊肿直径＞5cm;③可疑子宫内膜异位症引起不孕者。

1.保留生育功能手术

适用于年轻有生育要求的患者,特别是采用药物治疗无效者。手术范围为尽量切净或切除内膜异位灶,分解粘连,恢复正常解剖结构,保留子宫和一侧或双侧附件。术后复发率约为40%。术后应尽早妊娠或加用药物治疗以降低复发率。

2.保留卵巢功能手术

保留卵巢功能手术指尽可能清除盆腔内病灶,切除子宫,保留至少一侧卵巢或部分卵巢,又称为半根治性手术。此手术适用于年龄在45岁以下,且无生育要求的重症患者。但术后仍有约5%的复发率。

3.根治性手术

根治性手术即将子宫、双侧附件及盆腔内所有内膜异位病灶予以切除。适用于45岁以上近绝经期的重症患者。对于近绝经、子宫和宫颈正常的患者,可保留子宫。因为当卵巢切除后,即使体内残留部分异位内膜灶,也将逐渐自行萎缩退化以至消失。

4.缓解疼痛的手术

主要包括两种术式:①腹腔镜子宫神经切断术(LUNA),指切除或破坏宫骶韧带与宫颈相连处,适用于盆腔中央痛严重者,但对于缓解子宫内膜异位症相关的盆腔痛无效;②骶前神经切除术(PSN),指从下腹神经丛水平切断子宫的交感神经支配,用于治疗月经相关的中线痛肯定有效,但技术上有一定要求,有损伤附近静脉丛、导致出血的风险,患者术后也有便秘和(或)尿失禁的问题。两种术式的近期疼痛缓解率较好,但复发率达 50%。

六、护理

(一)护理评估

1.病史评估

评估月经史、孕育史、家族史及手术史,特别是疼痛或痛经的发展与月经、剖宫产、人工流产术等的关系。

2.全身症状评估

评估周期性出血、疼痛、肿块及任何部位子宫内膜异位症出现的症状。

3.风险评估

患者入院 2 小时内进行各项风险评估,包括患者压疮危险因素评估、患者跌倒/坠床危险因素评估、日常生活能力评定、入院护理评估。

4.心理状态评估

评估患者焦虑、抑郁程度,疾病的认知程度,有无生育要求,对手术治疗的接受程度等。

(二)护理措施

1.术前护理

(1)一般护理:开腹手术的患者,术前为患者准备沙袋、腹带。

(2)病情观察:观察患者疼痛的部位及程度,必要时遵医嘱给予镇痛药缓解症状。

(3)用药护理:部分患者手术涉及肠道时,遵医嘱指导患者服用肠道抗生素。

(4)心理护理:耐心倾听并解答患者的疑问,向患者讲解手术目的、注意事项等,使患者消除紧张、焦虑情绪,能积极配合治疗,以良好的心态接受手术,提高患者术后适应心理。

(5)健康教育。

1)饮食:手术前可进食高蛋白、高维生素、富含铁的食物。如手术需涉及肠道时,应于术前 3 日给予少渣饮食。

2)活动:指导患者注意休息,适当活动,保持情绪稳定,以减轻不适。

2.术后护理

(1)病情观察。

1)严密心电监护监测,观察血压、脉搏、呼吸及伤口渗血情况。

2)观察阴道流血的颜色、性质、量,发现异常及时通知医生。

(2)用药护理。

1)假孕治疗。①口服避孕药:常用孕激素和炔雌醇复合制剂,每日1片,连续应用至少6个月。可使异位内膜萎缩,不良反应相对较轻,常见的有恶心、乳房胀痛、体重增加、情绪改变和点滴样出血等。②孕激素类:常用醋酸甲羟孕酮,30mg/d,连续6个月。最初引起子宫内膜组织的蜕膜化,继而导致内膜萎缩和闭经。不良反应有阴道不规则出血、恶心、乳房胀痛、液体潴留、体重增加等。停药后月经可恢复。

2)假绝经治疗。①促性腺激素释放激素激动剂(GnRH-a):亮丙瑞林,3.75mg,于月经第1日行皮下注射,以后每隔28日注射1次,共3～6次。戈舍瑞林,3.6mg,用法同前。曲普瑞林,3.75mg,肌内注射,用法同前。这类药物的不良反应主要是有绝经症状和骨质疏松。停药后大部分症状可以在短期内消失,并恢复排卵,但骨质丢失需要1年甚至更长时间才能恢复。②孕三烯酮:每周口服2次,每次2.5mg,于月经第1日开始服药,6个月为1疗程。对肝功能影响较小且可逆。孕妇忌服。③达那唑:适用于轻度及中度子宫内膜异位症痛经明显的患者。于月经第1日开始口服200mg,每日2～3次,持续服药6个月。不良反应有多毛、痤疮、声音变粗(不可逆)、头痛、潮热、体重增加、性欲减退、皮脂增加、肝功能损伤等。

3)其他疗法:应用孕激素受体水平拮抗剂-米非司酮,每日口服25～100mg,造成闭经使病灶萎缩。不良反应轻,无雌激素样影响,也无骨质丢失危险。

(3)健康教育。

1)饮食:术后在排气前须禁食,根据排气情况逐渐进食流食、半流食、普食。注意在卧床期间不能饮牛奶、豆浆、萝卜汤及含糖的饮料,不能进食产气食物,以防止胀气的发生。

2)活动:腰椎麻醉术后6小时可以取侧卧位休息,双下肢做主动的屈伸活动。全身麻醉术后患者,返回病房2小时后若无不适可翻身垫枕。术后鼓励患者早期活动,有利于增加肺活量、减少肺部并发症、改善血液循环、促进伤口愈合、预防深静脉血栓、预防肠粘连、减少尿潴留发生。

3)用药指导:手术治疗后,部分患者仍需使用药物治疗,以达到良好的治疗效果。告知患者在用药期间需严格按照医嘱的剂量、时间进行用药,不得自行减量或停药。部分治疗子宫内膜异位症药物对肝功能有损害,因此,用药前及用药期间应定期检查肝功能。必要时遵医嘱酌情减量或停药。

4)疾病相关知识宣教:该病的病因尚不完全清楚,预防困难,但应注意以下几点可以起到一定的预防作用。①防止经血逆流:及时发现并治疗引起经血逆流的疾病,如先天性生殖道畸形、狭窄、闭锁和继发性宫颈粘连、阴道狭窄等。②药物避孕：口服药物避孕者其子宫内膜异位症发病风险降低，因此对有高发家族史者、容易带器妊娠者可口服药物避孕。③月经期避免性交及妇科检查；尽量避免多次宫腔手术操作；宫颈部手术应在月经干净后的 3～7 天内进行。④由于妊娠可以延缓此病的发生和发展，应鼓励育龄妇女及时婚育。

5)出院指导：①注意调整自己的情绪，保持乐观开朗的心态，使机体免疫系统的功能正常；②注意保暖，避免感冒着凉；③做好计划生育，尽量少做、不做人工流产术和刮宫术；④月经期避免性生活，禁止激烈的体育运动及重体力劳动；⑤行子宫全切术者，术后 3 个月内禁止性生活、盆浴，术后 6 周复查；行单纯卵巢或附件切除术者，术后 1 个月内禁止性生活、盆浴，术后 4 周复查。复查时应避开月经期。

(4)延续护理。

1)做好电话及门诊的随访，以便全面评估患者的治疗效果。

2)采用药物治疗的患者，需在门诊定期随访。监测内容包括患者症状的变化、月经的改变、有无身体改变等情况，如有异常及时处理。

（徐成华）

第四节　宫颈癌的护理

一、病因

宫颈癌确切的病因至今尚不清楚，目前认为是多因素综合作用的结果，发病的相关因素有：性生活过早(指小于 18 岁)及早婚、早育者；性生活紊乱者，即有多个性伴侣者；生殖道患梅毒、尖锐湿疣等性传播疾病(指男女双方)；丈夫有疱疹、HPV 感染及患阴茎癌、包茎等疾病；HPV 阳性(主要指 HPV 的高危型 16 型、18 型等)；宫颈不典型增生等。近年来，分子生物学已确立了高危 HPV 基因型的持续感染与宫颈癌的因果关系。在一项全世界范围内上千例宫颈癌的研究中，宫颈癌 HPV 的感染率达到 99.7%。

二、病理分类及临床分期

(一)病理分类

多数宫颈癌来自子宫颈鳞状上皮和柱状上皮交界处移行带的表面上皮、腺体或腺上皮。宫颈癌的发病特点是从上皮内瘤变(不典型增生)到原位癌进而发展成浸润癌的连续病理过程。通常这一个过程需要 10～20 年的时间。

1.大体分型

根据肿瘤生长方式和大体形态，浸润癌主要分为四型。①糜烂型：宫颈外形可见,表面呈糜烂,有时质较硬,有出血,多见于早期。②菜花型:外生型肿瘤呈菜花样,质脆,接触性出血明显,可伴感染或坏死,常见于早期。③结节型:外生型肿瘤呈结节状,有时向内浸润,宫颈膨大,质硬,有时接触性出血,常伴有深浅不等的溃疡或坏死。④溃疡型:内生型肿瘤,因肿瘤组织坏死形成溃疡或空洞,质硬,见于中晚期,常伴感染,分泌物恶臭,多见于晚期。

2.组织病理学类型

按照 WHO 2014 女性生殖道器官肿瘤分类标准,宫颈上皮性肿瘤归纳为四大类。①鳞状细胞癌:角化型、非角化型、基底细胞样癌和鳞状移行细胞癌。②腺癌:内生型宫颈腺管、黏液性癌、浆液性癌、中肾管癌、透明细胞癌、混合神经内分泌癌。③其他类型上皮癌:腺鳞癌、毛玻璃样细胞癌、腺样基底细胞癌、未分化癌。④神经内分泌癌,又分为低级别神经内分泌癌,包括类癌和非典型类癌以及高级别神经内分泌癌,包括小细胞神经内分泌癌和大细胞神经内分泌癌。此外,宫颈非上皮性肿瘤包括腺肉瘤、癌肉瘤、恶性黑色素瘤、卵黄囊瘤、淋巴瘤、髓样瘤、转移性肿瘤。

3.组织学分级

Gx:无法评估等级;G1:高分化;G2:中分化;G3:低分化或未分化。分级不纳入宫颈癌分期。

(二)临床分期

目前最常用的宫颈癌分期是 FIGO 分期(2018 版)。此分期与以往分期的最大区别是将淋巴结转移纳入分期,对淋巴结转移的判断可以是影像学检查或是手术病理。同样,妇科检查是必需的,妇检要求三合诊检查,两人同时,至少一人是妇科肿瘤医师。必要时在麻醉下进行。

宫颈癌的 FIGO 分期(2018 版)。

Ⅰ期:病变严格局限于宫颈(扩展至宫体可以被忽略)。

ⅠA 期:镜下浸润癌,浸润深度<5mm。

ⅠA1 期:间质浸润深度<3mm。

ⅠA2 期:间质浸润深度≥3mm,但不超过 5mm。

ⅠB 期:浸润深度≥5mm,病变局限于宫颈。

ⅠB1 期:浸润深度≥5mm,但肿瘤最大径<2cm。

ⅠB2 期:肿瘤最大径≥2cm,但<4cm。

ⅠB3 期:肿瘤最大径≥4cm。

Ⅱ期:肿瘤超出宫颈,但未达盆壁或未达阴道下 1/3。

ⅡA 期:肿瘤浸润局限于阴道上 2/3,且无宫旁浸润。

ⅡA1 期:肿瘤最大径<4cm。

ⅡA2 期:肿瘤最大径≥4cm。

ⅡB期:有明显宫旁浸润,但未达盆壁。

Ⅲ期:肿瘤侵及盆壁和(或)侵及阴道下 1/3 和(或)导致肾盂积水或无功能肾和(或)盆腔和(或)腹主动脉旁淋巴结转移。

ⅢA期:肿瘤侵及阴道下 1/3,未侵及盆壁。

ⅢB期:肿瘤侵及盆壁和(或)导致肾盂积水或无功能肾。

ⅢC期:盆腔和(或)腹主动脉平淋巴结转移,不考虑肿瘤大小(用 R 和 P 来注释)。

ⅢC1期:仅有盆腔淋巴结转移。

ⅢC2期:腹主动脉旁淋巴结转移。

Ⅳ期:肿瘤超出真骨盆或(活检证实)侵及膀胱或直肠黏膜。泡状水肿不能分为Ⅳ期。

ⅣA期:肿瘤侵及邻近器官。

ⅣB期:肿瘤侵及远处器官。

三、临床表现

(一)症状

(1)CIN:包括宫颈原位癌及早期浸润癌,患者常无明显症状。

(2)阴道出血:常为接触性出血,多见于性生活或妇科检查后。早期时流血量一般较少,晚期时病灶较大,可表现为出血量多,甚至大出血。年轻患者也有表现为经期延长、周期缩短、经量增多等。绝经后妇女表现为绝经后流血等。

(3)白带增多:白带呈白色或血性,稀薄似水样,也有表现为黏液者、米泔状、有腥臭。晚期时伴继发感染,白带呈脓性伴恶臭。

(4)晚期患者会出现骨盆癌痛、肠道和膀胱压迫症状,如排尿困难、尿少或无尿、血尿、肛门坠胀、大便秘结、里急后重、便血、下肢水肿伴疼痛等,累及输尿管时可引起输尿管梗阻、肾积水、尿毒症;当有肺、肝、骨转移时可出现咳嗽、咯血、胸痛、局部疼痛等症状。

(5)疾病后期患者可出现消瘦、贫血、发热、全身衰竭等。

(二)体征

CIN 和宫颈早期浸润癌肉眼观局部可无明显病灶,有时呈息肉、肥大等慢性宫颈炎的表现,随着病情发展可出现不同体征,外生型宫颈局部可表现为息肉状、菜花状赘生物,质脆易出血,常伴感染;内生型表现为宫颈肥大、质硬、颈管膨大。晚期癌组织坏死脱落形成溃疡或空洞,常伴恶臭。肿瘤累及阴道壁时可见阴道穹隆消失及赘生物生长;累及宫旁组织时,三合诊检查可扪及宫颈组织增厚、缩短、结节状、质硬。

四、治疗

宫颈癌的治疗以手术和放疗为主,辅以化疗和其他治疗方法的综合治疗。手术治疗是早期宫颈癌的主要治疗方法,其手术适应证为 0～ⅡA 期患者,年龄不限,无内外科严重合并症者。

(一)手术治疗

1.手术范围

宫颈癌的临床分期是以宫颈原发肿瘤病灶对宫旁主、骶韧带和阴道的侵犯而确定的,因此宫颈癌根治手术是按切除宫旁主、骶韧带和阴道的宽度来分类。宫颈癌根治性子宫切除术的手术范围包括:子宫、宫颈及骶、主韧带,部分阴道和盆腔淋巴结及选择性主动脉旁淋巴结清扫术或取样等。盆腔淋巴结切除的手术范围包括:双侧髂总淋巴结、髂外和髂内淋巴结、闭孔淋巴结。如果髂总淋巴结阳性或ⅠB2 期及以上病例,须进行腹主动脉旁淋巴结清扫或取样。

2.宫颈癌子宫切除的手术类型

(1)Ⅰ型:筋膜外子宫切除术。

(2)Ⅱ型:改良根治性子宫切除术,切除 1/2 骶主韧带和上 1/3 阴道。

(3)Ⅲ型:根治性子宫切除术,靠盆壁切除骶、主韧带和上 1/3 阴道,长 3～4cm。

(4)Ⅳ型:扩大根治性子宫切除术,即超广泛子宫切除术,从骶韧带根部切除骶韧带,在侧脐韧带外侧切除主韧带,切除阴道 3/4。

(5)Ⅴ型:盆腔脏器廓清术;包括前盆廓清术,即切除生殖道和膀胱、尿道;后盆廓清术,即切除生殖道和部分乙状结肠和直肠;全盆廓清术,即切除生殖道和膀胱、尿道、部分乙状结肠和直肠。

3.手术治疗原则

早期病例(ⅡA 期及ⅡA 期以前)行根治性手术,中晚期(ⅡB 期及ⅡB 期以后)可行放疗及同步化疗。对绝经前的早期患者(小于 45 岁的鳞癌患者),如卵巢正常,可保留双侧卵巢。如考虑术后需放疗者,则行卵巢侧方移位(常移位至结肠旁沟固定)并做标记(银夹),使卵巢离开放疗照射野以保留卵巢功能。估计术后不需放疗者,卵巢可固定在盆腔的生理位置,以减少移位对卵巢功能的影响。考虑到保护膀胱功能可选用保留盆腔内脏神经的术式。如果阴道切除 3cm 以上,可做阴道延长术。

(二)放疗

适用于ⅡB 晚期、Ⅲ期、Ⅳ期患者或一般身体健康情况差无法手术的患者。放疗包括近距离放疗及体外照射。近距离放疗采用后装治疗机,放射源为 ^{137}Cs、^{192}Ir 等,体外照射多用直线加速器、^{60}Co 等。

1.术前放疗

若局部病灶较大,可先做放疗,待癌灶缩小后再手术。术前放疗多以腔内放疗为主,放射剂量一般给予全量腔内放疗和(或)体外放疗剂量的 1/2(30Gy 左右),但通常均低于全量放疗。手术与放疗间隔时间则因术前放疗的方式及剂量而异,一般为 2～8 周,若术前仅给腔内放疗的半量则 2 周后即可进行手术,放射剂量越高则间隔时间越长。

2.术后放疗

术后放疗以体外照射为主,阴道残端有肿瘤者可给予腔内治疗。体外照射一般术后半个月进行,剂量为 40～50Gy,超过 50Gy 者,将有 10% 左右的患者发生严重的肠道并发症。阴道腔内放疗表面剂量要视患者具体情况而定,通常为 30～50Gy。

(三)化疗

1.新辅助化疗

新辅助化疗是指在手术或放疗前全身系统或动脉灌注化疗,以缩小肿瘤、提高手术切除率,从而改善预后。化疗方案的选择尚无统一的标准,多为有效单药的两三种联合应用。常用以顺铂为基础的联合方案。

2.同步放化疗

同步放化疗即在放疗的同时应用以铂类为基础的化疗。应用较多的药物有顺铂(DDP)或 DDP＋5-FU 等。最常用的是盆腔外照射加腔内近距离放疗,联合 DDP 治疗。

3.姑息治疗

不能耐受放疗的晚期或复发转移的患者建议行姑息治疗。常用联合化疗方案有顺铂＋紫杉醇、卡铂＋紫杉醇、顺铂＋托泊替康、顺铂＋吉西他滨。用药途径可采用静脉和动脉灌注化疗。

(四)各期宫颈癌的治疗方案

1.ⅠA1 期

无淋巴管、脉管间隙浸润且无生育要求者可行筋膜外子宫全切术(Ⅰ型子宫切除术)。如果患者有生育要求,可行宫颈锥切术(术后病理应注意检查切缘)。有淋巴管、脉管浸润无生育要求者建议行改良根治性子宫切除术(Ⅱ型)和盆腔淋巴结清扫术和(或)腹主动脉旁淋巴结取样术,有生育要求者则建议行锥切术加腹腔镜下盆腔前哨淋巴结显影和淋巴切除。

2.ⅠA2 期

可行根治性子宫切除术(Ⅱ型或Ⅲ型)加盆腔淋巴结切除术。有生育要求者,则行宫颈锥切术或根治性宫颈切除和盆腔淋巴结切除术。锥切切缘阳性则重复锥切或行根治性宫颈切除术。不能手术者,则予全量放疗(同ⅠB1期)。

3.ⅠB1～ⅡA1期

(1)手术:可行根治性子宫切除和盆腔淋巴结切除和(或)腹主动脉淋巴结活检或切除。腹主动脉旁淋巴结切除术适应证:①肿瘤≥3cm;②盆腔淋巴转移;③髂总淋巴转移;④影像学检查提示腹主动脉旁淋巴转移。

(2)放疗:标准放疗方案是盆腔外照射加腔内近距离放疗及同步化疗。放疗治疗方案:①盆腔前后4野照射(标准野中央挡铅4cm),每次180～200Gy,骨盆中平面(B点)剂量为45～50Gy/4～5周;②腔内后装,每次5Gy,A点剂量为50Gy(5球5腔)。

(3)术后放疗:①全盆腔标准野外照射,如出现淋巴转移、宫旁浸润、切缘阳性(宫旁)三项危险因素中的任何一项,骨盆中平面剂量45～50Gy,同步静脉化疗(顺铂30mg/m^2);②全盆腔小野外照射,如出现肿瘤较大(>4cm)、脉管侵犯、宫颈肌层浸润≥1/2三项危险因素中任何一项或标准盆腔野外照射(具有上列3项中2项或以上者),骨盆中平面剂量45Gy。放疗的标准野与小野界定,见表3-2。

表3-2　宫颈癌放疗盆腔标准野和小野照射的界面

位置	标准野	小野
前后野		
上	第4～5腰椎间	第1～2骶骨间
下	闭孔下缘	闭孔中间
两侧	骨盆侧缘旁开2cm	骨盆脊侧缘
侧野		
前	耻骨联合前缘	耻骨结节后1cm
后	坐骨结节	骶骨前平面

4.ⅡB～ⅣA期

可选择手术分期,也可先进行CT、MRI、PET等影像学评估。

(1)手术分期:是指先行腹膜外或腹腔镜下淋巴结切除术,若盆腔淋巴结阴性,可采用盆腔放疗＋含顺铂同期化疗＋阴道近距离放疗;如盆腔淋巴结阳性,可依情况采用不同治疗方法:①盆腔淋巴结阳性但主动脉旁淋巴结阴性者,可行盆腔放疗＋含顺铂同期化疗＋阴道近距离放疗。②主动脉旁淋巴结阳性者,可先行影像学检查,确定无其他远处转移时,行延伸野放疗＋含顺铂同期化疗＋阴道近距离放疗;如有远处转移,在可疑处活检,活检阴性时行延伸野放疗＋顺铂同期化疗＋阴道近距离放疗,活检阳性者行全身治疗和(或)个体放化疗。

(2)影像学评估:若影像学未发现淋巴转移,可行盆腔放疗＋顺铂同期化疗＋

阴道近距离放疗;影像学发现肿大淋巴结可考虑穿刺活检。①盆腔淋巴结阳性且主动脉旁淋巴结阴性者:盆腔放疗＋阴道近距离放疗＋顺铂同期化疗＋主动脉旁淋巴结放疗。②盆腔淋巴结和主动脉旁淋巴结均阳性者:可考虑行腹膜后或腹腔镜淋巴结切除术,术后行延伸野放疗＋顺铂同期化疗＋阴道近距离放疗;影像学检查发现有远处转移者,若有临床指征可在可疑处活检证实转移,然后进行全身治疗和(或)个体放化疗。

5.ⅣB 期

此期患者采用根治性放疗或根治性手术已无意义,可采用姑息、对症、支持治疗。

6.复发宫颈癌

规范手术治疗后 1 年、放疗后 6 个月出现新的病灶为复发,短于上述时间发作为未控。复发诊断必须有病理诊断,影像学检查可作为参考。80％的复发发生在术后 2 年内,主要的复发部位是盆腔。

(1)局部或区域复发:无放疗史或既往放疗部位之外的复发灶,能手术切除的可行手术切除和(或)辅助放化疗或放疗;部分复发患者形成膀胱瘘或直肠瘘但未侵及盆壁者,可选择:①盆腔脏器廓清术,Ⅴ型根治性子宫切除术;②针对肿瘤的放疗＋同步化疗和(或)近距离放疗。

(2)放疗后中心性复发:①复发灶直径≤2cm,局限于子宫的患者可行根治性子宫切除术或近距离放疗;②中心性复发侵犯膀胱和(或)直肠,但未达盆壁,没有腹腔内或骨盆外扩散的证据,可行盆腔脏器廓清术;③如出现单侧下肢水肿、坐骨神经痛和输尿管梗阻症状,则表示存在不能切除的盆壁浸润,可行肾盂造瘘术和给予姑息治疗。

(3)放疗后非中心性复发:可行肿瘤切除并对切缘邻近肿瘤或切缘阳性患者给予术中放疗、针对肿瘤局部的放疗和(或)化疗或以铂类为基础的联合化疗。

(4)远处转移:①可行手术切除者:手术切除和(或)术中放疗或术后放化疗;②针对肿瘤局部的放疗＋同步化疗;③多灶或无法切除者可行化疗或支持治疗。

五、护理

1.术前护理

(1)一般护理。

1)基础护理。①测量生命体征,为患者佩戴腕带,根据病历首页正确填写姓名、年龄、病历号、护理单元、床号等信息,通知主管医生。②向患者详细介绍病室环境、规章制度、安全防范制度等。安置好床位,介绍病室内设施的使用。③危重和急诊患者入院后,应立即通知主管医生,并备好急救药品、物品,做好抢救准备。

④根据各项风险评估结果,告知患者防范措施。⑤保持病室整洁、舒适、安全,保持适宜的温度和湿度,定时开窗通风。⑥患者入院3天内,每日测量体温、脉搏、呼吸2次。体温≥37.3℃的患者,每日测量体温、脉搏、呼吸4次,连续测3天正常后改为每日2次。⑦每日记录大便次数,3日无大便者遵医嘱给予缓泻剂。⑧每周测体重1次。⑨做好晨、晚间护理,保持床单位整洁。协助患者做好个人卫生,督促患者定期洗澡、洗发、剪指甲。入院时未做卫生处理者,应在入院后24小时内协助完成。⑩按患者护理级别要求定时巡视病房,细致观察患者病情变化及治疗反应等。⑪做好生活护理,提供必要帮助。

2)配合术前检查:协助患者做好血尿常规、肝肾功能、感染疾病筛查、出凝血时间、血型、B超检查、心电图、X线检查等各项检查。

3)术前准备。①皮肤准备:以顺毛、短刮的方式进行手术区备皮,其范围上自剑突下,下至两大腿上1/3,两侧至腋中线,包括外阴部。备皮完毕用温水洗净、拭干。最新观点指出,尽可能使用无创性备皮刀备皮,备皮时间尽量安排在临手术时,以免因备皮过程产生新创面而增加感染机会。②肠道准备:术前1日口服复方聚乙二醇电解质散或使用其他泻药,术前1日晚20:00开始禁食,手术日晨0:00开始禁水,下午手术的患者及时遵医嘱补液。③阴道准备:术前1日及术晨行阴道擦(冲)洗,同时遵医嘱行阴道上药。无同房史者不能做此操作。④配血准备:根据手术情况配血,良性肿瘤手术一般配血200~400mL,恶性肿瘤手术根据患者情况一般配血800~2000mL。⑤遵医嘱做药物敏感试验。⑥术前1日起测4次体温,体温≥37.5℃及时请示医生。⑦术前1日嘱患者洗澡、剪指甲。⑧术前晚可遵医嘱给予口服镇静剂。⑨告知患者病号服贴身穿,上衣反穿,扣子系在后面,并为患者取下发卡、义齿、首饰及贵重物品交给家属保管。体内有固定的钢钉或钢板及有特殊疾病需携带药品,要告知医生及手术室护士。⑩留置尿管:术前常规留置导尿管,在尿管和尿袋上注明名称和留置日期。保持导尿管通畅,以避免术中伤及膀胱、术后尿潴留等并发症。⑪消瘦的患者或预计手术困难、手术时间≥4小时的患者,预防性地使用水胶体敷料或透明贴膜以减小骨隆突处的压力,预防术中压疮的发生。⑫手术室接患者时,病房护士在床旁核对好患者的病历、所带药品、手术所需物品后,将患者带至手术室平车前,再与手术室人员核对患者的信息、病历、所带药品及术中所需物品,交接无误后患者方可被接去手术室。核对时需由患者自行说出名字并核对腕带信息。

(2)病情观察。

1)观察阴道流血:宫颈癌早期多为接触性出血,后期则为不规则阴道流血。责任护士应对有阴道流血的患者进行阴道出血的颜色、性状、量进行评估。对于出血量多或出血时间延长的患者,要注意观察有无贫血。

收集患者使用过的护理垫,称重后减去干净护理垫的重量,根据公式算出阴道出血量。血的密度为1.05~1.06,阴道出血量=(使用过的护理垫总重量-干净护理垫重量)×使用个数÷1.05。

2)观察阴道排液:阴道排液多发生在阴道流血之后,患者可出现白色或血性、稀薄如水样或米泔样阴道排液或伴有腥臭味。责任护士要评估患者阴道排液的颜色、气味、性状、量。

(3)专科指导:随着新辅助化疗的不断发展,手术前进行化疗虽然不能根治宫颈癌,但可以缩小或控制肿瘤,能够争取手术机会。目前,动脉灌注治疗应用广泛,可以通过动脉灌注将药物聚集于靶器官,使其临床效果达到最佳。

1)动脉介入化疗前:①为患者讲解化疗的作用、不良反应等相关知识;②讲解动脉灌注的方法和作用;③术前1日备皮,上下范围是脐部至大腿上1/3,两侧至腋中线,以腹股沟处最为重要;④术前4小时禁食、禁水;⑤术前测空腹体重、身高,以准确计算化疗药物的剂量;⑥由于患者术后制动,应指导患者练习床上排尿、排便。

2)动脉介入化疗后:①动脉介入手术后不能自行排尿,遵医嘱给予导尿;②子宫动脉栓塞术后需注意双下肢皮肤温度、色泽及足背动脉搏动是否一致;③用沙袋压迫穿刺点6小时,密切观察穿刺点有无渗血及皮下淤血或大出血,如有渗血、血肿或大出血立即通知医生给予处理;④穿刺侧肢体制动8小时,卧床休息24小时;⑤协助患者床上翻身,预防压疮;⑥术后若疼痛遵医嘱给予镇痛药,并评估药物的镇痛效果及观察药物不良反应;⑦严密观察阴道流血量和伤口出血量;⑧患者首次下床时应在身边陪伴,预防跌倒;⑨术后观察体温变化,如出现体温升高,遵医嘱给予抗感染治疗;⑩讲解化疗药的不良反应及应对措施,并遵医嘱给药以减轻药物的不良反应。

(4)心理护理:护士通过耐心细致的观察,及时与患者进行沟通,使患者消除焦虑、恐惧等不良情绪反应,并积极配合治疗。向患者及其家属讲解疾病的治疗及手术注意事项等,以减轻患者心理压力,增强患者治愈疾病的信心。

(5)健康教育。

1)饮食:纠正患者不良饮食习惯,兼顾患者的嗜好,必要时与营养师进行沟通,制订多样化食谱满足患者的需求。对于宫颈癌有阴道流血者,可进食高蛋白质、高热量、高维生素、易消化、含铁丰富的饮食,如鸡蛋、瘦肉、猪血、大枣等。

2)卫生指导:指导患者保持床单位清洁,注意室内空气流通。指导患者自我护理,注意个人卫生,勤换会阴垫,每天冲洗会阴2次,便后及时冲洗外阴并更换会阴垫,保持外阴部清洁干燥,避免感染。

3)疾病相关知识:癌症患者的身心不适会对其配偶造成直接影响,使性生活质量明显下降,但是影响癌症患者生活质量的重要因素之一是社会家庭的支持,因此要向患者及其家属讲解疾病相关知识,消除家属顾虑,纠正其错误的认知。

2.术后护理

(1)病情观察。

1)严密心电监护,观察血压、脉搏、呼吸及伤口渗血情况。

2)子宫全切术后的患者阴道残端有伤口,应注意观察阴道分泌物的性状、颜色、量,以便判断阴道残端伤口的愈合情况。

(2)用药护理。

1)补血药。

①蔗糖铁注射液。目的:纠正缺铁性贫血。用法:遵医嘱静脉输液。注意事项:谨防静脉外渗。如果遇到静脉外渗,涂抹黏多糖软膏或油膏,禁止按摩以避免铁的进一步扩散。不良反应:金属味、头痛、恶心、呕吐、腹泻、低血压、痉挛、胸痛、嗜睡、呼吸困难、咳嗽、瘙痒等。②琥珀酸亚铁。目的:缺铁性贫血的预防及治疗。用法:0.1~0.2g,口服,每日 3 次。注意事项:与维生素 C 同服,可增加本品吸收;与磷酸盐、四环素类及鞣酸等同服,可妨碍铁的吸收。勿与浓茶同服,宜饭后服用,可减轻胃肠道局部刺激。不良反应:胃肠道不良反应,如恶心、呕吐、上腹疼痛、便秘等。

2)化疗药:宫颈癌的化疗常见一线抗癌药物有顺铂、卡铂、紫杉醇、吉西他滨等。①顺铂。目的:作用类似烷化剂,干扰 DNA 复制或与核蛋白及胞质蛋白结合。用法:由静脉、动脉或腔内给药,通常采用静脉滴注方式给药。剂量视化疗效果和个人反应而定。注意事项:给药前后必须进行水化治疗;为减轻不良反应,用药期间多饮水;用药前应用各类止吐药;同时备用肾上腺素、皮质激素、抗组胺药,以便急救时使用。不良反应:骨髓抑制,主要表现为白细胞减少;胃肠道反应,食欲缺乏、恶心、呕吐、腹泻等,停药后可消失;肾脏毒性,单次中、大剂量用药后,偶会出现轻微、可逆的肾功能障碍,可出现微量血尿;神经毒性,一些患者表现为头晕、耳鸣、耳聋、高频听力丧失,少数人表现为球后神经炎、感觉异常,味觉丧失;过敏反应,出现颜面水肿、气喘、心动过速、低血压、非特异性丘疹类麻疹。②紫杉醇。目的:抑制细胞分裂和增生,发挥抗肿瘤作用。用法:静脉滴注。剂量视化疗效果和个人反应而定。注意事项:治疗前,应先采用地塞米松、苯海拉明及 H_2 受体拮抗剂治疗。出现轻微症状如面色潮红、皮肤反应、心率略快、血压稍降可不必停药,滴速减慢即可。但如出现严重反应如血压低、血管神经性水肿、呼吸困难、全身荨麻疹,应停药给予适当处理。有严重过敏的患者下次不宜再次应用紫杉醇治疗。不良反应:变态反应,多数为Ⅰ型变态反应,表现为支气管痉挛性呼吸困难、荨麻疹和低血压,几乎所有的反应发生在用药后最初的 10 分钟;骨髓抑制,贫血较常见;神经毒性,表现为轻度麻木和感觉异常;胃肠道反应,恶心、呕吐、腹泻和黏膜炎。

③卡铂。目的:干扰 DNA 合成,而产生细胞毒性作用。注意事项:鼓励患者多饮水,排尿量保持在每日 2000mL 左右;溶解后,应在 8 小时内用完,并避光;应避免与铝化物接触,也不宜与其他药物混合滴注;用药前及用药期内应定期检查血象、肝肾功能等。不良反应:骨髓抑制,长期大剂量给药时,血小板、血红蛋白、白细胞减少,可于停药后 3~4 周恢复;胃肠道反应,食欲缺乏、恶心、呕吐;神经毒性,指或趾麻木或麻刺感,有蓄积作用;耳毒性首先发生高频率的听觉丧失,耳鸣偶见;过敏反应(皮疹或瘙痒,偶见喘鸣),发生于使用后几分钟之内。

(3)专科指导。

1)尿管护理:①宫颈癌根治术后遵医嘱保留尿管 2 周,并观察尿的颜色、性质和量及患者尿道口的情况;②保留尿管期间每天会阴擦洗 2 次,每周更换抗反流引流袋。保持尿管通畅并使尿袋低于尿道口水平,防止逆行感染;③拔除尿管时应动作轻柔,避免损伤尿道黏膜,停留置尿管后鼓励患者多饮水、多排尿,3 次正常排尿后测膀胱内残余尿量,低于 100mL 者为合格,高于 100mL 或患者不能自主排尿的情况下需遵医嘱重新留置尿管。

2)性生活指导:术后性生活要根据疾病恢复情况而定,在医生指导下逐渐恢复。在恢复性生活初期,有的患者会感觉疼痛或因阴道上皮抵抗力下降,易发生损伤和感染,出现阴道分泌物增多、阴道流血等,出现类似情况应及时就医,以便得到治疗和指导。

有效的医治手段可提高宫颈癌患者术后性生活质量。手术后、药物治疗或放疗后患者可能出现阴道分泌物减少、性交痛等症状,必要时为患者提供相关咨询服务,可指导患者使用阴道扩张器、润滑剂,以提高性生活舒适度,注意保护患者隐私。年轻患者在行宫颈癌根治术的同时也可行阴道延长术;卵巢功能丧失者可以采用激素替代疗法等。

(4)并发症的护理观察。

1)尿潴留:对于尿潴留患者,护士必须全面评估患者的排尿功能,采取适当的护理措施,促进排尿功能的恢复,预防泌尿系感染。

发生潴留的原因如下。①手术因素:手术中根治性切除宫旁和阴道旁组织,不可避免地损伤支配膀胱和尿道的交感神经和副交感神经,导致膀胱逼尿肌功能减弱,排尿困难;切除子宫、阴道上段时,造成膀胱后壁大面积剥离面,膀胱失去原有支撑,使膀胱位置后移,致尿液排泄不畅。②长时间留置尿管:宫颈癌患者术后一般要留置尿管 2 周,长期留置尿管可致尿道括约肌充血、水肿、痉挛,增加膀胱逼尿肌阻力。③心理因素:术后长时间留置尿管及反复测残余尿量造成的痛苦和思想负担。

护理措施如下。①饮水训练:嘱患者适量饮水,锻炼自主排尿。日间给予饮水,每小时 100~150mL,每日摄入量 1500~2000mL,对于心、肾功能不全的患者不宜进行饮水训练。入睡前应限制饮水,以减少夜间尿量。②盆底肌肉训练:视患者实际情况取坐位或卧位,试做排尿或排便动作,先慢慢收紧肛门,再收紧阴道、尿道,使盆底肌上提,大腿和腹部肌肉保持放松,每次收缩不少于 3 秒,放松时间 10 秒,连续 10 次,每日 5~10 次,训练过程中,注意观察患者的情况。③诱导排尿:停留置尿管后的患者,能离床者则协助其到洗手间坐在马桶上,打开水龙头听流水声,利用条件反射缓和排尿抑制,使患者产生尿意,切忌用力按压膀胱区,以免造成膀胱破裂;给患者饮热饮料,并用温热的毛巾外敷膀胱区,利用热力使松弛的腹肌收缩、腹压升高而促进排尿;用温水冲洗会阴部,边冲洗边轻轻按摩膀胱的膨隆处,以缓解尿道括约肌痉挛,增强膀胱逼尿肌功能,尽量使患者自行排尿;为患者提供一个不受他人影响的排尿环境;使用开塞露塞肛,在排大便的同时伴随排尿。在诱导的过程中,随时关注患者的感受及症状,如出现面色苍白、出冷汗、眩晕等不适时,应立即处理。

2)淋巴囊肿:对于宫颈癌术后患者,责任护士密切观察患者一般状况及主诉,如患者主诉下肢肿胀,应注意有无发生淋巴囊肿可能性。

处理方法:外阴水肿者可用硫酸镁湿敷。盆腔积液引流不畅形成囊肿时,可使用芒硝外敷。若囊肿较大患者出现右下腹不适、同侧下肢水肿及腰腿疼痛、体温升高时,应通知医生进行穿刺引流,以预防继发性感染及深静脉血栓、脓肿等。

(5)心理护理:指导患者正确认识疾病,保证营养摄入,鼓励患者逐步恢复自理能力,动员家庭成员关心和爱护患者,让患者体会到家庭温暖,使其增强战胜疾病的信心,最终回归社会。

(6)健康教育。

1)饮食:根据患者的不同情况,指导和鼓励患者进食,以保证营养的摄入,增强抵抗力。

2)活动:指导卧床患者进行床上肢体活动,以预防长期卧床并发症的发生。告知患者应尽早下床活动,并注意渐进性增加活动量,有利于增加肺活量、减少肺部并发症、改善血液循环、促进伤口愈合、预防深静脉血栓、促进肠蠕动恢复、预防肠粘连、减少尿潴留发生。

3)疾病相关知识宣教。①积极宣传与宫颈癌发病相关的高危因素,开展性卫生教育。积极治疗宫颈炎、宫颈上皮内瘤变,阻断宫颈癌的发生。②已婚妇女应定期行防癌普查,做到早检查、早诊断、早治疗。30 岁以上妇女到妇科门诊就诊时,应常规接受宫颈刮片检查,一般妇女每 1~2 年普查 1 次,有异常者应及时处理。

4)出院指导。①指导患者定期复查,复查内容包括肿瘤标志物、TCT、HPV、磁共振等检查。治疗后 2 年内应每 3~4 个月复查 1 次;3~5 年内 6 个月复查 1

次;第6年开始每年复查1次。②让患者了解肿瘤随访的目的和重要性,并积极配合随访,留下真实的通讯地址和联系方式。③鼓励患者适当参加社交活动,调整心理状态,保持乐观态度,提高生活质量。④性生活的恢复需要依术后复查结果而定。

(7)延续护理。

1)电话访视:出院1周内进行电话访视,访视内容包括出院后遇到的一些问题,向患者耐心讲解所遇问题的解决方法,及时反馈。

2)随访:提醒患者复诊,对患者提出的疑虑与问题,及时提供有针对性的帮助。

3)微信平台:告知患者权威平台,随时与患者联系,同时发布健康宣教相关内容,传播温暖与正能量。

(毛志方)

第四章　产科护理

第一节　正常分娩的护理

一、先兆临产

分娩发动前会出现一些预示即将临产的症状,如不规律宫缩、胎儿下降感及阴道少量血性分泌物(俗称见红),称为先兆临产。

(一)临床表现

1.假临产

特点为宫缩持续时间短(<30秒)且不恒定,间歇时间长且不规律,宫缩强度不增加;宫缩时宫颈管不缩短,宫口不扩张;常在夜间出现,清晨消失;给予强镇静药物能抑制宫缩。

2.胎儿下降感

孕妇自觉上腹部较前舒适,进食量较前增多,呼吸较前轻快,为胎先露部进入骨盆入口,使宫底位置下降而致。

3.见红

大多数孕妇在临产前24～48小时,因宫颈内口附近的胎膜与该处的子宫壁剥离,毛细血管破裂有少量出血并与宫颈管内黏液栓相混,经阴道排出,称为见红,是分娩即将开始比较可靠的征象。

(二)评估和观察要点

1.评估要点

(1)孕妇孕周及孕期检查的情况。

(2)评估孕妇宫缩的强度、持续时间及"见红"时间。

2.观察要点

(1)观察产妇子宫收缩的强度、间歇时间、持续时间。

(2)观察"见红"的颜色、量、气味。

（三）护理措施

(1)教会孕妇识别先兆临产的临床表现。

(2)指导孕妇自我观察宫缩的方法。

(3)给予孕妇休息、饮食、运动指导，保持轻松愉快的精神状态。

(4)为孕妇提供安静舒适的待产环境，按时熄灯，规律作息。

(5)进行临产健康宣教，耐心解答孕妇提出的问题。

（四）健康教育

(1)指导孕妇产前采取少量多餐的饮食方法，适当增加富含膳食纤维的食物摄入，以缓解便秘现象。

(2)定期产前检查，掌握先兆临产的观察，提前备好分娩用物。

二、第一产程护理

第一产程又称宫颈扩张期，是指从出现间歇5～6分钟的规律宫缩开始至宫口开全。

（一）临床表现

(1)规律宫缩。

(2)宫口扩张。

(3)胎头下降。

(4)胎膜破裂。

(5)疼痛。

（二）护理措施

(1)加强产妇的心理指导，严密监测宫缩强度、间歇和持续时间，必要时使用胎心监护仪。

(2)潜伏期每隔1～2小时听诊胎心1次，活跃期每隔0.5～1小时听诊胎心1次，每次听诊1分钟。

(3)潜伏期每2～4小时检查1次宫口扩张及胎先露下降情况，活跃期每1～2小时检查1次宫口扩张及胎先露下降情况，经产妇适当缩短检查间隔时间。

(4)胎膜破裂时应立即听胎心，观察羊水性状、量及气味，直肠指检查有无脐带脱垂，记录破膜时间并告知医师。

(5)给予产妇精神安慰，加强沟通，及时告知产程中的相关信息及采取的措施。

(6)鼓励产妇少量多次进餐，必要时静脉补液支持。未破膜者，可在助产士协助下在室内走动。

(7)鼓励产妇每2～4小时排尿1次，排尿困难者进行导尿。

(8)每隔4～6小时测量血压1次，若出现血压增高，及时通知医师。

（9）保持产房安静无噪声,协助产妇擦汗、更衣、更换床单等,保持外阴清洁。指导产妇采取有效措施缓解疼痛,必要时遵医嘱使用镇静剂、麻醉药。

（三）健康教育

（1）告知产妇产程中的相关信息及采取的措施,以减轻产妇及其家属的紧张焦虑情绪。

（2）指导产妇配合呼吸减轻疼痛的方法。

（3）告知产妇家属陪伴分娩中的注意事项及帮助产妇减轻疼痛的方法。

（4）告知产妇少量多次进食和适度活动对增加产力、促进产程进展的意义。

三、第二产程

第二产程又称为胎儿娩出期,从宫口开全至胎儿娩出止。初产妇需 1～2 小时;经产妇通常数分钟即可完成,一般不超过 1 小时。

（一）临床表现

子宫收缩增强,胎儿下降及娩出。胎头于宫缩时露出于阴道口,露出部分不断增大;在宫缩间歇期,胎头又缩回阴道内,称为胎头拨露。当胎头双顶径越过骨盆出口,宫缩间歇时胎头也不再回缩,称为胎头着冠。

（二）评估和观察要点

1.评估要点

（1）健康史:评估产程进展情况和胎儿宫内情况,了解第一产程的经过及其处理。

（2）评估子宫收缩情况:子宫收缩的持续时间、间歇时间、强度和胎心情况,询问产妇宫缩时有无便意;评估会阴局部情况,结合胎儿大小,判断是否需要行会阴切开术。

（3）评估产妇心理状态:产妇有无焦虑、急躁、恐惧心理,对正常分娩有无信心。

2.观察要点

（1）观察宫缩时屏气用力胎头拨露和着冠情况。

（2）观察宫缩及胎心率变化。

（三）护理措施

1.提供心理支持

第二产程期间陪伴产妇,并及时提供产程进展信息,给予安慰、支持和鼓励,缓解其紧张和恐惧,同时协助其饮水、擦汗等生活护理。

2.观察产程进展

宫口开全后,若仍未破膜、影响胎头下降可行人工破膜。严密观察产程进展,若进展缓慢或停滞,应及时查找原因并通知医师,采取措施结束分娩。遵医嘱结合产妇情况实施新产程标准,未实施分娩镇痛的初产妇超过 3 小时,经产妇超过 2 小时为第二产程延长;实施硬膜外分娩镇痛的初产妇超过 4 小时,经产妇超过 3 小时为第二产程延长。

3.指导产妇使用腹压

指导产妇自发性屏气用力,宫缩时如排便样向下屏气,增加腹压。宫缩间歇期,产妇呼气并放松,如此反复促进胎儿娩出。

4.第二产程用力体位

采用半卧位接产,即宫缩时助产人员将产床背板抬高 15°～30°,指导产妇两手握住产床两边扶手向上拉,两腿外展,双足踩在产床相应位置向下用力,接产时助产人员站在产妇足一侧(正位接产)适度保护会阴。

5.接产准备

初产妇宫口开全、经产妇宫口扩张 4cm 且宫缩规律有力时,做好接产准备工作。协助产妇取半卧位于产床上,两腿屈曲分开,露出外阴部,臀下放一次性纸垫,冲洗外阴后取无菌巾铺于臀下,接产者准备接产。

6.接产

评估产妇会阴情况,如会阴水肿、会阴过紧、缺乏弹性、耻骨弓过低、会阴体过短、过长、巨大儿等造成会阴严重撕裂时,实施侧切。①接产助产士适度保护会阴并协助胎头俯屈,使胎头以最小径线(枕下前囟径)在宫缩间歇时缓慢娩出,此为预防会阴撕裂的关键,产妇屏气必须与接产者配合。②巡回助产士做好巡台工作,记录分娩时间,胎儿娩出前肩后,巡台助产士及时给予宫缩剂。协助新生儿与母亲进行皮肤接触,观察新生儿表现,出现吸吮表现及时让新生儿早吸吮,做好与产妇的沟通工作。

(四)健康教育

1.知识指导

产妇掌握第二产程的相关知识,可正确使用腹压。在医护人员指导下配合自由体位分娩。

2.母乳喂养指导

产妇了解"三早重要性",配合母婴皮肤接触,在助产士指导下完成早吸吮、早开奶。

四、第三产程

第三产程又称为胎盘娩出期,从胎儿娩出后至胎盘胎膜娩出,需 5～15 分钟,不应超过 30 分钟。

（一）临床表现

胎盘剥离和排出方式有两种，即胎儿面和母体面，多见胎儿面娩出（胎盘从中央开始剥离，而后向周围剥离，随后见少量阴道出血）。

（二）评估和观察要点

1.评估要点

（1）评估第一、第二产程的经过及其处理。

（2）评估胎盘剥离征象。

（3）评估产妇的情绪状态，对新生儿性别、健康及外形等是否满意，能否接受新生儿、是否进入母亲角色等。

2.观察要点

（1）观察胎盘是否出现剥离征象：宫体变硬呈球形，宫底升高达脐上；阴道口外露的一段脐带自行延长；阴道有少量的出血；接产者用手掌尺侧在产妇耻骨联合上方轻压子宫下段，宫体上升而外露的脐带不再回缩。

（2）观察子宫收缩及阴道出血情况。

（3）检查软产道，注意有无宫颈裂伤、阴道裂伤及会阴裂伤。

（三）护理措施

1.协助娩出胎盘

确认胎盘已完全剥离，于宫缩时以左手握住宫底（拇指置于子宫前壁，其余4指放在子宫后壁）并按压，同时右手轻拉脐带，协助娩出胎盘。当胎盘娩出至阴道口时，接产者用双手捧住胎盘，向一个方向旋转并缓慢向外牵拉，协助胎盘胎膜完整剥离排出。若发现胎膜部分断裂，用血管钳夹住断裂上端的胎膜，再继续向原方向旋转，直至胎膜完全排出。仔细检查胎盘的母体面，确定没有胎盘组织遗留。胎盘胎膜排出后，按摩子宫刺激其收缩以减少出血，同时注意观察并测量出血量。

2.检查胎盘、胎膜

将胎盘铺平，检查胎盘母体面胎盘小叶有无缺损。将胎盘提起，检查胎膜是否完整，胎儿面边缘有无血管断裂，及时发现副胎盘。有副胎盘、部分胎盘残留或大部分胎膜残留时，通知医师并在无菌操作下使用卵圆钳进入宫腔夹取出残留组织或刮宫。若手取胎盘困难，用大号刮匙清宫。若确认仅有少许胎膜残留，可给予子宫收缩剂待其自然排出。

3.检查软产道

胎盘娩出后，应仔细检查会阴、小阴唇内侧、尿道口周围、阴道、阴道穹隆及宫颈有无裂伤。若有裂伤，应立即缝合。

4.预防产后出血

若胎盘未完全剥离而出血≥200mL时或第三产程≥30分钟胎盘仍未自行剥

离时,应行人工剥离胎盘术。

(四)健康教育

1.知识指导

产妇掌握第三产程注意事项,可通过母婴皮肤接触分散注意力。

2.母乳喂养指导

产妇可配合进行早接触、早吸吮、早开奶。

3.安全指导

产妇了解母婴皮肤接触过程中安全注意事项。

(邹玲艳)

第二节　异常分娩的护理

一、产力异常

产力异常主要是指子宫收缩力异常,包括子宫收缩的节律性、对称性、极性或频率强度发生改变,可分为子宫收缩乏力和子宫收缩过强两类,每类又分为协调性和不协调性两种,以协调性子宫收缩乏力最为常见。

(一)子宫收缩乏力

1.概述

(1)病因。

1)产道与胎儿因素:头盆不称或胎方位异常使胎先露下降受阻,不能紧贴子宫下段及子宫颈内口反射性地引起有效子宫收缩,是导致继发性子宫收缩乏力的最常见原因。

2)精神因素:多见于初产妇,尤其是高龄初产妇,恐惧分娩,精神过度紧张,干扰了中枢神经系统的正常功能。

3)子宫因素:子宫发育不良、子宫畸形、子宫肌瘤等可使子宫收缩失去正常特征;子宫壁过度膨胀,如双胎、巨大儿、羊水过多等,可使子宫肌纤维过度伸展;经产妇或子宫的急、慢性炎症可使子宫肌纤维变性,这些均能影响子宫收缩力。

4)药物影响:临产后不恰当地使用大剂量镇静剂、镇痛剂及麻醉剂(如吗啡、哌替啶等)。

5)内分泌失调:体内激素分泌紊乱、电解质失衡等影响子宫正常收缩。

6)其他因素:营养不良、贫血等慢性疾病导致体质虚弱;临产后过度的体力消耗,进食与睡眠不足;膀胱直肠充盈;前置胎盘影响胎先露下降;过早使用腹压等均可导致宫缩乏力。

（2）治疗：①有明显头盆不称者应行剖宫产术；②对协调性子宫收缩乏力者，应改善产妇全身状况，加强宫缩，若产程仍无进展或出现胎儿窘迫，应行剖宫产术或阴道助产术；③不协调性子宫收缩乏力者，调整子宫收缩，恢复宫缩的节律性和极性。

2.护理评估

（1）健康史：认真阅读产前检查记录，如产妇身高、骨盆测量值、胎儿大小，了解有无妊娠合并症，有无使用镇静药或止痛药的情况。重点评估临产时间、宫缩频率、宫缩强度及胎心率、胎动情况。

（2）身体状况。

1）协调性子宫收缩乏力（低张性子宫收缩乏力）：子宫收缩具有正常的节律性、对称性和极性，但收缩力弱，持续时间短而间歇期长。即使宫缩最强时，子宫体隆起也不明显，用手压子宫底部肌壁仍有凹陷。依据其在产程中出现时期不同分为：①原发性子宫收缩乏力，自分娩开始宫缩就微弱无力，致子宫口扩张及胎先露下降缓慢，产程延长；②继发性子宫收缩乏力，临产早期子宫收缩正常，但至活跃期或第二产程时宫缩减弱，多见于中骨盆及出口平面狭窄致持续性枕横位或枕后位等头盆不称时。

2）不协调性子宫收缩乏力（高张性子宫收缩乏力）：子宫收缩失去正常的节律性、对称性和极性。宫缩的兴奋点来自子宫下段的一处或多处，宫缩时子宫底部不强，而是子宫下段强，宫缩间歇期子宫肌不能完全松弛，这种宫缩属于无效宫缩。产妇自觉下腹部持续性疼痛、拒按、紧张、烦躁。产科检查时下腹部有明显压痛，宫缩间歇期不明显，胎方位触不清，胎心率不规则，产程进展异常。

3）产程曲线异常：产程曲线是产程监护和识别难产的重要手段，产程进展的标志是子宫口扩张和胎先露下降。宫缩乏力导致产程曲线异常有以下 8 种类别。①潜伏期延长：从临产规律宫缩开始至子宫口扩张 3cm 称为潜伏期，初产妇潜伏期正常约需 8 小时，最大时限 16 小时，超过 16 小时称为潜伏期延长。②活跃期延长：从子宫口扩张 3cm 开始至子宫口开全称为活跃期，初产妇活跃期正常约需 4 小时，最大时限 8 小时，若超过 8 小时称为活跃期延长。③活跃期停滞：进入活跃期后，子宫口不再扩张达 2 小时以上，称为活跃期停滞。④第二产程延长：第二产程初产妇超过 2 小时、经产妇超过 1 小时尚未分娩，称为第二产程延长。⑤第二产程停滞：第二产程达 1 小时胎先露下降无进展，称为第二产程停滞。⑥胎先露下降延缓：活跃期晚期及第二产程，胎先露下降速度初产妇小于 1.0cm/h，经产妇小于 2.0cm/h，称为胎先露下降延缓。⑦胎先露下降停滞：活跃期晚期胎先露停留在原处不下降 1 小时以上，称为胎先露下降停滞。⑧滞产：总产程超过 24 小时。以上 8

种产程进展异常,可单独存在,也可以合并存在。

(3)对母儿的影响。

1)对产妇的影响如下。①体力衰竭:由于产程延长,产妇休息不好,进食少,体力消耗大,可致肠胀气、尿潴留等,严重时可引起脱水、酸中毒等,使产妇体力衰竭,加重宫缩乏力。②生殖道瘘:由于第二产程延长,膀胱和(或)尿道较长时间被压迫于胎先露与耻骨联合之间,可导致局部组织缺血、水肿和坏死,形成生殖道瘘。③产褥感染:产程延长使肛查或阴道检查次数增加,均使感染机会增加。④产后出血:宫缩乏力,影响胎盘剥离面的血窦关闭,引起产后出血。

2)对围生儿的影响:产程延长,宫缩不协调可致胎儿—胎盘循环障碍,胎儿供氧不足,导致胎儿窘迫,甚至胎死宫内;由于产程异常,增加了手术产机会,新生儿产伤可能增加。

(4)心理—社会状态:由于产程延长,产妇及其家属表现出过度焦虑、恐惧的情绪,担心母儿安危,对经阴道分娩失去信心,请求医护人员帮助,尽快结束分娩。

(5)辅助检查。

1)监测宫缩:用胎儿电子监护仪监测宫缩的节律性、强度和频率,了解胎心率改变与宫缩的关系。

2)实验室检查:可出现尿酮体阳性、电解质紊乱、二氧化碳结合力降低等。

3.护理诊断

(1)疲劳:与宫缩乏力、产程延长、产妇体力过度消耗有关。

(2)焦虑:与担心孕妇自身及胎儿安全有关。

(3)潜在并发症:产后出血、胎儿窘迫。

4.护理措施

(1)减轻疲劳,纠正异常宫缩

1)改善全身情况。①保证休息,消除紧张,保存体力:过度疲劳或烦躁不安者遵医嘱给予镇静剂,如地西泮 10mg 缓慢静脉注射或哌替啶 100mg 肌内注射。②补充营养:鼓励产妇多进食易消化、高热量食物,入量不足者需补充液体,不能进食者每日液体摄入量不少于 2500mL,遵医嘱给予 10％葡萄糖注射液 500mL,内加维生素 C 2g 静脉滴注。

2)纠正异常宫缩:严密监测,及时发现异常宫缩,确定其类型并给予纠正。

协调性子宫收缩乏力:应加强宫缩,排空充盈的膀胱和直肠。刺激乳头。针刺合谷、三阴交、关元等穴位,用强刺激手法留针 30 分钟。人工破膜:子宫口扩张 3cm 或以上、无头盆不称及胎头已衔接者,可行人工破膜,使胎先露紧贴子宫下段及子宫颈内口,反射性加强子宫收缩。静脉滴注缩宫素:必须专人监护,严密观察宫缩、胎心率及血压。先用 5％葡萄糖注射液 500mL 静脉滴注,调节滴速为 8～

10滴/分,然后加入缩宫素2.5～5U摇匀,根据宫缩调整滴速,滴速通常不超过40滴/分,以宫缩维持在间隔2～4分钟,持续40～60秒为宜。

不协调性子宫收缩乏力:遵医嘱给予镇静剂,如哌替啶100mg,产妇经充分休息后可恢复为协调性子宫收缩,在宫缩未恢复协调之前,严禁使用缩宫素。

(2)做好手术准备:严密观察宫缩及胎心率变化,若经上述处理后宫缩未能恢复正常或伴胎儿窘迫,应协助医生做好阴道助产或剖宫产术前准备。

(3)提供心理支持,减少焦虑与恐惧:护士必须重视评估产妇的心理状态,及时给予解释和支持,防止精神紧张。应多关心、安慰产妇,鼓励产妇及其家属表达出他们的担心和不适,及时提供目前产程进展和护理计划等信息,使产妇及其家属理解并能主动配合医护工作,安全度过分娩期。新生儿如出现意外,需协助产妇及其家属顺利度过哀伤期,并为产妇提供出院后的避孕指导。

(4)健康教育:加强产前教育,让孕妇及其家属了解分娩过程,认识到过多镇静剂的使用会影响子宫收缩。临产后,指导产妇休息、饮食、排尿及排便。产后注意观察宫缩、阴道流血情况。加强营养,保持外阴部清洁,注意恶露的量、颜色及气味,指导母乳喂养。

(二)子宫收缩过强

1.护理评估

(1)健康史:详细询问宫缩开始的时间、程度以及胎动的情况。认真查看产前检查的各项记录,了解经产妇既往有无急产史。评估临产后产妇有无精神紧张、过度疲劳,分娩过程中有无梗阻发生,有无应用缩宫素,有无胎盘早剥或子宫腔内操作等诱发因素。

(2)身体状况。

1)协调性子宫收缩过强:子宫收缩的对称性、节律性和极性正常,但子宫收缩力过强、过频。若产道无梗阻,可使子宫口迅速开全,分娩会在短时间内结束。总产程不足3小时,称为急产,经产妇多见。由于宫缩过强过频,产程过快,可导致产妇软产道裂伤,产褥感染机会增加,影响子宫胎盘血液循环,易发生胎儿窘迫和新生儿窒息,胎儿娩出过快易发生新生儿颅内出血或坠地外伤。若产道有梗阻,处理不及时可造成子宫破裂。

2)不协调性子宫收缩过强。①强直性子宫收缩:其几乎均是外界因素引起子宫颈内口以上部分的子宫肌层出现强直性痉挛性收缩,间歇期短或无间歇期。产妇烦躁不安、持续性腹痛,胎心音、胎方位不清,有时子宫下段被拉长,形成一明显环状凹陷,并随宫缩上升达脐部或脐上,为病理性缩复环,腹部呈葫芦状,子宫下段压痛明显,并有血尿。②子宫痉挛性狭窄环:子宫壁局部肌肉呈痉挛性不协调性收缩,形成环状狭窄,持续不放松,称为子宫痉挛性狭窄环。狭窄环可发生在子宫颈、子宫体的任何部分,多在子宫上下段交界处,也可在胎体某一狭窄部,以胎颈、胎腰处常见。产妇出现持续性腹痛、烦躁、子宫颈扩张缓慢、胎先露下降停滞、胎心率不规则,腹部检查可触及狭窄环,此环与病理性缩复环不同的是不随宫缩上升。

(3)心理—社会状况:产妇疼痛难忍,常表现出烦躁不安、恐惧,担心自身及胎儿安危。

(4)辅助检查:胎儿电子监护仪监测宫缩及胎心音的变化。

2.护理诊断

(1)急性疼痛:与过频、过强的子宫收缩有关。

(2)焦虑:与担心自身和胎儿安危有关。

(3)有母儿受伤的危险:与产程过快造成产妇软产道损伤、新生儿受伤有关。

(4)潜在并发症:子宫破裂,产后出血。

3.护理措施

(1)缓解疼痛:①提供缓解疼痛的措施,如深呼吸、变换体位、腹部按摩、及时更换汗湿的衣服及床单,保持安静环境等;②必要时遵医嘱给予镇静剂或宫缩抑制剂。

(2)减轻焦虑:提供陪伴分娩,多给予关心和指导,消除紧张焦虑心理。及时向产妇及其家属提供产妇的信息,说明产程中可能出现的问题及采取的措施,以便取得他们的理解和配合。

(3)防止受伤,促进母儿健康:①产前详细了解孕产史,凡有急产史的孕妇,嘱其在预产期前1~2周住院待产,以免发生意外;②临产后不宜灌肠,提前做好接产和新生儿窒息抢救的准备工作,胎儿娩出时嘱产妇勿向下屏气;③如发生急产,新生儿应肌内注射维生素 K_1 预防颅内出血,并尽早肌内注射破伤风抗毒素1500U和抗生素预防感染;④产后仔细检查子宫颈、阴道、外阴,如有撕裂应及时缝合,并遵医嘱使用抗生素预防感染。

(4)预防子宫破裂:①宫缩乏力静脉滴注缩宫素时,注意小剂量、低浓度、慢流量、勤观察,及时发现子宫破裂先兆,防止子宫破裂发生;②严密观察宫缩,若宫缩过强,立即停止一切刺激,如阴道内操作、缩宫素静脉滴注等,并及时通知医生;若子宫口已开全,应指导产妇宫缩时张口呼气,减少屏气用力,减慢分娩过程,同时做好接产和抢救新生儿窒息的准备;出现胎儿窘迫者,应让产妇取左侧卧位,吸氧并做好剖宫产术的准备。

(5)健康教育:嘱产妇观察子宫体复旧、会阴伤口、阴道出血等情况,进行产褥期健康教育及出院指导;如新生儿发生意外,多给予产妇安慰,帮助其分析原因,解除悲伤情绪,为今后生育提供具体指导。

二、产道异常

产道异常包括骨产道异常和软产道异常,产道异常以骨产道异常为多见。

(一)骨产道异常

骨产道异常是指骨盆径线过短或形态异常,致使骨盆腔狭小,阻碍胎先露下降,称为狭窄骨盆。骨产道异常包括骨盆狭窄和骨盆畸形(骨盆失去正常形态)。

1.临床表现

(1)骨盆入口平面狭窄。

1)抬头衔接受阻:临产后胎头仍未入盆、跨耻征阳性。

2)骨盆临界性狭窄:潜伏期及活跃期早期延长,活跃期后期产程进展顺利,胎膜早破的发生率为正常骨盆的5~6倍。

3)骨盆绝对性狭窄常发生梗阻性难产。

(2)中骨盆平面狭窄。

1)胎头能正常衔接,潜伏期及活跃期早期进展顺利,活跃期后期及第二产程延长甚至停滞,继发性宫缩乏力。

2)胎头受阻于中骨盆,胎头变形,颅骨重叠,产瘤较大,严重时可发生脑组织损伤、颅内出血及胎儿窘迫。

(3)骨盆出口平面狭窄:胎头达盆底受阻,第二产程停滞,继发宫缩乏力。

(4)畸形骨盆:骨盆失去正常形态,如骨软化症骨盆、倾斜骨盆。

2.护理要点

(1)对有明显头盆不称不能经阴道分娩者,遵医嘱做好术前准备。

(2)相对头盆不称者遵医嘱在严密监护下试产。

1)专人守护,做好心理护理、健康教育。

2)保证产妇的营养、休息与睡眠,提供减轻疼痛的方法;必要时遵医嘱静脉补充能量;若出现宫缩乏力、胎膜未破者,可考虑人工破膜或静脉滴注缩宫素,加强宫缩。

3)试产2~4小时,胎头仍未衔接或伴有胎儿窘迫应停止试产。

4)在试产过程中应严密观察宫缩的强度、频率,注意子宫下段有无压痛、是否出现病理缩复环,发现异常立即停止试产并及时通知医师,协助医师做好相应处理。

(3)中骨盆狭窄若宫口已开全,胎头双顶径已达坐骨棘水平以下 2.5cm,应做好胎头吸引、产钳等阴道助产及新生儿抢救的准备;若胎头未达坐骨棘水平或有胎儿窘迫征象,应做好剖宫产准备。

（4）出口平面狭窄者,遵医嘱做好剖宫产准备。

（5）行阴道助产者,常规行会阴侧切并注意保护会阴,以防会阴深度裂伤。

（6）胎儿娩出后及时注射宫缩剂,胎盘娩出后常规按摩子宫,预防产后出血。

（7）遵医嘱使用抗生素,保持外阴清洁,会阴擦洗每日2次,预防感染。

（8）胎先露长时间压迫阴道或出现血尿时,应及时留置导尿,并保持尿管通畅。

（9）密切观察恶露性状、切口愈合、体温、脉搏等情况,及早发现感染征象。

（10）健康教育。

1）指导孕妇定期产前检查,以便及早发现异常骨盆。

2）告知有头盆不称、先露高浮的孕妇,妊娠晚期少活动,避免增加腹压的动作,及时治疗咳嗽、便秘等,近预产期住院待产。

3）告知一旦发生胎膜早破,应平卧并立即就诊。

4）告知产妇试产的指征、必要性与试产的方法,随时告知产程进展及目前胎儿的情况,减少产妇焦虑。

5）指导产妇保持外阴清洁,以防感染。

（二）软产道异常

软产道异常是指子宫下段、宫颈、阴道、外阴的异常。

1.临床表现

（1）外阴异常:如会阴坚韧（多见于35岁以上高龄初产妇）、外阴水肿、外阴静脉曲张、外阴瘢痕。

（2）阴道异常:如阴道横隔、阴道纵隔、阴道狭窄、阴道尖锐湿疣、阴道囊肿和肿瘤。

（3）宫颈异常:如宫颈水肿、宫颈坚韧及瘢痕、宫颈肌瘤、宫颈癌。

2.护理要点

（1）外阴异常:外阴瘢痕、外阴坚韧如影响分娩可行会阴切开术,严重者宜行剖宫产术。外阴静脉曲张者,行会阴切开术,尽量避开曲张静脉,切开后及时缝扎血管,以减少出血。

（2）阴道异常。

1）阴道横隔、纵隔:当隔膜较薄时,可因胎先露扩张和压迫自行断裂。隔膜过厚影响胎儿娩出时行切开。如阴道横隔位置过高且过厚,则需遵医嘱做好剖宫产准备。

2）阴道狭窄:位置低或瘢痕小者可行大的会阴切开术,经阴道分娩;位置高、范围广者宜行剖宫产术。

3）阴道尖锐湿疣:为预防新生儿感染,宜行剖宫产术。

（3）宫颈异常。

1）宫颈水肿：待产妇抬高臀部，减轻胎头对宫颈的压力或遵医嘱行宫颈封闭。

2）宫颈坚韧：可遵医嘱静脉注射地西泮或行宫颈封闭。

3）宫颈癌：宜行剖宫产术。

4）宫颈肌瘤：若阻碍胎头入盆或胎头下降，宜采用剖宫产术。

（4）陪伴在产妇身旁，给予安慰、关心，以增加安全感。

（5）严密观察胎儿情况及产程进展，发现异常及时通知医师。经阴道分娩者做好阴道助产及抢救新生儿的准备。

（6）促进产妇健康舒适，防止并发症：胎儿娩出后肌内注射缩宫素，胎盘娩出后及时按摩子宫、缝合会阴切口以减少产后出血。有阴道操作者，遵医嘱给予抗生素预防感染。产后保持会阴清洁，注意观察体温、脉搏变化及切口愈合情况。

（7）健康教育。

1）告知产妇及其家属软产道异常的种类、可能对产程及胎儿的影响、采取的干预措施等，随时让产妇了解产程进展及胎儿宫内状况。

2）拟定阴道分娩者，向产妇及其家属讲解阴道分娩的可能性与优点，增强分娩信心。

（姚苗苗）

第五章　精神心理科护理

第一节　精神分裂症的护理

一、护理评估

精神分裂症患者在症状严重时，一般不暴露自己的思维内容，护理人员要积极从医生、家属及其朋友等多方面了解患者的情况，并利用交流沟通、主动观察技巧，从生理、心理、社会、文化等方面收集患者目前的健康状况及精神状况，恰当地评价患者的主、客观资料。

（一）生理状况评估

1.生命体征

评估患者的体温、脉搏、呼吸、血压等情况。

2.营养状况

患者体重是否在正常范围，饮食习惯、营养摄入量是否正常等。

3.睡眠状况

评估患者每天睡眠总量，是否出现早醒、入睡困难、睡眠缺失、睡眠觉醒周期紊乱等情况。

4.排泄状况

评估患者有无排尿困难、尿潴留、尿失禁、便秘、大便失禁等情况。

5.自理状况

评估其自我照顾及个人卫生，如衣服、毛发、指甲是否整洁；是否不洗澡、不刷牙，致使体味难闻；能否自行如厕等情况。

6.意识状况

意识是否清晰；有无意识清晰度下降（嗜睡、意识混沌、昏睡、昏迷）；意识范围改变（朦胧状态、漫游自动症）或意识内容改变（谵妄状态、梦样状态）；有无人格解体、交替人格、双重人格现象。

7.实验室及其他辅助检查

评估患者血、尿、大便常规及血液生化、心电图、脑电图检查等是否异常。

(二)精神症状评估

1.阳性症状

主要症状为幻觉、妄想、思维紊乱等。

(1)评估患者是否言语零乱、思维内容离奇古怪让人难以理解。

(2)评估患者是否答非所问、言语内容无中心主题、语言支离破碎。

(3)评估患者是否出现自言自语、言语松散且不连贯或持续言语。

(4)评估患者是否坚信有人利用各种手段要陷害自己,自己所想的事情已经被别人知晓,并且议论纷纷,患者为此感到气愤和苦恼。

(5)评估患者是否认为有人议论自己,用言行举止暗示自己周围人的动作行为对自己有特殊意义。

(6)评估患者是否经常感到有仪器跟踪监视自己或在各个方面控制自己,如监视自己的行为、控制自己的呼吸等。

(7)评估患者是否认为妻子或丈夫有外遇,并跟踪监视或者认为某个异性爱上自己,即使遭到对方拒绝也认为是对方在考验自己。

(8)评估患者是否认为自己的父母不是亲生父母或认为自己是名人之后或者认为自己有突出的才能,拥有巨大的财富,能进行发明创造等。

(9)评估患者是否经常听到一些不愉快的声音,如议论、讽刺、打击、批评、威胁、命令等语言。

(10)评估患者是否受幻觉妄想的支配拒食或暴饮暴食、冲动伤人等。

2.阴性症状

主要症状为情感淡漠、思维贫乏、意志缺乏、社会退缩。

(1)评估患者是否逐渐出现不能坚持学习、工作,正常生活能力下降。

(2)评估患者是否行为孤僻、退缩、独处,不与人接触。

(3)评估患者是否生活懒散,经常不洗漱,不注意个人卫生。

(4)评估患者是否主动进食。

3.情感症状

主要症状为抑郁、焦虑、绝望或有自杀倾向。

(1)评估患者情感活动是否存在精神活动与思维内容不协调,与环境不协调(自笑)等。

(2)评估患者情感活动是否受幻觉、妄想的影响,表现出紧张、易激惹、恐惧不安、抑郁、愤怒。

(3)评估患者情感活动是否不协调,变得肤浅,好扮鬼脸,表情做作。

(4)评估患者是否喜怒无常,常傻笑或无故哭泣。

(5)评估患者是否表情呆板,缺乏相应的情感反应。

(6)评估患者在交谈中是否有眼神接触,是否有情感交流。

(7)评估患者是否存在抑郁、焦虑、恐怖情绪。

(8)评估患者是否存在自杀企图和有自杀行为。

4.行为症状

主要症状为兴奋、攻击、敌对、激越、不合作、紧张症。

(1)评估患者是否受幻觉、妄想的支配,对配偶进行跟踪监视,外出寻找自己的亲生父母,追逐异性等。

(2)评估患者是否行为杂乱无章,缺乏目的性,幼稚愚蠢,兴奋冲突,伤人毁物。

(3)评估患者是否出现本能意向增强,性欲增强,不知饥饱。

(4)评估患者是否捡拾脏物,并出现异食现象(如吃排泄物)。

(5)评估患者是否缄默不语,对周围环境刺激物无反应。

(6)评估患者是否精神运动紊乱且受到抑制,运动缓慢,少语少动。

(7)评估患者是否不语不动,唾液留在口中不咽不吐。

(8)评估患者是否突然出现不可理解的冲动、伤人、毁物的行为,然后卧床休息。

5.认知功能障碍

主要症状为注意障碍、记忆障碍、执行功能障碍。

(1)评估患者是否感到近期的学习、工作状态、生活环境与以前相比有所变化。

(2)评估患者是否记忆下降,刚刚发生的事情也不能回忆。

(3)评估患者是否有注意力集中困难,注意力转移缓慢。

(三)心理—社会状况评估

(1)评估患者的个人成长史、成长环境、性格特点、受教育情况及工作环境,患者能否坚持正常工作,与同事、家人的人际关系是否正常,患者遇到悲伤或压力的应对方式。

(2)评估患者的情绪状态,有无抑郁、焦虑、兴奋、易激惹、情感淡漠等。

(3)评估患者发病的环境状况及有关的心理—社会状况因素。

(4)评估患者自身的经济状况如何,是否能够胜任社会及婚姻角色功能。

(5)评估患者对疾病的认识有无自知力,是否存在不承认自己有病,拒绝就医服药的情况。

(6)评估患者家庭环境、家庭气氛、家庭经济状况,家庭各成员之间关系是否融洽,患者在家中的地位及社会支持系统。

(7)评估患者家属对疾病知识的掌握程度、对待患者患病的态度、对患者的监护水平等。

(四)其他方面的评估

(1)评估患者既往健康状况:家族精神病史、既往史,药物过敏史及物质滥用史。

(2)评估治疗状况:院外的用药情况,包括药物剂量、用药方法及不良反应以及服药依从性等。

二、常见的护理问题

1.有暴力行为危险(对自己或他人)的相关因素

(1)与情绪不稳定、易激惹有关。

(2)与幻觉或妄想有关。

(3)与冲动控制能力下降有关。

2.思维过程改变的相关因素

(1)与各种妄想有关。

(2)与自知力缺乏有关。

3.营养失调(低于或高于机体需要量)的相关因素

(1)与幻觉妄想有关。

(2)与食欲亢进或木僵状态有关。

4.部分生活自理缺陷(进食/沐浴/穿衣/如厕)的相关因素

(1)与精神状态异常、行为紊乱兴奋不合作有关。

(2)与行为退缩、意志活动减退有关。

5.不合作的相关因素

(1)与自知力缺乏、否认患病有关。

(2)与环境改变有关。

三、护理目标

(1)患者在住院期间能学会控制情绪的方法,控制暴力行为,不发生冲动伤人、毁物的行为。

(2)患者能不受思维改变的影响,表现出符合自身的社会角色特点,最大限度地完成社会功能。

(3)患者在住院期间能定时、定量进餐,保证营养供给,不因抢食发生意外。

(4)患者住院期间在护理人员的帮助下能保持个人卫生整洁,并最大限度地形成良好的生活自理模式。

(5)患者能对疾病有正确的认识,自知力部分或全部恢复,能主动服药,正确理解疾病与治疗的关系。

四、护理措施

（一）基础护理

1.做好入院评估

护理人员细致周到的评估可以很好地把握患者的病情，为治疗提供可靠的依据。

（1）广泛了解患者的人格特点、兴趣爱好、生活习惯、对待问题的处理方式等。通过对收集到的资料进行分析，确定目前患者存在的首要护理问题，有的放矢地开展护理工作。

（2）在入院体检中要认真检查患者的骨骼和皮肤情况，发现肢体活动受限或皮肤受损应及时与医生及家属沟通，以便患者能够得到及时的诊治，同时预防纠纷的发生。

2.提供安全和安静的环境

对不同的患者要采取不同的处理方式，加强巡回是病房安全的重要保障。

（1）护理人员要密切观察新入院患者的病情，及早发现有自杀念头或行为的患者。对有严重自杀观念的患者应在护士视线的范围内活动，防止意外的发生。

（2）对有兴奋冲动的患者应根据其严重程度分室居住，限制患者的活动范围，病室物品以满足基本需要为宜，防止患者损坏或伤人。

（3）木僵患者应设专人护理，防止患者卧床期间在失去自我保护能力的情况下被其他患者伤害。如有条件最好住单人房间，预防护理人员为其他患者开展护理工作时木僵患者突然兴奋造成其他人员的损伤。

3.维持正常的营养代谢

（1）保证患者每天的营养摄入量。

（2）因被害妄想拒食的患者可让其自行选择食物，对有自罪妄想拒食的患者要耐心劝说其进食，并可将饭菜混合后让患者食用；对食欲亢进而抢食的患者可给予一份食物让其单独进食，并专人看护，防止进食过快造成噎食。

（3）有异食症的患者应在护士看护下进食，并尽量限制患者的活动范围，随时观察患者的异常行为。

（4）老年患者因药物不良反应引起吞咽困难的，应以流质饮食或半流质饮食为主，进食速度要慢，以防止噎食。

（5）根据木僵患者在环境无刺激时可自行活动、进食、排便的特点，将饭菜放置于患者伸手可及之处，同时准备好便器，放置于患者视线范围之内，在不引起患者注意的情况下观察患者进食和排便情况。如果患者出现蜡样屈曲症状，护理人员要随时保证患者肢体处于功能位状态。

4.帮助患者建立自理模式

(1)根据患者自理能力保持程度、症状严重程度及治疗不同阶段,有的放矢地为患者制订相应的生活护理计划。对有生活自理能力的患者(如阳性症状控制的康复期患者)重点是督促检查,对有部分生活自理能力的患者(阳性症状消失后出现阴性症状)要协助指导,对于生活完全不能自理的患者(如紧张性木僵)要帮助其保持良好的个人卫生状况。

(2)对于兴奋不合作的患者,护理人员要帮助患者完成晨晚间护理。

(3)对于生活懒散、行为退缩的患者,护理人员要和患者一起制订生活计划,督促检查患者的完成情况,必要时进行协助。

(4)对于木僵患者,护理人员要定时为患者更衣、沐浴,做好口腔护理和皮肤护理。

5.创造良好的睡眠环境

(1)安排合理的作息制度:患者睡前不喝浓茶、咖啡等饮料,不做剧烈的运动,减少交谈,用热水泡脚,保证环境安静及安全。

(2)护理人员坚持巡视,随时通过呼吸节律观察患者睡眠状态,对蒙头睡觉的患者尤其要提高警惕,防止意外的发生。

6.做好排泄的护理

(1)每天观察,必要时记录患者大小便情况,对生活自理能力差的患者要制订计划,定时督促患者排便。

(2)对于12小时未排尿的患者可采取热敷或流水诱导等方法刺激排尿,必要时可请示医生行导尿术。

(3)对于便秘的患者,要鼓励患者多活动、多饮水、多吃水果和含粗纤维的蔬菜,如3天无大便,可遵医嘱灌肠或给予缓泻药。

(4)对应用抗精神病药治疗的患者蹲位如厕时,要注意直立性低血压的发生。

(二)症状护理

1.阳性症状

患者多在幻觉、妄想的支配下出现暴力行为,可出现冲动伤人、自杀、自伤等行为。治疗护理不合作、不安心住院的患者可出现外走行为。在护理过程中,护理人员首先要运用沟通交流技巧取得患者的信任,与患者建立良好的治疗性护患关系,以不批判的态度了解患者存在的异常思维内容。在交谈中要耐心倾听,不主动引导患者重复病理体验,尤其要注意那些不暴露思维内容的患者,要主动观察患者的非语言行为所传递的信息。通过表情、动作姿势了解患者是否受幻听、妄想的支配,对于那些制造假象,伺机采取异常行为的患者,护理人员要通过观察患者的言语、表情、动作发现患者的异常,做好防范。

2.阴性症状

此类患者生活懒散,不注意个人卫生,多独自一处,对任何事情都无情感反应。护理人员可针对患者情况,为患者制订近期生活自理能力训练计划、远期社交技能训练计划、社会功能恢复计划及相应的护理目标。不断督促患者按计划完成训练,并给予一定的奖励,通过正性强化,使患者逐渐恢复生活自理能力,提高社会适应能力,延缓精神衰退进程。

3.情感症状

患者出现的抑郁情绪应引起护理人员的高度关注。由于患者对自己思维内容的不暴露,在计划实施自杀行为时一般都采取坚决、隐蔽的方法。特别是处于缓解期的患者,会制造各种假象蒙蔽护理人员,从而达到自杀成功的目的。护理人员要从细节处发现患者的变化,如突然和护理人员接近、帮助其他患者活动、谈话渐多等,所以要密切观察,防止意外的发生。对于情感变化减少,对周围人和自己漠不关心,对刺激反应减轻的患者,护理人员可根据患者病前的个人爱好和兴趣,安排患者参加工娱治疗,促进患者的情感表达。

4.行为障碍

(1)冲动攻击行为:患者表现为无目的的冲动、伤人毁物,行为幼稚愚蠢。护理人员要掌握病情变化,提高防范意识,阻止患者冲动伤人和破坏性的行为发生。必要时给予患者保护性约束,帮助患者控制行为,同时做好患者约束期间的各项护理工作。

(2)紧张综合征:紧张性木僵和紧张性兴奋交替出现。以紧张性木僵为主要临床表现,患者精神运动性高度抑制,缄默、生活不能自理,可出现蜡样屈曲。护理人员要掌握患者意识清楚,对外界事物能正确感知的特点,在为患者做好基础护理,提供各种治疗护理工作的同时,态度和蔼,语言亲切,给予良性暗示。注意保护性医疗制度,不在患者面前谈论病情及无关的事情,保持患者肢体处于舒适功能位。注意患者周围物品的放置,防止患者出现短暂的紧张性兴奋造成对其他人员的损伤。要掌握患者夜深人静时自行活动的特点,并给予相应的护理。

5.认知功能障碍

此类患者主要表现为记忆力、学习能力下降,注意力不集中。在护理过程中,要耐心对待患者的询问,指导患者在病房中的日常活动,建立良好的生活自理模式。可采用认知功能训练、社会技能训练等方法,为患者提供系统的、强化的康复计划,提供社会支持,促进患者认知功能的康复。

(三)安全护理

1.掌握病情

护理人员要做到重点患者心中有数,尤其要注意那些受幻觉、妄想支配,但思维内容不暴露的患者,要严密观察患者的情感反应,通过患者的外显行为,发现患者的异常表现并及时阻止,防止意外的发生。

2.加强巡视

根据病房的大小,每 10～30 分钟巡视 1 次,定时清点患者人数,确保患者安全。对自伤、自杀、伤人、兴奋冲动的患者应安置在重点病室。对严重自杀的患者设专人护理,使其 24 小时在护理人员视线范围内活动。对极度兴奋,有可能造成意外的患者必要时要进行保护性约束。对不合作的患者要适当限制其活动范围,防止患者出现逃离医院的行为。

3.安全管理

加强病房设施的检查,发现问题要及时处理解决。办公室、治疗室、饭厅、浴室、杂物间要随时锁门。患者入院、探视、返院后,要认真做好安全检查(包括患者带入的打开包装的液体物品),防止患者将危险物品带入病房。患者需要使用危险物品如刀剪、针时,要在护理人员的协助下完成,防止意外的发生。在每天扫床时做好床单位的检查,对有危险物品要及时清除。

(四)药物护理

1.服药依从性管理

对口服用药的患者,要注意在服药后检查患者口腔,防止患者出现藏药的行为。对注射用药的患者,要按时准确执行,并对不合作的患者做好耐心解释劝说工作,尽量取得患者的配合,使治疗工作得以顺利进行。对严重不配合治疗的重症患者,必要时要采取强制性治疗方法,保证在劝说解释无效的情况下给予患者有效的治疗。

2.观察药物的不良反应

精神分裂症患者在治疗过程中,由于药物的作用,常常会出现各种不良反应,给患者带来痛苦,从而影响患者服药的依从性。护理人员要针对患者服药的不同反应进行针对性的观察,并采取相应的护理措施。

(1)体位性低血压:指导患者在起床时坚持做到"3 个 3 分钟"(醒来躺 3 分钟,坐起 3 分钟,站立 3 分钟后再活动)。注意体位的变化,蹲位如厕站起时要缓慢,最好抓牢扶手,减少大运动,避免摔倒。

(2)锥体外系反应:对吞咽困难的患者要在进餐时给予协助,缓慢进半流质饮食。对于反应严重且出现角弓反张、喉部肌肉痉挛、呼吸困难的患者,护理人员要及时报告医生给予相应的处理。

(3)步态不稳:要多加注意,避免患者到人多的地方活动。

(4)粒细胞缺乏症:定期了解患者的白细胞变化,每天检测体温、脉搏、血压,必要时报告医生,实施保护性隔离,停药并对症处理。

（5）其他：对有嗜睡的患者要尽量限制患者白天过多睡眠，对流涎的患者要每天为其更换枕套、内衣，保持个人卫生整洁。对便秘患者要鼓励其多饮水，多吃粗纤维，对于腹泻者则要进食易消化的食物。对坐立不安伴焦虑情绪的患者要耐心劝导，提高患者的适应能力。

（五）心理护理

1.新入院患者的心理护理

新入院的患者多数无自知力，因此要持不批判的接受态度，不与患者争辩病态表现是否为疾病，要以劝导患者安心住院为主要目的，使患者感到护理人员可亲、可信，从而使患者感到安全。在入院阶段，患者因对病房环境感到陌生，会产生焦虑、紧张、恐惧情绪。此时护理人员应对安静合作的患者主动热情地介绍病房环境、作息制度、探视制度和安全制度，安排床位、餐位，介绍患者与其他病友相识等，使患者感到温暖、关心和帮助。要善于利用开放式问题引导患者谈话，从中了解患者的病情特点，客观评估患者情况。对不合作的患者，要掌握其病情特点，找到适当的接触方法。对于不能进行有效交流的患者，可采用非言语性交流方法，如诚恳友善地点头，鼓励性地拍拍患者的肩等；对于可以交流但不愿暴露思维内容的患者，在接触时可以先从患者的生活、工作或兴趣爱好着手，与患者交谈，建立良好的治疗性护患关系后，再谈及病情。

2.住院期间患者的心理护理

经常深入接触患者，了解病情的动态变化和心理活动，采取不同的心理护理方法。如对关系妄想者给予同情和安慰，采取目光接触、简单发问的方法，既把护理人员所理解的内容反馈给患者，又了解患者对谈话进行的兴趣程度。对罪恶妄想、消极观念和嫉妒妄想者要加强心理疏导，进行安慰。逐步启发患者对疾病的认识能力，达到自我批判的目的。对夸大妄想者要静静聆听，不去争辩。对钟情妄想者要举止稳重，护理过程中保持有效的交流距离，保持一定的严肃性。对幻觉丰富的患者应注意观察其突发行为，并给予对症处理。不可与缺乏自知力的患者争辩有病和无病。对严重兴奋躁动的患者，护士态度要镇定，语言要诚恳，动作要机敏，迅速组织人力将患者隔离保护，同时要向患者说明，隔离保护是为了他的安全。

3.出院前患者的心理护理

面对竞争激烈的社会环境，出院前患者的心理活动是复杂的，护理人员应使用针对性强的个性心理护理方法。可从患者熟悉的病友中寻找康复效果较好的案例，帮助患者树立战胜疾病的信心。与患者一起制订合理的休养计划，根据病房情况实施，使患者逐步缩小回归社会和家庭的距离。此外，还要做好社区、工作单位有关人员及家属的健康教育，包括对症状的早期识别、服药的注意事项、巩固治疗等方面的知识，使他们接纳患者，协助患者进行维持治疗，使患者获得社会和家庭的支持,增强治病的信心,达到预防复发、保持身心健康的目的。

(六)康复护理

对每一位具体的精神分裂症患者进行康复护理必须遵循护理程序来进行,其中对患者进行全面评估是基础,通过评估确定患者存在的康复护理问题,然后根据患者当前功能水平以及患者本人和照料者期望达到的功能水平确定护理目标,制定护理计划,目标和计划要切合实际,先要制订相对简单的目标,达到目标后再逐步增加难度。最后是实施和评价护理过程,需要时进入下一护理程序过程。不同类型精神分裂症患者使用的康复护理方法不尽相同,现介绍如下。

1.精神分裂症常用的康复方法

(1)心理教育:心理教育是由精神卫生工作者向精神分裂症患者及其家属传授有关疾病的系统化和结构化的信息,以协助其更有效地应对疾病,内容不仅包括疾病的病因、诊断、症状、治疗和预后,还包括家庭支持、危机干预等方面的知识。心理教育的核心是通过教育增加患者及其家属有关精神分裂症的知识,帮助其正确认识疾病,维护和增强患者及其家属的心理健康。心理教育可以在医院、社区或在患者家中进行。

(2)家庭干预:家庭关系与家庭支持的好坏是影响精神分裂症患者康复结局的重要因素。家庭干预的重点放在改变家庭成员的人际关系上。家庭干预主要包括:提高家庭对疾病的认识;提高服药的依从性;支持、关心家庭中的照顾者;促进家庭中其他成员的成长;教会家庭成员一些应对措施;促进家庭内部的交流,减少指责和过度保护;建立对未来的自信心;鼓励家庭建立家庭以外的支持网。

(3)社会和独立生活技能训练:精神分裂症患者重返社会后多存在人际关系处理困难、长期待业、生活质量下降等问题,社会和独立生活技能训练是针对患者在回归社会过程中遇到的问题而设计的。目前较为成熟有 Liberman R.P 的社会独立生活技能训练程式,该程式包括基本交谈技巧、娱乐休闲、药物自我管理、症状自我管理 4 个模块。每一个模块都设计了训练者手册、患者练习簿和示范录像带,专门教授一种技能。

(4)认知矫正:认知矫正就是通过各种方法恢复或改善认知功能。可以采用一对一的训练,也可以是以小组形式开展治疗。其治疗原则是早期开展简单任务训练,以后循序渐进,不断增加任务难度。精神分裂症的认知训练模式主要包括认知增强治疗、神经心理教育式矫正治疗、整体心理治疗、社会认知训练、计算机辅助认知功能康复等。

(5)艺术治疗:艺术治疗通过艺术让患者产生自由联想来稳定和调节情感,消除负性情绪,为精神疾病的康复服务。艺术治疗包括美术治疗、音乐治疗、舞动治疗、陶艺治疗、心理剧治疗等形式。

（6）职业康复：职业康复帮助症状稳定的精神分裂症患者获取和维持职业，从而获取收入，增强自信和自我认同，提升生活质量，较好地回归社会。为帮助患者出院后恢复工作或重新找到工作，精神康复工作者设计开发了多种职业康复方法，包括日间治疗、庇护性就业、职业俱乐部、过渡性就业、支持性就业等。

2.一般情况康复护理

（1）建立信任的护患关系：在确信患者信任自己以前，要接受患者对自己的考验，不要取笑他或与他开玩笑；在接触或执行治疗操作前，要向患者说明自己的目的，不要贸然触碰患者；采用接纳、包容的态度，在信任建立以前短暂、反复的接触对于改善关系是有帮助的，不要回避或企图强行制服患者；沟通过程中要注意清晰明了，避免误会。

（2）保证安全：保持治疗环境安全，将刺激降到最低限度；如果患者拒绝进食，应定期称体重，留意其营养状态和生化指标，对怀疑食物有毒的患者，可能的话，让其自行挑选食物或给予密封包装的食物由其自行打开；如果患者有自杀观念，要制订自杀预防措施，注意记录其表现和所采取的预防措施；如果他有伤人的想法，要制订预防其伤人的措施，通知医生和可能的受害者，做好相关记录。根据需要，必要时采取躯体约束，以保证患者和他人的安全。

（3）最大限度地保持功能根据患者的能力来安排日常活动，满足患者的合理需求，但只对其不能做的事情给予帮助，避免其增加依赖性。对患者好的行为给予表扬和奖励，和患者共同做事以增加其提高自身功能水平的责任感。

（4）保持现实：安排患者参与各种现实活动，如看日历、听新闻、看报纸、参与社交技能训练活动、参观社区等。对有疑病症状或体像变形的患者提供以现实为基础的解释。清楚地告知患者，他们发明的语言或新词别人是听不懂的。

（5）处理幻觉：当患者出现幻觉，要问清幻觉的内容，当为幻听时，要特别注意有无涉及患者本人或他人安全的命令性幻听，如有，要及时进行针对性安全防护，同时与患者沟通，告诉他护士并没有听到那种声音，但护士相信患者能听到。在患者症状缓解或消失时，要对患者进行症状识别和自我管理的教育，提升患者正确应对症状的能力。

（6）提高药物依从性：无可否认，与患者建立信任的关系有助于提高依从性。实际上，很多患者在开始使用药物的时候，对使用药物的种类和方法存在疑虑，需要监督患者使用药物来控制症状或减轻焦虑，当患者感受到药物带来的好处的时候，他就会打消疑虑，从而主动接受药物治疗。在服药过程中，鼓励患者遵医嘱服药，以防复发。如果患者使用需要监测药物浓度的药物，应当向患者强调定期监测药物的重要性。在使用药物的过程中，要定期评估药物的不良反应，及时记录和报告。

(7)鼓励家庭成员参与：家庭成员作为患者生活中的重要人物，在评估时家庭成员提供患者在家庭和社会中的真实资料，有助于医务人员全面了解患者的生理、心理和社会功能水平；在康复护理过程中，家庭成员的精神和物质支持，有助于患者增加康复的信心；在回归社会的过程中，家庭成员的接纳和尊重，良好的家庭氛围，有助于患者顺利回归社会。由于家庭成员在患者患病过程中往往需要承受各种压力，因此在康复护理的全过程中需要对家庭成员提供支持，鼓励家庭成员参与，共同面对疾病和康复过程中遇到的挑战。

3.特殊情况康复护理

(1)偏执型精神分裂症：在刚开始与偏执型精神分裂症患者接触时，要注意尽量短时间接触，不要威胁患者或承诺自己做不到的事；在开始治疗护理前作出简单、实事求是的解释，平静、不慌不忙地接近患者，但要注意不要过于接近；当患者出现危险行为符合约束有关要求时，约束要果断，不能表现出愤怒的情绪，不能用约束惩罚患者；如果患者变得多疑或激越，可考虑推迟需要医护人员和患者有身体接触的操作；不要试图和患者用逻辑来辩论他的被害妄想内容，可对他的感受和需要作出反应，如"看来你受到了伤害""你叫我走开，是要一个人静一静？"

(2)紧张型精神分裂症：即使紧张型精神分裂症患者不语或看上去没有反应，需要注意的是他对周围环境实际上是有觉察的，因此要花些时间与患者在一起，给他支持，让他觉得安心；直接与他讲话，而不是在他身边谈论他。与患者接触时，提供机会让患者了解现实情况，如可以说："现在是上午10点""你妈妈刚才来过，带了一些苹果来""你已经在床上躺了1天了。"直接告诉患者要做什么，而不是让患者选择，可以说："要帮你抽血，把左手伸出来"，而不是说："要采血了，你想抽哪只手呢？"注意评估患者的躯体症状和体征，患者如果不说话，他就不会主诉疼痛或其他不适。如果患者长时间保持不动，应注意观察血液循环和皮肤情况，应给予活动训练。如患者活动过度时，尽量防止患者出现体力衰竭和受外伤。适当满足患者的饮食、排泄要求，遵医嘱进行营养护理、留置尿管和灌肠等。如果发生暴力行为，要迅速求救，保证自己、患者和他人的安全。

(3)其他类型精神分裂症：可参考一般情况康复护理。

五、护理评价

(1)患者在住院期间是否发生伤害他人、破坏环境或被他人伤害的情况。

(2)患者妄想内容是否消失，妄想内容对患者影响降低的程度。

(3)患者自主进食情况是否正常，饮食是否能够保障其身体需要，是否因进食异常而发生噎食等意外情况。

(4)患者在护理人员的协助下维持基本生活自理能力,保证个人卫生清洁整齐。

(5)患者能配合医护人员按时参加各项治疗活动,按时服药,完成各项护理工作。

(邹玲艳)

第二节　抑郁症的护理

抑郁症又称为抑郁障碍,以显著而持久的心境低落为主要特征,是心境障碍的主要类型。临床可见心境低落与其处境不相称,情绪的消沉可以从闷闷不乐、郁郁寡欢到悲痛欲绝、自卑、抑郁,甚至悲观厌世,可有自杀观念或行为;甚至发生木僵。部分病例有明显的焦虑和运动性激越,严重者可出现幻觉、妄想等精神病性症状。每次发作持续至少 2 周,长者甚或数年。多数病例有反复发作的倾向,每次发作大多数可以缓解,部分可有残留症状或转为慢性。

一、病因和发病机制

抑郁症的致病因素不明确,但普遍认为与遗传因素、社会环境因素、个性特质、自身内分泌功能、脑功能等有关。

1.遗传因素

研究显示,父母其中 1 人得抑郁症,子女患病概率为 25%;若双亲都是抑郁症患者,子女患病率提高至 50%～75%。

2.社会环境因素

应激性以及负性生活事件可以诱发抑郁症,如丧偶(尤其是老年丧偶)、离婚、失业、生意失败、病痛等。

3.生化因素

抑郁症发生的基础是脑内一些化学物质代谢紊乱,有一类人调节能力比较差,容易造成代谢紊乱。现在研究比较透彻的生物学因素,即中枢神经递质的功能及代谢异常。

4.躯体疾病

在综合医院的内科患者中,1/3 伴有抑郁症,外科患者中也有许多人伴有抑郁症。有资料显示:抑郁症状发生率在一般人群中为 5.8%、慢性躯体疾病患者为 9.4%、一般住院患者为 33%、老年住院患者为 36%、门诊癌症患者为 33%、住院癌

· 235 ·

症患者为42%、脑卒中患者为47%、心肌梗死患者为45%、帕金森病患者为39%。

5.性格特质

抑郁症和人的性格关系密切。通常有两类人比较容易得抑郁症:一类是自卑、自责、多愁善感的人;另一类是过于追求完美的人。

6.增龄引起的脑退行性改变

这是近几年研究发现的一个新的抑郁症发病原因。老年人在没有明显外因刺激的情况下,随着年龄的增长,脑功能发生退变,机体调节能力下降,抑郁症的发生率明显上升。

7.性别因素

女性抑郁症患病率是男性的2倍,有研究认为这与雌激素分泌水平改变有关。

二、临床表现

(一)主要症状

主要症状可分为核心症状群、心理症状群及躯体症状群三方面。

1.核心症状群

(1)情绪低落:患者自诉心情不好,高兴不起来;感到无助、无望,与其处境不相称。

(2)兴趣缺乏:对任何事情都不想参与,有的甚至离群索居,不想见人。

(3)乐趣丧失:或称为快感缺失,无法从生活中体验到乐趣。

2.心理症状群

(1)心理学伴随症状:包括焦虑、自责、自罪、精神病性症状(如虚无妄想、罪恶妄想或幻觉)、认知障碍(注意力集中困难或下降、联想困难,自觉思考能力显著下降)、自杀观念和行为、自知力(严重程度的评判标准)。

(2)精神运动性症状:表现为精神运动性迟滞或激越。

3.躯体症状群

失眠、早醒或睡眠过多;食欲缺乏,体重明显减轻;性欲明显减退;精力丧失;晨重夜轻(抑郁情绪在晨间加重)。

(二)认知功能障碍

抑郁发作时,抑郁症患者存在着明显的认知障碍,可随着病情的改善而恢复。有研究发现,抑郁症患者的认知功能障碍可能独立于抑郁症状之外,这是抑郁症患者在缓解期内仍不能恢复社会功能的主要原因之一。

抑郁症患者的认知功能障碍主要表现如下。

1.执行功能障碍

学习和归纳规律的能力减退,无法像健康人一样有效且迅速地进行逻辑判断。

2.记忆力明显减退

具体表现为短时记忆和瞬间记忆能力下降,自由联想、粗质回忆和再认的困难;重度抑郁症患者韦氏成人记忆量表(WMS)测验中再生、联想和理解的表现比中度患者更差,这表明病情严重程度与信息加工过程中再认和粗质回忆的缺陷程度相关。

3.注意障碍

抑郁症患者额叶功能下降,明显影响注意力。临床可以表现为注意力集中困难、不能持久或注意力固定于病态观念或妄想上。

(三)分类

ICD-10 和 DSM-V 大诊断系统对抑郁障碍的分类及描述基本一致,认为抑郁障碍是一类"发作性"精神疾病,是系列综合征(连续谱)。

1.ICD-10 分类(CCMD-3 与 ICD-10 一致)

(1)抑郁发作(单次发作):通常表现为心境低落、兴趣和愉快感缺失,疲倦、乏力,活动减少。依据严重程度不同,可分为轻度、中度、重度抑郁发作。重度抑郁发作可伴精神病性症状和不伴有精神病性症状。当不符合上述描述的抑郁发作时诊断为其他抑郁发作。

(2)复发性抑郁发作:分为轻性抑郁、伴或不伴精神病性症状的抑郁。复发性抑郁发作经治疗病情缓解称为复发性抑郁发作缓解状态。

(3)持续性心境障碍:包括环性心境、恶劣心境和其他持续性心境障碍。

2.DSM-V 分类

(1)破坏性情绪失调障碍。

(2)重度抑郁障碍,单次和反复发作。

(3)持久性抑郁障碍(心境)。

(4)经前期心境恶劣障碍。

(5)物质/药物引起的抑郁障碍。

(6)由于其他医疗条件所致的抑郁障碍。

(7)其他特定的抑郁障碍。

(8)未特定的抑郁障碍。

破坏性情绪失调障碍和经前期心境恶劣障碍,是 DSM-V 中新增的抑郁障碍分类。前者主要是指从儿童到 18 岁之间,表现为持续的易激惹和频繁的极端行为失控发作的患者。

三、辅助检查

(一)实验室检查

目前尚无特异性的实验室检查项目可以确定抑郁障碍诊断,地塞米松抑制试验(DST)和促甲状腺激素抑制试验(TRHST)对诊断有一定的意义。

(二)评估

为了明确抑郁障碍的诊断,应先对患者的精神症状及躯体情况进行检查和评估。主要包括现病史、目前症状、是否有自杀意念、既往是否有过躁狂发作及治疗史等。还可以使用临床量表或自评量表来评估其精神症状的严重性。

四、诊断与鉴别诊断

(一)抑郁发作

1.症状标准

抑郁症的常见症状如下:①兴趣丧失、无愉快感;②精力减退或疲乏感;③精神运动性迟滞或激越;④自我评价过低、自责或有内疚感;⑤联想困难或自觉思考能力下降;⑥反复出现想死的念头或有自杀、自伤行为;⑦睡眠障碍,如失眠、早醒或睡眠过多;⑧食欲降低或体重明显减轻;⑨性欲减退。以上 9 项症状中存在 4 项即可做出诊断。

2.严重程度标准

社会功能受损或给本人造成痛苦或不良后果。

3.病程标准

(1)符合症状标准和严重程度标准至少已持续 2 周。可存在某些分裂症状,但不符合分裂症的诊断。

(2)若同时符合分裂症的诊断标准,在分裂症状缓解后,满足抑郁发作标准至少 2 周。

4.鉴别诊断

(1)继发性抑郁障碍:器质性疾病、躯体疾病、某些药物、精神活性物质、精神分裂症均可伴发抑郁障碍,但前者出现的时间与抑郁症状有先后之别。

(2)精神分裂症:精神分裂症的思维、情感和意志行为等精神活动表现不协调。

(3)焦虑障碍:抑郁障碍常伴有焦虑症状,当抑郁与焦虑严重程度主次分不清时,应先考虑抑郁症的诊断。

5.创伤后应激障碍

发病前有严重的生活事件。

（二）复发性抑郁症的诊断要点

目前发作符合某一型抑郁的诊断标准,并在间隔至少 2 个月前有过另一次发作符合某一型抑郁诊断标准;以前从未有过躁狂发作。

（三）持续性心境障碍

1.诊断要点

(1)心境恶劣障碍:是指在大多数时间内表现轻至中度的抑郁,且没有间断的发作。

(2)环性心境障碍:包括轻躁狂发作与轻度或中度抑郁发作,但不符合躁狂或抑郁发作症状标准。一旦符合相应标准即诊断为其他类型情感障碍。

(3)心境恶劣障碍或环性心境障碍:诊断需要症状至少持续 2 年。

2.鉴别诊断

(1)心境恶劣障碍:最常见的鉴别诊断为具有抑郁情绪的沮丧或适应性障碍。与心境恶劣障碍相反,居丧反应或适应性障碍存在一个明确的生活刺激事件,促使了抑郁症状的产生,症状随时间缓解。适应性障碍的症状在应激事件后 3 个月内出现,应激事件终止后持续不超过 6 个月。

(2)物质滥用:特别是中枢神经系统镇静剂的滥用,可与心境恶劣障碍相似;使用中枢神经系统兴奋剂的患者看上去像轻躁狂。

(3)重性抑郁障碍:为发作性并且程度严重,导致社交与职业功能极度受损。心境恶劣障碍呈持续性、慢性病程,程度较轻,导致个人功能轻度、中度或重度受损,从不出现精神病性症状。

(4)某些重性抑郁障碍:患者不完全缓解时可以心境恶劣障碍为特征(双重抑郁)。

五、治疗

1.治疗目标

抑郁发作的治疗要达到 3 个目标:①提高临床治愈率,最大限度减少病残率和自杀率,关键在于彻底消除临床症状;②提高生存质量,恢复社会功能;③预防复发。

2.治疗原则

①个体化治疗。②剂量逐步递增,尽可能采用最小有效量,使不良反应减至最少,以提高服药依从性。③足量足疗程治疗。④尽可能单一用药,如疗效不佳可考虑转换治疗、增效治疗或联合治疗,但需要注意药物相互作用。⑤治疗前知情告知。⑥治疗期间密切观察病情变化和不良反应并及时处理。⑦可联合心理治疗增加疗效。⑧积极治疗与抑郁共病的其他躯体疾病、物质依赖、焦虑障碍等。

3.药物治疗

药物治疗是中度以上抑郁发作的主要治疗措施。目前临床上一线的抗抑郁药主要包括选择性 5-羟色胺再摄取抑制剂（SSRI,代表药物氟西汀、帕罗西汀、舍曲林、氟伏沙明、西酞普兰和艾司西酞普兰）、5-羟色胺和去甲肾上腺素再摄取抑制剂（SNRI,代表药物文拉法辛和度洛西汀）、去甲肾上腺素和特异性 5-羟色胺能抗抑郁药（NaSSA,代表药物米氮平）等。传统的三环类、四环类抗抑郁药和单胺氧化酶抑制剂由于不良反应较大,临床应用明显减少。

4.心理治疗

对有明显心理社会因素作用的抑郁发作患者.在药物治疗的同时常需合并心理治疗。常用的心理治疗方法包括支持性心理治疗、认知行为治疗、人际治疗、婚姻和家庭治疗、精神动力学治疗等,其中认知行为治疗对抑郁发作的疗效已经得到公认。

5.物理治疗

有严重消极自杀企图的患者及使用抗抑郁药治疗无效的患者,可采用改良电抽搐（MECT）治疗。电抽搐治疗后仍需用药物维持治疗。近年来又出现了一种新的物理治疗手段——重复经颅磁刺激（rTMS）治疗,主要适用于轻、中度的抑郁发作。2016 年美国经颅磁刺激治疗抑郁共识:推荐 rTMS 作为缓解抑郁症状的急性治疗手段;若 rTMS 急性治疗有效,则可将 rTMS 作为疾病反复时的维持治疗手段;rTMS 既可单用,也可和抗抑郁药或其他精神科药物联用;若 rTMS 急性治疗应答良好,则可将 rTMS 作为维持治疗的手段;初次 rTMS 治疗应答良好的患者若出现抑郁复发,可考虑重新使用 rTMS 治疗。

6.预防

有学者对抑郁症患者追踪 10 年的研究发现,有 75%～80% 的患者多次复发,故抑郁症患者需要进行预防性治疗。发作 3 次以上应长期治疗,甚至终身服药。多数学者认为维持治疗药物的剂量应与治疗剂量相同,还应定期门诊随访观察。心理治疗和社会支持系统对预防本病复发也有非常重要的作用,应尽可能解除或减轻患者过重的心理负担和压力,帮助患者解决生活和工作中的实际困难及问题,提高患者应对能力,并积极为其创造良好的环境,以防复发。

六、康复护理

（一）康复护理原则与目标

1.康复护理的原则

（1）康复的第一个原则:倡导全程治疗,急性期的康复护理目的为控制症状,尽量达到临床痊愈;巩固期的康复护理目的是防止症状复发;维持期的康复护理目的是防止症状复发。

（2）康复的第二个原则：把错误的观念转变为正确的观念，把错误的思维方式转变为正确的思维方式。

（3）康复的第三个原则：在具有正确观念和正确思维方式的基础上，逐渐建立良好的自信心和良好的自我意识。

（4）康复的第四个原则：把错误的心态和情绪逐渐转变为正确的积极心态和情绪。正确的心态和情绪应该是自信、乐观、豁达的；应该理智地、正确地（心平气和地）对待错误和失败（既包括自己的错误和失败，也包括别人的）。只有正确地对待错误和失败，才能有正确的心态和情绪。

2.康复护理的目标

（1）注重患者的能力与需求：康复护理目标制订的焦点应集中在患者的能力和需求，而不是他们的弱点和残疾。不管患者的损伤程度如何，他们都具有一定的能力代偿其失去的功能，并有可能达到不同程度的生活自理。在制订护理目标时应该特别注意强调能力，制订出符合实际情况的目标，指导并鼓励患者充分发挥其潜能；强调需求而不是残疾，则是为了便于康复治疗小组在目标制订时能够确定患者的特殊困难，并帮助患者找到解决困难的方法。

（2）多专业的合作：抑郁患者的需求是多方面的，其中包括日常生活、自我护理知识、心理护理、就业安置、家庭的支持及其他社会问题。显而易见，依靠一个专业不可能满足患者的诸多要求。康复工作中最突出的特点是护理工作形式，因此在制订康复目标时，要充分发挥各专业优势，每一位康复小组成员要明确患者在自己这一领域的具体需求和潜力，从不同的角度帮助患者达到预定的目标。

（3）目标的适度与灵活实施：康复护理目标制订的核心则是目标要明确、适度。这种做法要求在制订远期总目标时，同时还要确定不同的近期小目标，而这些小目标甚至只需几天训练就可达到。制订适度的康复护理目标，可以减少工作中的失败情绪，避免患者因达不到目标而丧失康复的信心。

（二）康复护理措施

1.常规的康复护理内容

（1）安全管理：处在康复期的患者已经逐步认识到自己的疾病，但许多患者仍存在消极言语和自杀倾向。护理人员或家庭照顾者应严密观察患者的一举一动，做好危险物品的管理，做好早期自杀风险的防范工作。

（2）帮助患者掌握应对压力的方法：鼓励患者通过各种正确的方式宣泄自己的内心的感受、想法及痛苦，如通过运动、歌唱和听音乐来宣泄情绪。

（3）自我激励，增强自信心：帮助患者克服性格中的缺陷，教会患者大胆肯定自己的优点，勇于承认并正确看待自己的不足之处，充分肯定自己过去的成功，相信自己能以坚强的信念和毅力战胜烦恼。

（4）生活技能训练：了解患者在病前的个人特长及爱好，如唱歌、跳舞、绘画、书法等个人才艺，制订针对性的生活技能训练计划，做些力所能及的事情，以恢复患者病前的兴趣。

（5）人际关系的恢复和发展：重点是帮助患者告别过去，着眼未来，恢复原有的人际关系，发展新的人际关系，适当地参加社会活动，恢复患者在社会中的正常地位，而不至于被社会所遗弃。同时还需要积极调动患者家属、同事等社会支持力量，改变周围人对患者的态度，多关心与支持患者。

（6）职业技能的训练：这是最终的康复目的，因为只有患者的工作和学习得到安置，恢复病前的职业技能或者掌握了新技能，重新发挥社会作用，康复才得以真正实现。

（7）集体康复训练：有研究指出针对轻、中度抑郁症患者给予集体康复训练，可改善轻、中度抑郁症患者的抑郁情绪。在集体训练过程中适当引导患者参与组间或个人比赛型训练，训练期间注重对患者兴趣感及成就感的培养，让患者在集体训练的娱乐氛围中真切感受到参与集体互动或交流的乐趣，并从中体会到自身价值，忌让患者多次失败，以免挫伤其参与集体康复训练的积极性。

2.持续心理治疗

（1）持续心理治疗对抑郁症临床康复的必要性。

1）心理治疗与药物治疗协同可以提高疗效：相对多的抑郁症患者不愿意维持用药，同时药物不良反应在一定程度上也阻碍了维持治疗。虽然各种新型抗抑郁药物通过降低药物不良反应有效地提高了患者服药的依从性及治疗维持率，但是并没有真正提高抑郁症的社会痊愈率。心理治疗在增强药物疗效、改善预后等方面作用显著。心理治疗可以针对药物治疗无法解决的特定问题发挥作用，如自罪、无望、消极、低自尊、减少残留症状（如激惹）、增强应对技巧以及促进持续、健康的认知改变等。

2）心理治疗促进心理社会功能的恢复：即使得到良好的药物治疗，抑郁症患者仍然存在较多的残留症状及较高的复发率。心理治疗比药物更具有可维持性，持续管理更有效，改善心理社会功能更有效。

3）心理治疗能更有效地预防抑郁症的复发：认知治疗不仅有利于急性期治疗，而且还能在治疗结束后持续发挥作用，持续的心理治疗可以帮助患者改变错误的认知，弥补创伤的自尊，培养生活信心，帮助自我能力的恢复，并且有助于患者充分利用各方面的资源，对降低抑郁症的复发率具有积极作用。

（2）认知行为疗法：认知行为疗法（CBT）是一组通过改变思维、信念或行为的方法来改变不良认知，达到消除不良情绪和行为的短程心理治疗方法。它主要针对抑郁症、焦虑症等心理疾病和不合理认知导致的心理问题。它的主要着眼点放在患者不合理的认知问题上，通过改变患者对己、对人或对事的看法与态度来改变心理问题。该治疗方法可以修正消极的自动式思维和潜在意识或信念的紊乱，从而改变患者对特定相关问题的行为模式，达到心理康复的目的。抑郁症最大的风险是自杀。国外多项研究表明，认知行为干预可通过帮助患者分析经历的某些特殊事件得出一般规律，协助其认识自己惯用的曲解认知模式，给予积极的心理干预，使患者充分认识到自身的积极力量，从而调动患者的主动性和积极性，纠正存在自杀意念患者的不良认知。

抑郁症患者常见的不合理认知的核心信念：我不好，我不受欢迎，别人不喜欢我。核心信念和个人经历、对重要人物的认同以及对别人态度的感知等因素有关。如童年有过重大丧失体验者，孩子不能理解事情是跟他无关的，相反会认为和他有关，并且是由于他不好造成的，会形成"我不好"的核心信念。①极端化：抑郁者受挫后会无端地自罪自责，夸大自己的缺点，缩小自己的优点。②自责：把全部责任归咎于自己，表现出一种认知上的不合逻辑性和不切实际性。③消极思维：他眼中的自己和未来，都蒙上了一层厚厚的灰色，常常坚信自己是一个失败者，并且失败的原因全在于自己。他坚信自己低人一等：不够聪明、不够称职、不够好看、不够有钱等。抑郁症患者的这些观点常常是扭曲的，与现实不相符合的。

七、健康教育

据世界卫生组织调查分析，全世界人口中抑郁症的患病率约为 30％，发病率占各种情感障碍之首，其自杀率可达 20％ 左右，其病死率高居世界第三位。心理护理和康复指导在抑郁症患者中的合理运用，不仅提高了患者对治疗护理的依从性，同时调动了患者的主观能动性，不仅缩短了疗程，更增强了患者战胜疾病的信心。在提高患者的治愈率与生活质量的同时，也体现护士不仅是照顾者、管理者，更是教育者的角色。

康复期间，抑郁症患者的思想比较复杂，顾虑也很多，怕家人不能接纳自己，怕遭到社会的歧视。康复指导可以使患者更加清晰地认识自身疾病，树立克服困难、回归社会、增强适应社会的信心和决心，从而达到痊愈的康复目标。指导患者家属，建立良好的家庭环境：与患者家属沟通交流，了解其家庭状况，引导家庭成员多给予患者支持、关心、体贴，做到不歧视，不抱怨，解除患者的后顾之忧。减少对患者不必要的刺激，少训斥、多鼓励，尊重患者人格，多安排一些有益的家务劳动，和亲朋好友聚会，让患者学会与人交往、共处，适应社会生活。家属还应督促患者坚持服药，巩固疗效，忌酒，忌浓茶，忌碳酸饮料等，生活有规律，适时复诊，防止疾病复发。同时应细心观察患者的病情变化,重点是睡眠、情感、行为及药物反应等方面的变化,遇到心理、社会或其他应急事件应及时做好防范工作,对表露出的自杀危机应及时进行处置。

(姚苗苗)

第三节 躁狂症的护理

躁狂症是一种情感性精神障碍,以明显的心境高涨为主,并有相应的思维和行为的改变,可伴有精神病性症状,如幻觉、妄想等,与其所处的处境不相称。躁狂症发作时间一般会持续1周以上,呈发作性病程,每次发作后进入精神状态正常的间歇缓解期,容易反复发作。发病年龄早,多在16岁左右开始发病,首次躁狂发作多发生在青年期,起病较急,可在数日内发展到疾病状态。成人发病者需仔细询问既往是否有不典型的、轻度而短暂的抑郁,如果有,应诊断为双相障碍。双相Ⅰ型:躁狂发作明显且严重,又有重性抑郁发作;双相Ⅱ型:躁狂发作一般较轻,其抑郁发作明显而严重;双相其他型:躁狂或抑郁发作均不严重。其致病因素主要为中枢神经介质功能、代谢异常、体质因素及遗传因素等。我国尚缺乏躁狂症的流行病学调查,但长期临床观察发现,始终仅有躁狂或轻躁狂发作者非常少见,由于病前的人格和疾病症状的影响,患者酒精依赖、物质滥用、药物依赖发生率高。躁狂症发作时会发生攻击性行为,不但伤害自己,同时对家庭和社会产生严重影响。

一、临床特征

躁狂发作的典型临床症状是"三高"症状,即情感高涨、思维奔逸和意志行为增强,也可伴有精神病性症状(如夸大妄想、被害妄想等)、冲动行为等。

1.心境高涨

心境高涨是一种强烈而持久的喜悦与兴奋。患者自我感觉良好,整天兴高采烈,笑逐颜开,具有一定的感染力,常博得周围人的共鸣,引起阵阵的欢笑。有的患者尽管心境高涨,但情绪不稳,变幻莫测,时而欢乐愉悦,时而激动暴怒。部分患者则以愤怒、易激惹、敌意为特征,甚至可出现破坏及攻击行为,但常常很快转怒为喜或马上赔礼道歉。

2.思维奔逸

患者联想速度明显加速,自觉脑子变得非常聪明,思维内容丰富多变,思潮汹涌,甚至感到自己言语跟不上思维的速度,常表现言语增多,说话滔滔不绝,眉飞色舞,手舞足蹈,即使口干舌燥,声音嘶哑,仍要讲个不停,内容不切实际,经常转换主题。严重时可出现"音联"和"意联"。

3.活动增多

患者自觉精力旺盛,不知疲倦,忙忙碌碌,爱管闲事,但往往虎头蛇尾,一事无成。对自己行为缺乏正确判断,常常是随心所欲,不计后果,常挥霍无度,慷慨大方。为了吸引眼球,喜欢装扮自己,好接近异性。哗众取宠,喜欢对别人颐指气使,举止轻浮,严重时自我控制能力下降,可出现攻击和破坏行为。

4.精神病性症状

在心境高涨的基础上,患者表现得非常自信,过高地评价自己,言语内容夸大,如认为自己才华天下无双、富可敌国等。其夸大的内容常因时间、环境变化而有所不同。在夸大妄想的基础上,可以发展出关系妄想和被害妄想,如认为所有人都在关注他,有人嫉妒而要加害他等。

5.躯体症状

患者因自我感觉良好,很少有躯体症状和自诉不适。体格检查可发现心率加快、瞳孔轻度扩大等交感神经兴奋症状。睡眠需要减少,入睡困难,早醒,睡眠节律紊乱。食欲亢进,暴饮暴食或因过于忙碌而进食不规则,加上过度消耗引起体重下降。对异性的兴趣增加,性欲亢进,性生活无节制。患者长时间极度兴奋,体力过度消耗,可发生水、电解质紊乱,以及心血管意外等情况。

6.其他症状

部分患者极度的兴奋躁动,可有短暂、片段的幻听,行为紊乱而毫无目的指向,伴有冲动行为;也可出现意识障碍,有错觉、幻觉及思维不连贯等症状,称为谵妄性躁狂。多数患者在疾病的早期即丧失自知力。

7.轻躁狂发作

躁狂发作临床表现较轻者称为轻躁狂,患者可存在持续至少数天的心境高涨,精力充沛,活动增多,有显著的自我感觉良好,轻度挥霍,社交活动增多,性欲增强,睡眠需要减少。有时表现为易激惹,自负自傲,行为较莽撞,但不伴有幻觉、妄想等精神病性症状。对患者社会功能有轻度的影响,部分患者有时达不到影响社会功能的程度。一般人常不易觉察。

二、功能障碍

一些轻躁狂发作患者精力充沛、自我感觉良好、充满自信,社会交往能力和工作效率反而有所提高,然而,大多数轻躁狂发作伴有明显的功能改变,他人可以观察到心境的异常和功能的改变,但发作未严重到引起社交和职业功能的明显损害或者必须住院,也无精神病性症状。一些轻躁狂发作患者如果不经过适当的治疗,有可能发展成为躁狂症或转为抑郁症。躁狂发作时症状较轻躁狂严重得多,职业功能、日常社交活动或人际关系明显损害,必须住院以防伤害自己或他人,可能伴有精神病性症状,冲动行为可以引起广泛的情感和社会功能紊乱,从而带来不良后果,如离婚、失业、淫乱、伤害他人等,由于性欲增强,可能沾染性传播疾病,女性容易发生意外怀孕。兴奋性过度和睡眠的紊乱可导致精力衰竭和营养不良。如不治疗,易反复发作,长期的反复发作,导致患者疾病慢性化、人格改变和社会功能受损。

预后良好的因素包括:病前性格良好,社会适应能力良好,急性起病,病程短,发病前存在明显的心理社会应激或躯体疾病,发病年龄晚,获得早期治疗,治疗效果好,家庭和社会支持系统好,无反复发作史,无精神疾病家族史,没有合并人格障碍、焦虑障碍、药物依赖、精神活性物质依赖、躯体疾病等。反之,预后不佳。

三、治疗

躁狂症的治疗原则:早期识别,早期治疗,足量足疗程治疗,全程治疗;采取包括药物治疗、物理治疗、心理社会干预和危机干预在内的综合治疗;树立长期治疗的理念;患者及其家属共同参与治疗。

急性期治疗目的是控制症状、缩短病程;巩固期治疗目的是防止症状复发、促使社会功能的恢复;维持期治疗目的在于防止复发,维持良好社会功能,提高生活质量。主要治疗方法介绍如下。

1.药物治疗

以心境稳定剂治疗为主,心境稳定剂可以治疗和预防躁狂症发作,常用的有碳酸锂和抗抽搐剂两类,抗抽搐剂包括丙戊酸钠、丙戊酸镁、卡马西平、拉莫三嗪。在心境稳定剂基础上,根据病情需要,及时联合用药,如联合另一种心境稳定剂或抗精神病药或苯二氮䓬类。及时监测药物的作用和不良反应,根据情况调整药物,联合用药时,注意药物之间的相互作用。

2.心理治疗

心理治疗通过识别和改善患者不良的认知模式、情绪和行为模式,提供危机干预,向患者及其家属宣传疾病知识,以提高治疗疗效,提高社会适应性及改善社会功能,提高依从性、减少复发。

四、康复护理

在实施康复护理时必须进行充分的评估,即系统地分析患者的整体健康状况,从心理及社会状况等多层面进行全面细致的分析。面对患者所表现出来的各种护理问题,护士应把那些威胁患者或他人生命安全、对患者社会功能影响较大的问题放在突出的位置,作为护理工作的重点。根据患者所处的状态确定护理目标,如躁狂发作时,在护理人员的帮助下,患者能控制自己的情感,不发生伤人或自伤的行为,与人交往采用合适的态度和行为,生活起居规律,生活自理能力改善,饮水和进食充足,活动量减少,机体消耗与营养供给达到基本平衡,睡眠恢复正常。

1.躁狂症康复护理要求

护士应尊重、理解、接纳、关心、支持、帮助躁狂症患者,以建立良好的护患关系。护士要支持患者积极治疗、尽早治疗,反复发作时帮其树立长期治疗的理念,监测病情和药物不良反应,维持病情稳定,以防复发。病情不稳定时,注意防止自伤自杀、冲动伤人,及早就诊治疗,做好心理疏导。处于激越及严重躁狂状态时避免冲突,避免激惹患者。密切观察病情,及时应对病情变化,采取正确的应对策略,避免对患者和他人造成伤害。平日注意帮助患者培养良好的性格,矫正不良的认知模式和行为模式,学习心理调节的方法,避免不良的社会心理因素。

2.躁狂状态康复护理

(1)防范安全意外:护士应该意识到患者处于躁狂状态时由于自控能力下降,稍不如意就可能发生伤人、毁物等冲动暴力行为,也常常因为过高地估计自己的能力,可能做出一些危险行为,从而导致严重的自我伤害。因此在患者发生暴力或伤害自己的行为之前,应尽早辨认和发现患者的先兆表现,如情绪激动、挑剔、质问、大声喧哗、有意扰乱秩序、哗众取宠、动作多而快等,此时应及时设法安抚患者的情绪,尽量满足其合理需求,避免简单、直接地拒绝患者不合理的要求,可以根据当时的情景选择婉转、暂缓、转移等方法,护士始终要保持稳定的心态。若患者出现危险行为,护士应保持沉着、冷静,设法分散患者的注意力,疏散周围其他患者,争取其他医务人员的支援配合,按有关应急预案进行合理处理,既要保证患者的安全,又要保证医务人员的安全。

在进行药物治疗时,要注意药物不良反应所致的意外,如患者服用锂盐可以影响人的精神和躯体功能,应提醒患者服药期间不要驾驶和操作危险性设备;也要告诉患者出现中毒症状(如腹泻、腹痛、呕吐、步态不稳、困倦乏力、尿频或震颤等)时不应继续服锂盐,应告知医生。

(2)维持正常的生理功能。

1)保证营养和水分的摄入:为了预防营养不良、脱水及体重减轻,宜选择高营养、高热量、易消化的食物,可采用少量多餐的方式进食,如患者无法静坐用餐,要为患者准备容易携带的食物,如三明治、小蛋糕、水果、瓶装饮料等,可以让患者边活动边进食。如患者集体进餐时受环境刺激分心,无法安静进餐,应考虑安排其在单独的环境中用餐。如患者不主动喝水,护士要多提醒和督促患者喝水或指定一个小时喝一次水。平时注意观察患者的体重情况,以评估患者的进食量是否足够。

2)保证充足的睡眠时间:对夜间难以入睡的患者,护士可以陪坐一会儿或安排洗热水澡或喝杯温牛奶,让患者放松再入睡,必要时遵医嘱使用药物帮助睡眠。若已睡4～5小时而无法再睡时,可安排较不消耗体力也不影响别人的活动。

3)保持个人仪表的整洁:鼓励患者自行完成有关个人卫生、衣着的活动,对其适宜的打扮及适当的穿着表示肯定,提醒其保持仪表的整洁,对其不恰当的言行给予适当的引导和限制。

(3)合理安排患者的休息环境和活动:将患者安置在安静、安全、舒适的环境中,室内空气应清新,温度适宜,空间宽敞,墙壁、窗帘应选择淡雅色,病房可播放轻松、慢节奏的音乐。室内陈设应简单,清除可能被患者用作伤人的物品。安排活动时,护士态度宜友善、坚定并接纳患者,鼓励患者合作,避免争论。选择限制少、竞争小、时间短、有益身心、患者能自控的活动,如跳舞、写字、画画、慢跑等,多予赞美,少公开批评。

(4)合理处理患者的性冲动:患者很渴望与异性接近,喜欢谈论性的话题或有性挑逗行为。如果患者不针对特定的异性,护士可将患者带开,转移他的注意力。若患者针对的对象是护士,必须明确地强调彼此之间的角色和护患关系,并表达自己的感受,避免强化不恰当的社交行为或暗示性评论。如"你这样做,让我感觉很不舒服,想要离开"。希望患者学习尊重别人,鼓励其与异性相处时以尊重的口语和态度来表达自己。

五、健康教育

对患者及其家属开展健康教育非常重要,有利于疾病康复、巩固治疗、预防复发。可从以下几个方面开展健康教育。

(1)讲解患者及其家属积极参与治疗的重要性,使患者真正获得对自己健康的主动权,并激发家属负起督促患者的责任,加强对患者的支持。

(2)讲解疾病相关知识,如疾病的发生、发展、治疗、预后等,使用通俗易懂的语言,使患者及其家属对疾病知识有比较全面的了解和认识。

(3)要使患者了解坚持服药可较好地预防复发,并能较好地恢复病前社会功能及工作能力,而自行停药有复发的危险,其发作的频率与预后有密切联系。

(4)讲解药物治疗常见的不良反应,如服锂盐时,定期到医院血锂浓度测定、甲状腺功能检测、血球分析以及心电图等检查,饭后服药,以减轻胃肠道反应。并注意有无恶心、呕吐、腹痛、腹泻,如有上述不适,不必惊慌,可多饮些盐开水。若出现头昏、步态不稳、震颤,应停药,并及时就医。

(5)讲解疾病复发可能出现的先兆表现,如睡眠明显变差、情绪不稳、烦躁、疲乏等,尽早识别复发症状,及时到医院就医。平时即使病情稳定,也要按时门诊复查,在医生的指导下服药,不可擅自加药、减药或停药。

（6）讲解保持规律的生活、合理的营养、充足的睡眠、积极地参与社会娱乐活动等对疾病的积极作用,同时避免精神刺激,培养乐观生活的积极态度。

（张海宁）

第四节　儿童孤独症的护理

儿童孤独症又称为儿童自闭症,是一种起病于 3 岁前,以社会交往障碍、沟通交流障碍、兴趣与活动内容局限、重复与刻板为主要特征,是广泛性发育障碍（PDD）中最具代表性的疾病。儿童孤独症的病因尚不明确,患病率与文化和社会经济发展水平无关。目前的研究认为与遗传、产前或围产期及幼儿期的脑器质性损害、神经解剖学、神经生化及免疫学等多种因素有关,其中与遗传因素的关系更为密切。目前尚缺乏针对儿童孤独症的有效药物,预后一般较差,多数患儿至成年仍存在不同程度的社会适应困难,部分处于严重的功能缺陷状态,需长期照管和养护。家庭参与的康复训练是改善孤独症患儿症状,提高其生活质量的有效措施。

一、临床特征

儿童孤独症起病于 3 岁前,其中约 2/3 的患儿出生后逐渐起病,约 1/3 的患儿经历 1～2 年正常发育后退行性起病。患儿倾向于使用僵化刻板、墨守成规的方式应对日常生活。

1.兴趣范围狭窄

患儿兴趣较少,感兴趣的事物常与众不同。患儿通常对玩具、动画片等正常儿童感兴趣的事物不感兴趣,却迷恋于看电视广告、天气预报、旋转物品、排列物品或听某段音乐、某种单调重复的声音等。部分患儿可专注于文字、数字、日期、时间表的推算、地图、绘画、乐器演奏等,并可表现出独特的能力。

2.行为方式刻板重复

患儿常坚持用同一种方式做事,拒绝日常生活规律或环境的变化。如果日常生活规律或环境发生改变,患儿会烦躁不安。患儿会反复用同一种方式玩玩具,反复画一幅画或写几个字,坚持走一条固定路线,坚持把物品放在固定位置,拒绝换其他衣服或只吃少数几种食物等。

3.对非生命物体的特殊依恋

患儿对人或动物通常缺乏兴趣,但对一些非生命物品可能产生强烈依恋,如瓶、盒、绳等都有可能让患儿爱不释手,随时携带。如果被拿走,则会烦躁哭闹、焦虑不安。

4.刻板重复的怪异行为

患儿常会出现刻板重复、怪异的动作,如重复蹦跳、拍手、将手放在眼前扑动和凝视、用脚尖走路等。还可能对物体的一些非主要、无功能特性(气味、质感)产生特殊兴趣和行为,如反复闻物品或摸光滑的表面等。

二、主要功能障碍

(一)社会互动障碍

社会互动障碍是孤独症的核心特征之一,即与他人缺乏感情联系,极端孤僻与外界隔离(自闭)。这种征象在婴儿期就表现出缺乏与他人眼与眼的对视,缺少面部表情,对人缺乏兴趣。母亲将其抱着喂奶时,他不会将身体与母亲贴近,不会望着母亲微笑。6~7个月还分不清亲人和陌生人,不会像正常小儿一样发出咿呀学语声,只是哭叫或显得特别安静。

有的患儿即使1~2岁发育正常或基本正常,但起病以后表现有饥饿、疼痛或不舒服时,不会到父母亲身边寻求食物或安抚或只是拉着父母亲的手去取东西,而不会以言语或姿势来表达。不会伸开双臂要人抱,有的患儿甚至拒绝别人的拥抱或当抱起他时表现为僵硬或全身松软。当父母离开或返回时没有依恋的表示。和父母易于分离,跟随陌生人也很少有胆怯不安的反应。对亲人呼唤他们的名字时常无反应,以致使人怀疑他们是否有听力问题。不与周围小朋友交往,更谈不上建立友谊,喜欢独自玩耍。

病情较轻的孤独症患儿社交障碍在2岁前不明显,5岁以后患儿与父母、同胞之间建立起一定的感情,但患儿仍极少主动进行接触,在与伙伴的活动中常充当被动角色,缺乏主动兴趣。他们青春期后仍缺乏社交技能,不能建立恋爱关系或结婚。

(二)语言沟通障碍

孤独症患儿语言发育障碍十分常见和严重,也是最早容易引起父母注意的症状,常为孤独症患儿的首诊原因。

孤独症的语言障碍是一种质的全面的损害,具体表现如下。①患儿语言发育延迟或不发育。约一半的孤独症患儿终身沉默,仅以手势或其他形式表达他们的要求或极少情况下使用极有限的语言。②语言内容、形式的异常。不主动与人交谈,不会提出话题或维持话题,他们常常是自顾自地说话,毫不在意对方听不听,也不顾及周围的环境或者别人正在谈话的主题。③刻板重复的语言或模仿语言。可为反复模仿别人说过的话,也可是患儿重复提类似的问题或要对方回答一样的话或重复自造的话,并渴望维持这种刻板重复语言和重复简单游戏活动不变,有的患儿则表现出无原因的反复的尖叫、喊叫。④言语音调、节奏的障碍。语言缺乏声调,存在速度、节律、语调、重音等方面的问题,语言单调平淡或怪声怪调,缺乏抑扬顿挫,没有表情配合。⑤非语言性交流障碍。面部表情、手势或姿势语言缺乏,患儿很少用点头、摇头或摆手及其他动作来表达其意愿,常以哭或尖叫表示他们的需要或不舒服。

(三)兴趣狭窄、坚持同一性和仪式性强迫性行为

1.对环境倾向于要求固定不变或不正常反应

对环境倾向于要求固定不变或不正常反应表现为对日常生活常规变化的拒绝,有的患儿每天要吃同样的饭或菜,数年不变,每天固定的排便时间、地点或便器,出门一定要走某条路线,若变动则表现为烦躁不安、吵闹或拒绝。

2.兴趣狭窄和游戏方式奇特

兴趣狭窄和游戏方式奇特表现为对某些物件或活动的特殊迷恋,患儿常对一般儿童所喜欢的玩具或游戏缺乏兴趣,尤其不会玩有想象力的游戏,而对某些特别的物件或活动表现为特别的兴趣和迷恋,比如圆的或可以旋转的物品,可达到着迷的程度。

3.刻板、重复的行为和特殊的动作姿势

刻板、重复的行为和特殊的动作姿势表现为来回踱步、自身旋转、转圈走、重复地蹦跳,最常见的姿势是将手置于胸前凝视,这种动作常在1～2岁时发生,随着年龄增长而减轻消失,还有扑打、摇动、敲击、撞击、旋转等动作,也有破坏行为及自伤行为,如咬手、撞头、以拳击墙等,这些行为往往在患儿无事可做时出现,有时则在其兴奋、烦躁时频繁出现。

(四)感觉和动作障碍

大多数孤独症患儿存在对刺激感觉异常,包括对某些声音的反应特别迟钝,如一个突然的声响对于正常儿童会引起惊吓,而孤独症患儿则若无其事。在后面对他们讲话或呼叫他们时,他们似乎像听障一样没有反应,但对某些刺激又会特别敏感,如当收音机或电视机播广告、天气预报时,音量即使放得很小,他们也会做出相应反应。有些患儿表现为对某些视觉图像恐惧;很多患儿不喜欢被人拥抱,触觉、痛觉异常也较常见。

(五)智能和认知障碍

约3/4的患儿智力落后,但这些患儿可以在某些方面有较强能力,20%智力正常,约10%智力超常。多数患儿记忆力较好,尤其是在机械记忆方面有超常能力,如数字、人名、路线、车牌、年代和日期推算、速算的能力、音乐等。在应用操作、视觉空间技能、即时记忆的测验较优,而那些象征性、抽象思维和逻辑程序的测验上较差。

三、康复评定

由医师、护士、康复师组成的团队共同对患者进行康复评定,评定时间在康复治疗前、中、后分别进行,内容包括两个方面。

1.基本情况评定

基本情况评定包括年龄、性别、身高、体重、营养状况、躯体发育情况、有无先天畸形、有无视听觉障碍、有无神经系统阳性体征、有无家族史,观察患儿生活自理能力、运动、言语、认知能力,评估家庭状况、康复治疗环境等。

2.主要功能障碍评定

(1)孤独症筛查评定主要有简易婴儿孤独症筛查量表,适用于1岁半以上的儿童。

(2)诊断评定量表克氏行为量表、ABC孤独症行为量表和CARS儿童孤独症评定量表,这三个量表均通过治疗师询问父母或对患儿非常熟悉的人员对患儿行为进行判断,适用于2~5岁的儿童。

(3)语言行为评定用语言行为评估量表,通过治疗师询问父母或对患者的观察填写,适用于2岁以上的儿童,主要从句法学、语义学、语用学三方面评定语言行为。

(4)发育评定常用丹佛发育筛查测验(DDST)、盖泽尔发展诊断量表(GDDS)、波特奇早期发育核查表和心理教育量表(PEP)。

(5)智力测验评定韦氏儿童智力量表(WISC)、韦氏学前儿童智力量表(WPPSI)、斯坦福—比内智力量表、Peabody图片词汇测验、瑞文渐进模型测验(RPM)等。

(6)辅助检查评定电生理检查(如脑电图、诱发电位)、影像学检查(如头颅CT或磁共振)、遗传学检查(如染色体核型分析、脆性X染色体检查)、代谢病筛查等。

四、治疗

目前尚缺乏针对儿童孤独症核心症状的药物,儿童孤独症的治疗以教育干预、行为矫正等康复措施为主,药物治疗仅为辅助性的对症治疗措施。如果患儿存在明显的情绪行为症状,可根据症状表现特点、药物的药理作用、适应证、禁忌证和不良反应选择用药。药物治疗的目的在于改善特定症状,也为照料和教育训练提供条件。对于明显易激惹、发脾气、冲动、攻击、自伤等行为症状,可选用有循证依据的抗精神病药或情绪稳定剂;对于强迫刻板行为,可选用舍曲林、氟伏沙明等抗抑郁药或有循证依据的第二代抗精神病药;对于注意缺陷多动症状,可选用治疗注意缺陷多动障碍的药物。

（一）药物治疗的基本原则

1.权衡发育原则

0～6岁患者以康复训练为主,不推荐使用药物。若行为问题突出且其他干预措施无效,可以在严格把握适应证或目标症状的前提下谨慎使用药物。6岁以上患儿可根据目标症状或合并症影响患儿生活或康复训练的程度适当选择药物。

2.平衡药物不良反应与疗效的原则

药物治疗对于儿童孤独症只是对症、暂时、辅助的措施,因此是否选择药物治疗应当在充分考量不良反应的基础上慎重决定。

3.知情同意原则

儿童孤独症患者使用药物前必须向其监护人说明可能的效果和风险,在充分知情并签署知情同意书的前提下使用药物。

4.单一、对症用药原则

作为辅助措施,仅当某些症状突出(如严重的刻板重复、攻击、自伤、破坏等行为,严重的情绪问题,严重的睡眠问题以及极端多动等)时,才考虑使用药物治疗。应当根据药物的类别、适应证、安全性与疗效等因素选择药物,尽可能单一用药。

5.逐渐增加剂量原则

根据儿童孤独症患者的年龄、体重、身体健康状况等个体差异决定起始剂量,视临床效果和不良反应情况逐日或逐周递增剂量,直到控制目标症状。药物剂量不得超过药物说明书推荐的剂量。

（二）各类药物的主要不良反应

1.抗精神病药

抗精神病药主要包括震颤、手抖、肌肉强直等锥体外系不良反应以及体重增加、催乳素升高等神经内分泌不良反应,对部分患儿有镇静作用。偶见口干、恶心、呕吐等胃肠道反应。

2.抗抑郁药

抗抑郁药不良反应包括肠胃道不适、厌食、恶心、腹泻、头痛、焦虑、神经质、失眠、倦怠、流汗、颤抖、目眩或头重脚轻。肝肾功能不良者慎用或禁用。

3.多动、注意缺陷治疗药物

多动、注意缺陷治疗药物不良反应包括上腹部不适、恶心、乏力、心悸及血压升高等。

（三）中医药治疗

近年来有运用针灸、汤剂等中医方法治疗儿童孤独症的个案报告,但治疗效果有待验证。

五、康复护理

(一)安全护理

为患者提供安全舒适的治疗康复环境,密切观察患者的活动内容及情绪变化,必要时专人护理,避免患儿受到意外伤害或出现自伤、伤人行为。

(二)生活护理

首先保证患者的生活需要,根据患者生活自理能力评估,指导、协助患者洗脸、刷牙、穿衣、整理床单位等,将生活自理能力训练融入日常生活中。

(三)康复训练

在康复师指导下,对患者进行生活自理能力、语言交流能力、社会交往能力训练。

(四)康复技术

1.行为分析疗法(ABA)

采用行为主义原理,以正性强化、负性强化、区分强化、消退、分化训练、泛化训练、惩罚等技术为主,矫正孤独症患者的各类异常行为,同时促进患者各项能力的发展。经典 ABA 的核心是行为回合训练法(DTT),其特点是具体和实用。现代 ABA 在经典 ABA 的基础上融合其他技术,更强调情感与人际发展。

(1)评估患者行为和能力,分析目标行为。

(2)分解任务并逐步强化训练,在一定的时间内只进行某项分解任务的训练。

(3)患者每完成一个分解任务都必须给予奖励(正性强化),奖励物主要是食品、玩具和口头、身体姿势的表扬,奖励随着患者的进步逐渐隐退。

(4)运用提示和渐隐技术,根据患者的能力给予不同程度的提示或帮助,随着患者对所学内容的熟练再逐渐减少提示和帮助。

(5)两个任务训练间需要短暂的休息。

2.治疗教育课程(TEACCH)

儿童孤独症患者虽然存在广泛的发育障碍,但视觉方面存在一定优势。应充分利用患者的视觉优势安排教育环境和训练程序,增进患者对环境、教育和训练内容的理解、服从,全面改善患者在语言、交流、感知觉及运动等方面存在的缺陷。

(1)根据不同训练内容安排训练场地,强调视觉提示,即训练场所的特别布置,玩具及其他物品的特别摆放。

(2)建立训练程序表,注重训练的程序化。

(3)确定训练内容,包括儿童模仿、粗细运动、知觉、认知、手眼协调、语言理解和表达、生活自理、社交以及情绪情感等。

(4)在教学方法上充分运用语言、身体姿势、提示、标签、图表、文字等各种方法增进患者对训练内容的理解和掌握。同时运用行为强化原理和其他行为矫正技术帮助患者克服异常行为,增加良好行为。

3.人际关系发展干预(RDI)

人际关系发展干预是人际关系训练的代表。其他方法还有地板时光、图片交换交流系统、共同注意训练等。目前认为共同注意缺陷和心理理论缺陷是儿童孤独症的核心缺陷。共同注意缺陷是指患者自婴儿时期开始不能如正常婴儿一样形成与养育者同时注意某事物的能力。心理理论缺陷主要指患儿缺乏对他人心理的推测能力,表现为缺乏目光接触、不能形成共同注意、不能分辨别人的面部表情等,因此患儿无社会参照能力,不能和他人分享感觉和经验,无法与亲人建立感情和友谊。RDI通过人际关系训练,改善患儿的共同注意能力,加深患儿对他人心理的理解,提高患儿的人际交往能力。

(1)评估确定患者人际关系发展水平。

(2)根据评估结果,依照正常儿童人际关系发展的规律和次序,依次逐渐开展目光注视—社会参照—互动—协调—情感经验分享—享受友情等能力训练。

(3)开展循序渐进的、多样化的训练游戏活动项目。活动由父母或训练师主导,内容包括各种互动游戏,如目光对视、表情辨别、捉迷藏、"两人三腿"、抛接球等。要求训练者在训练中表情丰富夸张但不失真实,语调抑扬顿挫。

4.孤独症语言交流训练

语言障碍是大多数孤独症儿童就诊的主要原因,语言交流障碍一般经历无口语期、仿说期、不善交流期三个合乎语言发育年龄的时期,不同时期康复治疗的重点也有所不同。

(1)无口语期:此期孤独症儿童多在1~3岁,表现为随着年龄的增大,患者仍不开口说话,还有些儿童曾经会发音,但到一岁半左右逐渐出现语言障碍,不用口语交流。康复训练重点要利用儿童有明显需求时训练行为表达,如口渴时儿童手指饮水的行为,治疗师要把握时机,训练模仿饮水的动作,以求教导儿童通过该动作完成表达需求,如果儿童可以通过表达饮水动作实现交流,再训练发"水"的语音。该时期主要训练内容包括:①语言相关能力训练、发音训练、通过视觉或听觉让患者知道发音可得到反馈;②进行发音诱导训练,发音训练形式包括主动发音训练和被动发音训练,同时可使用早期语言评定与训练系统或沟通训练系统,积累词汇,为发有意义的音节做好准备。

(2)仿说期:患者表现为鹦鹉学舌样仿说,自创语言、自言自语。主要训练内容为听声音、听理解、恰当的指示、让患者学会简单语句表达。训练儿童对各种声音的聆听,包括自然声、音乐声、语言声,给予丰富的语言刺激并辅助夸张的口型和手势及面部表情等恰当的指示。①拼音提示:治疗师出示妈妈的照片或指着妈妈,念

"m""m-a""mā",用拼音的每一节给予提示。②字头提示：治疗师提示单词或短语开头的第一个字，儿童接下去说，然后再完成重复，如："阿姨再见"。③动作提示：治疗师做再见手势的同时说"阿"，提示患者说出"阿姨再见"。④口形提示：治疗师只做出夸张式的口形或发出很轻的声音，等待患者大声说出。⑤口头提示：治疗师不能有任何的语音线索，在相应情景下，要求用"说话"表示。

（3）不善交流期：训练内容为"逼"患儿说话，让患者知道说话才有可能让相应的需要得到满足，强化"有需求→说话表达→满足需求"的行为模式，设置要说话的情景。孤独症患者需求范围窄，治疗师要巧妙地设置一些情景，激发患儿的需求，设计适合其能力的交流。主要训练内容如下：①患者喜欢的游戏做一次就停下来，引导他说"我要""我还要"等；②制造点小困难、小麻烦，引导他说"帮帮我""打不开"等；③做他不喜欢或违反常规的事，引导他说出相应的话。

（4）训练用具及注意事项。①训练用具如录音设备、计算机辅助语言系统、早期语言评定与训练系统、沟通训练软件、孤独与多动症训练系统。发音训练所需的蜡烛、纸条、风车等，语言训练所需的图片实物及各类强化物等。②训练注意事项：设计适合其能力的交流，任何一个患儿都要经历发展的各阶段，治疗师与患者语言交流时，要把握该患者的语言水平，用适合该水平的方式交流，不要超出患者能力。交流时避免讲复杂句子同时注意让其提问等，尽量以平等的方式进行交流。注意保持儿童对训练任务的注意，观察儿童的反馈。

5.其他干预方法

地板时光训练也将人际关系和社会交往作为训练的主要内容，与 RDI 不同的是，地板时光训练是以患者的活动和兴趣决定训练的内容。训练中，训练者在配合患儿活动的同时，不断制造变化、惊喜和困难，引导患者在自由愉快的时光中提高解决问题的能力和社会交往能力。训练活动分布在日常生活的各个时段。应当充分考虑时间、经济等因素，慎重选择感觉统合治疗、听觉统合治疗等辅助治疗方法。

六、家庭社区康复指导

孤独症的矫治、康复、重归社会是一个艰难复杂的过程，因此对孤独症患儿的教育培训必须持之以恒，循序渐进。

（一）教育训练中要特别注意父母所起的作用

在教育训练中父母不仅作为教师和训练人员出现，而且作为一个"人"，通过训练使孤独症患儿对父母、对人感兴趣，并且学会交往技能和技巧以及不同的交往方式。患儿不宜长期住院，有条件者可让患儿与其父母同时住院，目的在于让父母学会训练的方法。以家庭为中心的早期训练教育应是孤独症患儿训练的首推方案。

（二）对家长的教育

家长得知患儿有孤独症后,会出现焦虑、恐慌和内疚等不健康情绪,将会给患儿的治疗带来严重困难,所以要给家长讲述孤独症患儿的主要问题是什么,并说明孤独症的病因至今仍不明确,与家庭环境和养育方式无关,消除内疚情况,如能早期进行有计划的医疗和矫治教育,并能长期坚持,可取得一定治疗效果,从而使家长由消极、被动转为积极主动参与。

（三）合理使用药物治疗

选择药物时必须掌握好剂量,由小剂量开始,缓慢加量,要注意所选药物的适应证、禁忌证和不良反应。

（四）正确对待孤独症预后

孤独症预后的好坏与病情、婴幼儿时期语言发育状况、智商高低、病因及训练教育状况等有关。大约 2/3 的孤独症预后较差,相关研究认为,仅 10% 可上班工作,40% 可在指导下工作,50% 需要养护。孤独症由于存在明显的社会适应不良,需要长期照管。因其没有独立社交能力,不能学会任何独立的生存本领,无法独立生活。在 5 岁以前已发展了功能性语言者,预后较好,孤独症中高功能患儿多在最初 1～2 年发育正常或基本正常,仍保持简单的认知和语言交流功能,与父母和周围人也保持一定的情感联系,无癫痫发作脑部器质性病变;以后出现的孤独症表现也较轻;而低功能患儿则反之。重度病例中大约有半数在青春期症状恶化,表现为活动过度,攻击、自伤、伤人或行为刻板,仪式性或行为不可预测性,继之失去言语技能及缓慢的智力倒退,女童较男童更易恶化。

（王　佳）

参考文献

[1]邢涛,王冰,张蕾蕾.外科护理学[M].北京:中国协和医科大学出版社,2023.

[2]章佩,邓露,王波兰.外科护理[M].镇江:江苏大学出版社,2023.

[3]张学红,何方方.辅助生殖护理技术[M].北京:人民卫生出版社,2020.

[4]姜梅.妇产科疾病护理常规[M].北京:科技出版社,2020.

[5]石一复.实用妇产科诊断和治疗技术[M].2版.北京:人民卫生出版社,2020.

[6]姜丽萍,王华芬.临床护理岗位胜任力培训系列丛书—妇儿科护理分册[M].北京:人民卫生出版社,2019.

[7]夏海鸥.妇产科护理学[M].4版.北京:人民卫生出版社,2019.

[8]高鸿翼.临床实用护理常规[M].上海:上海交通大学出版社,2018.

[9]石翠玲.实用临床常见多发疾病护理常规[M].上海:上海交通大学出版社,2018.

[10]曹玉英.临床实用护理常规[M].天津:天津科学技术出版社,2018.

[11]陆静波,蔡恩丽.外科护理学[M].北京:中国中医药出版社,2018.

[12]兰华,陈炼红,刘玲贞.护理学基础[M].北京:科学出版社,2017.

[13]强万敏,姜永亲.肿瘤护理学[M].天津:天津科技翻译出版社,2016.

[14]王萌,张继新.外科护理[M].北京:科学出版社,2016.

[15]唐少兰,杨建芬.外科护理[M].3版.北京:科学出版社,2016.

[16]李卡,许瑞华,龚姝.普外科护理手册[M].2版.北京:科学出版社,2015.

[17]杨玉南,杨建芬.外科护理学笔记[M].3版.北京:科学出版社,2016.

[18]叶政君,雷光锋.临床护理常规[M].北京:科学技术文献出版社,2014.

[19]张晓念,肖云武.内科护理[M].上海:第二军医大学出版社,2015.

[20]唐前.内科护理[M].重庆:重庆大学出版社,2016.

[21]丁淑贞,姜秋红.呼吸内科临床护理[M].北京:中国协和医科大学出版社,2016.

[22]杨霞,孙丽.呼吸系统疾病护理与管理[M].武汉:华中科技大学出版社,2016.

[23]沈开忠.消化系统疾病病人护理[M].杭州:浙江大学出版社,2016.

[24]黄叶莉.神经疾病临床护理[M].北京:人民军医出版社,2014.

[25]张爱霞,王瑞春.消化内科临床护理[M].北京:军事医学科学出版社,2014.

[26]罗健.消化内科临床护理思维与实践[M].北京:人民卫生出版社,2013.